イラストで理解する

みんなの血液内科学

著 渡邉純一
TMGあさか医療センター 血液内科

中外医学社

はじめまして．埼玉医科大学総合医療センター血液内科の渡邉と申します．

この度，2冊目の本を執筆させていただけることになりました．前作である『血液内科ただいま診断中！』は医師，特に若手医師や非血液専門医の先生を主な対象として「診断学」を中心に記述しました．多くの先生の手に取っていただき，お役に立っているということで大変嬉しく思っております．

2冊目の本は主に医学生を対象に「血液学の面白さ」「血液学の病態生理」などの要点をわかりやすく伝えたいと考え，書かせていただきました．特に母校の血液内科で学生に指導をしながら，「こういうところの理解が足りない」「このような勘違いを学生はしている」ということを多くの学生に還元したいと思い作成しました．

執筆にあたり，いくつかの学生向けの教科書を購入して読みましたが，わかりやすいものの情報が多く，初学者・学生には確かに難しいかもしれないと思いました．また，血液内科は新しい薬が続々開発されるなど治療の進歩が早く，教科書の記載と実際に病棟でみる治療法が異なっているということも学生が混乱する理由になるようでした．

この教科書は実臨床でも役立つようにという考えで作成すると同時に，医学生時代に国試対策委員長として国家試験対策を行った経験から，「国家試験」にも役立つ本を執筆したつもりです．理解しやすく，狙った知識が比較的簡単に手に入ることを狙いとして，1項目1ページまたは2ページで，知りたい内容がそこにあるような形にしました．そして半分はイラストにすることで気楽に読めて，理解しやすくしたいと考えました．

その狙いは血液内科を学び始めた医学生が「頭でイメージしやすい」ようにすることで，血液内科という分野がそれほど難しくなく，考え方によっては楽しいことを伝えることです．わかりやすくするために，細かい内容を省いて大まかな記載をしているところもあります．むしろ単純化することを心がけました．この本だけでも国家試験に必要な知識は網羅しますが，大筋を理解できることが最大の目標です．この本で「他の教科書が読みやすくなる」ようになればと思っています．そして血液内科という領域を理解し，楽しむ助けとなる本になれば幸いです．

渡 邉 純 一

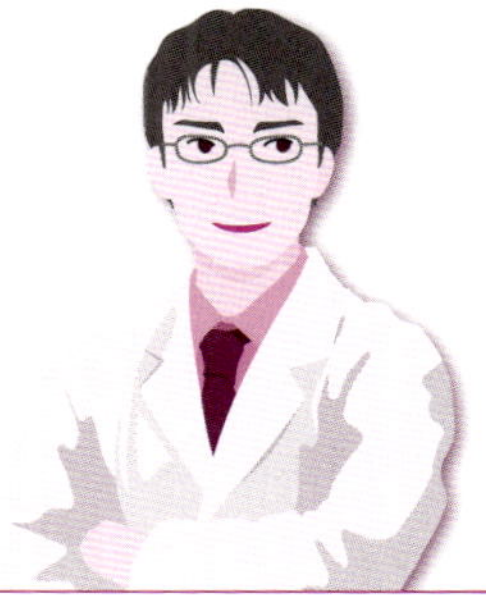

CONTENTS

総論

症候学・診断学

治療

＼赤血球系／

＼白血球系／

\止血血栓/

イラストで理解する みんなの血液内科学

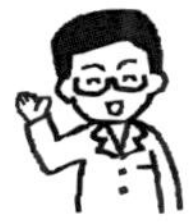

001 血液内科とは

❶血球の動きと症状

	赤血球	白血球	血小板・凝固因子
増加	・血栓 ・粘性増加による頭痛 ・顔面紅潮 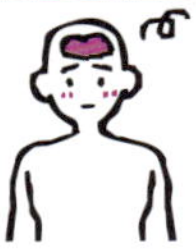	原因による ・感染症 →発熱＋臓器症状 ・腫瘍性 →肝脾腫 発熱 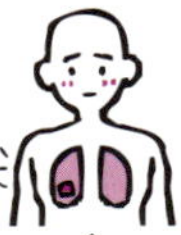 ↑肺炎	・血栓症 (血小板 →動脈血栓) (凝固 →静脈血栓) 脳梗塞→ 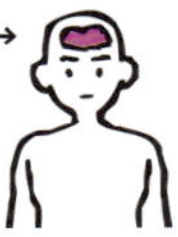
減少	・貧血 →動悸・息切れ	易感染 →発熱・倦怠感 (戦いに炎症が起きない →臓器症状なし) 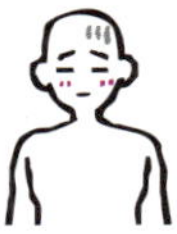 発熱のみ	・出血 (点状出血・粘膜下出血→血小板) (深部出血 →凝固因子) 点状出血（血小板）→ 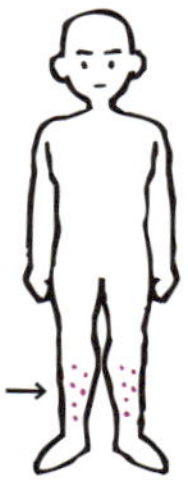

血液内科は主に「赤血球系疾患」「白血球系疾患（血液腫瘍）」「血小板・凝固因子異常」を扱う診療科です．赤血球系疾患は**貧血**のため臓器の酸素欠乏が問題になる疾患と多血症による**血栓症**が問題になる病気に分かれます．その原因によりその他の症状が異なるだけです．白血球系は基本的に**「正常な抵抗力」がなくなる**ことが問題です．急性白血病では見た目「白血球増加」になりますが，正常な白血球は減少しています．それに加えて病気により貧血や血小板減少などが加わります．血小板・凝固因子の異常は**出血に偏るか，血栓傾向になるか**が問題です．その原因により動脈血栓や静脈血栓，出血部位が異なります．血球ごとに考えるとそれだけです．

疾患単位で考えると次のようなものです．貧血には赤血球を作れなくなる「**造血不全**」の仲間と赤血球が壊れていく「**溶血性貧血**」の仲間があります．多血症は赤血球の良性腫瘍である「**真性多血症**」と「二次性赤血球増加」に分かれます．多くの場合は二次性ですが，全ての診療科で二次性かどうかの判断はできることが望ましいです．**白血球系の中心は造血器腫瘍**です．造血器腫瘍には「白血病」「悪性リンパ腫」「多発性骨髄腫」などがあります．この特徴は比較的簡単に腫瘍が確認できること，簡単に保存できることです．そして全身性の疾患のため，**手術ではなく抗癌剤治療が主体**になるという特徴があります．抗癌剤を主に使うため，患者さんにできるだけ害を少なく，最大限の効果を上げる必要があります．そのための研究をしたり，副作用をうまくコントロールしながら治療をしたりします．

出血性疾患は原因にもよりますが，「**特発性血小板減少性紫斑病（ITP）**」や「**血友病**」などの出血をコントロールしながら，病態を改善させていく疾患が挙げられます．血栓性疾患は「**本態性血小板血症（ET）**」「**血栓性血小板減少性紫斑病（TTP）**」などがあります．播種性血管内凝固（DIC）は血栓に傾く時と，出血傾向に傾く時があります．

血液内科ではそんな病気を扱います．

JCOPY 498-22510

❷疾患

	赤血球	白血球	血小板・凝固因子
腫瘍性	・真性多血症	・急性白血病 ・慢性白血病 ・悪性リンパ腫	・本態性血小板血症
非腫瘍性	・二次性多血症 ・溶血性貧血 ・造血不全 （再生不良性貧血）	・再生不良性貧血 ・伝染性単核球症 ・血球貪食症候群	・特発性（免疫性）血小板減少性紫斑病 ・血友病 ・播種性血管内凝固

赤血球系

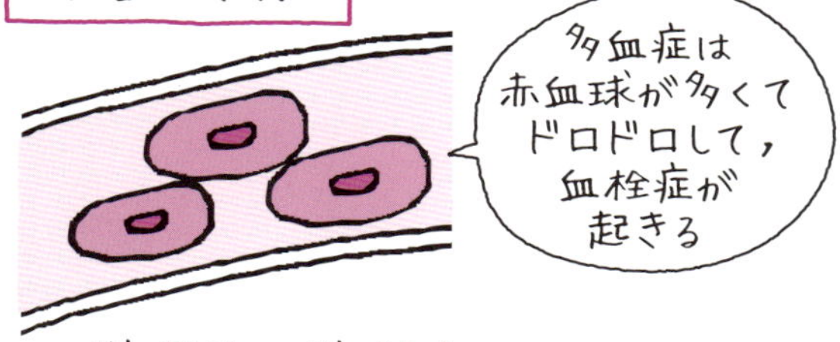

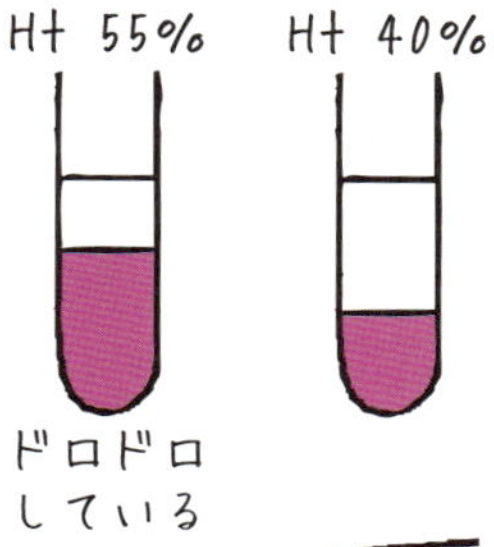

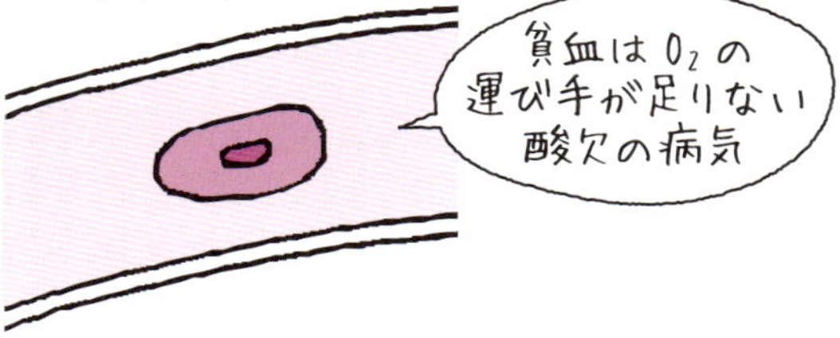

白血球系

基本は①抵抗力の動き

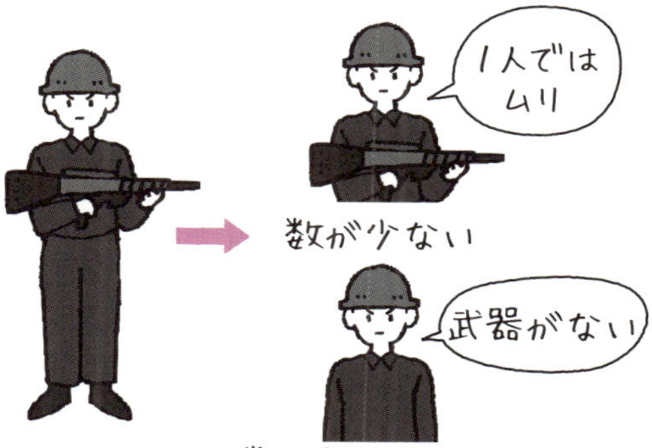

正常な兵士はいるのか

②それが癌化するとすごく速い

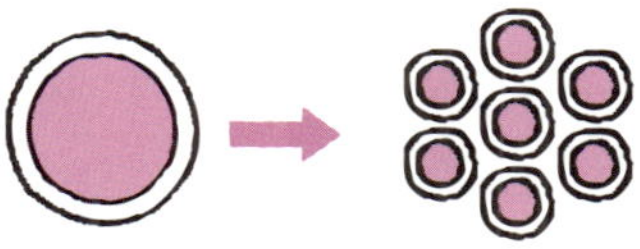

白血球の増殖は速い

血小板・凝固系

止血のバランス

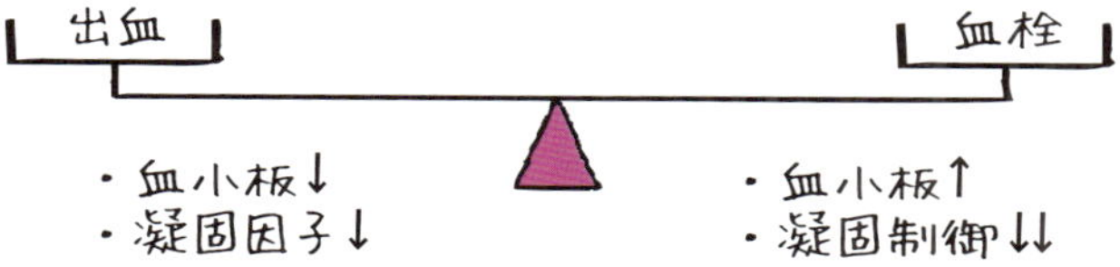

002 血液内科の楽しさ

❶診断～治療まで

1人の患者を最後まで診る！

❷研究と臨床が近い

・研究対象は血液
・血液・骨髄などを得やすい → 研究も速い

❸臨床医として救急～緩和まで

・幅広いスキル
・必要とされる総合内科の能力

血液内科はその名の通り，血液を主なターゲットにします．後述しますが，血液には血球と血漿があります．それぞれの分野の面白いところはありますが，私はその中でも「血液腫瘍」がやりたくて血液内科を専攻しました．もともと整形外科やスポーツドクターを考えていた私が，なぜ血液内科医になったのか．

血液内科の面白いところは主に3つあります．

1つ目は**診断から治療まで自分自身で行うことができる**ことです．血液内科に関しては「診断」から「治療」「経過観察」まで，他の診療科に依頼することは少ないといえます．例えば胃癌の診断を消化器内科医が行っても，進行度によっては外科に紹介せざるを得ない場合があります．一方で血液内科では患者さんを最初から最後まで，フォローアップも緩和ケアも全てやる気になればできます．

2つ目に**研究と臨床が近い**ことです．私は学生時代に「腫瘍を抑えるためには免疫学を学ぶ必要がある．血液内科は免疫学の勉強だけでなく，腫瘍免疫に関しても進んでいる．研究も臨床も面白そうな血液内科をやりたい」と思いました．**免疫だけでなく，遺伝子やそれに関連した分子生物学の研究**も盛んです．研究が進みやすい理由の1つとして，研究の材料は血液や骨髄など軽易に採取できるものが多いためだと思います．その研究成果を臨床に戻すのも速いという特徴があります（基礎研究から臨床に戻すものを「**トランスレーショナル リサーチ**」といいます）．新しい分子標的薬を使用した臨床研究をしたい人はもちろん，分子生物学や免疫学，遺伝子学などに興味がある場合は，特に面白いと思います．自分自身が行っている研究が早い段階で患者さん自身のためになる．その速度が速い分野が血液内科です．

3つ目に臨床能力として**「救急」「総合内科医」としての能力が必要**なことです．抗癌剤治療などを行うため，患者さんの管理能力（総合内科医）や急変時対処能力（救急医）が求められます．そういったものを鍛えられるというのも，血液内科の面白いところだと思います．

❶

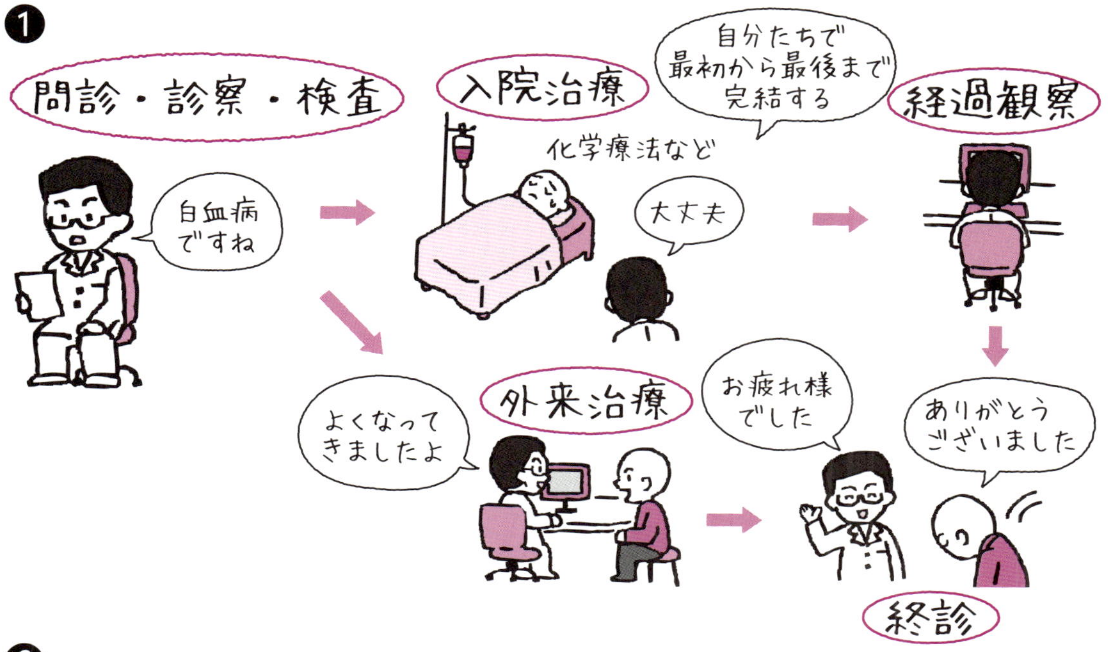
問診・診察・検査
白血病ですね
入院治療
化学療法など
大丈夫
自分たちで最初から最後まで完結する
経過観察
外来治療
よくなってきましたよ
お疲れ様でした
ありがとうございました
終診

❷

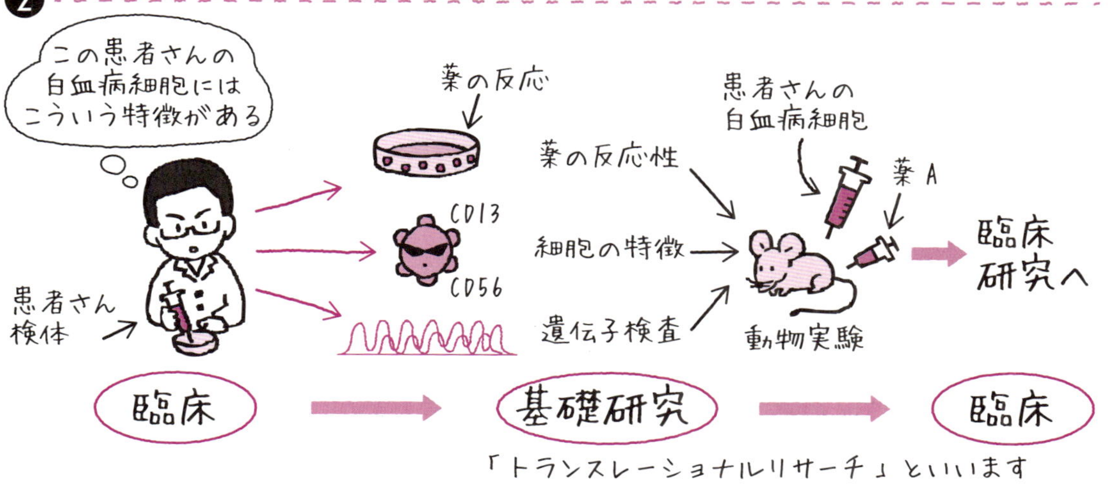
この患者さんの白血病細胞にはこういう特徴がある
患者さん検体
薬の反応
CD13
CD56
薬の反応性
細胞の特徴
遺伝子検査
患者さんの白血病細胞
薬A
動物実験
臨床研究へ
臨床
基礎研究
臨床
「トランスレーショナルリサーチ」といいます

❸

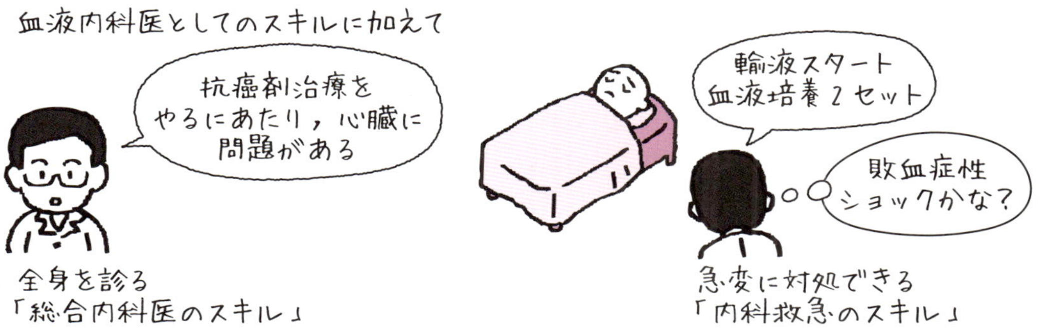
血液内科医としてのスキルに加えて
抗癌剤治療をやるにあたり，心臓に問題がある
全身を診る「総合内科医のスキル」
輸液スタート血液培養2セット
敗血症性ショックかな？
急変に対処できる「内科救急のスキル」

003 ベイズの定理と診断学

❶診断の重要性 〈例；登山競争〉

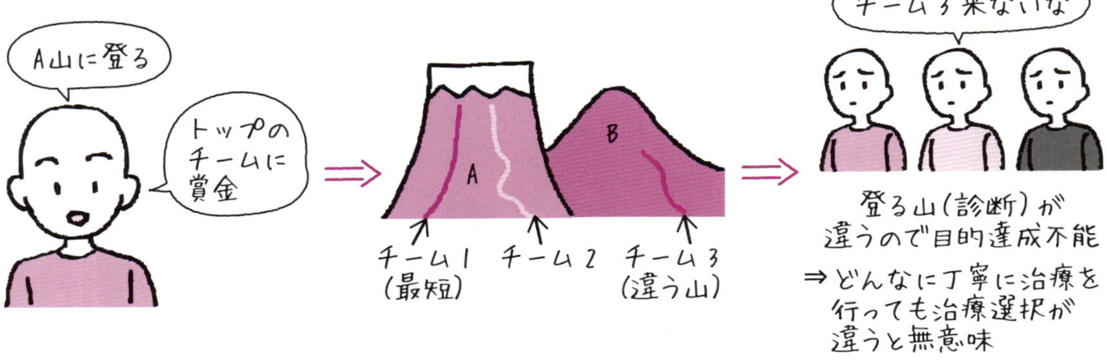

❷診断過程

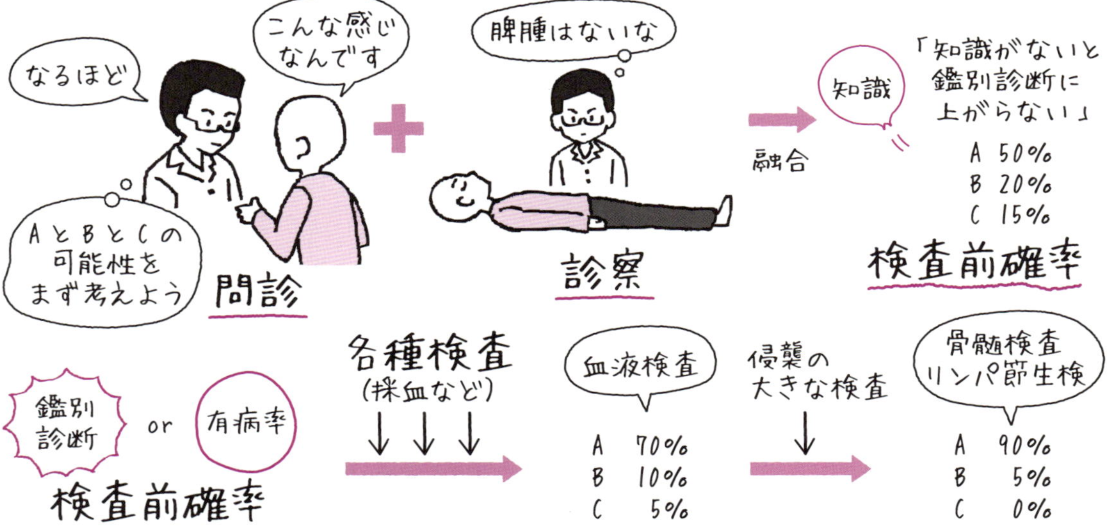

「検査前確率」×「検査の力」=「検査後確率」

- 医師の「問診」「診察」「知識」
- 健診なら「有病率」

- 検査の「感度」「特異度」

臨床医として最も重要なことは「**診断**」です．診断が違っていれば治療も間違えてしまいます．**診断学は確率の学問**です．100%これが正しいというものはないといってもよいです．診断学は 1 つの疾患で様々な症状が起きていることを基本に考えますが，**2 つの疾患が並存していることもある**からです．臨床現場は難しく，楽しいです．

診断学の基本として**ベイズの定理**があります．医者が「この診断は確からしい」と考える事前確率と検査結果（この検査で確率が上昇，下降する）から事後確率（診断）が導かれます．

❸対象：50,000 人

HTLV-1は日本に120万人（1%）．
ただし，献血前検査で得られた
情報では半分以上は西南日本に
いると推定される

有病率 0.01% → 患者数 5人

	疾患あり	疾患なし	
陽性	4.995	49.995	54.99
陰性	0.005	49945	49945
	5	49995	50000

⇒陽性適中率

$$=\frac{4.995}{54.99}\times 100$$

=9.1%

有病率 1% → 患者数 500人

	疾患あり	疾患なし	
陽性	499.5	49.5	549
陰性	0.5	49450.5	49451
	500	49500	50000

⇒陽性適中率

$$=\frac{499.5}{549}\times 100$$

=91%

※医学生・医師が勉強するのは，知識を増やして検査前確率を上げるため
・問診や診察が重要な理由は，これが検査前確率を上げるから

事前確率は医師の**「問診」「診察」**から，知識としてもっている「**鑑別疾患**」の中から可能性が高いもの，低いものを整理します．そしてそれらの可能性を高める検査，否定するための検査を用意します．それが医師の診断プロセスになります．どれほど頭がよい人でも，人の話を聞けない人はよい医師にはなれません．問診で情報を引き出せないからです．**患者さんとの人間関係を作る技術**は医師として重要です．

検査前確率が高いと検査の陽性的中率は上昇しますが，検査前確率が低いと陽性的中率は低下します．例えば５万人の被検者を対象とした健康診断があります．検査の感度，特異度は99.9%だとします（そんな検査は普通ありません）．有病率が0.01%だった場合，0.1%だった場合，1.0%だった場合の陽性的中率を計算してみましょう．有病率0.01%では陽性的中率は9.1%，0.1%で50%，1.0%では91%になります．血液内科分野ではHTLV-1抗体検査が特に問題で，2011年の**HTLV-1キャリアの手引きでは九州地方の陽性的中率が85%以上に対して，東京では25%**とされています．このように「検査の前の診断確率」は検査の意義に非常に大きな影響を与えます．医学生の皆さんが様々な勉強をするのは**「診断確率を上昇させる」知識**を身につけるためです．検診に意義があるかないかなども，こういう面から考えていきます．医師の基本（全ての診療科の基本）と思って覚えておくとよいと思います．

004 血液内科における診断学

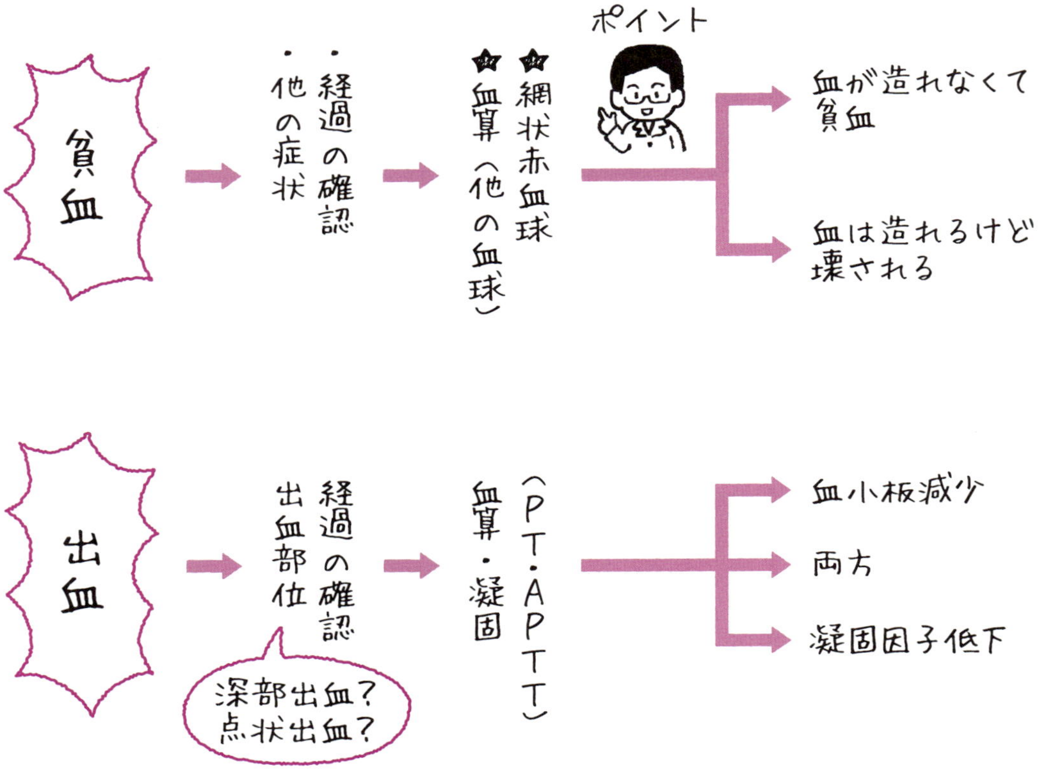

先ほど診断の過程は「問診」「診察」がスタートで，その後の検査結果で診断が確定すると書きました．一般に病気は**何らかの症状があり，その経過や身体所見などから鑑別診断**を挙げます．例えば頭痛であれば，発熱を伴っているのか，以前からあったものか，痛みの強さ，持続時間，他の症状から鑑別疾患を考え，必要であれば検査を行います．

検査について診療科ごとに考えますと循環器内科や消化器内科，呼吸器内科などは画像診断を中心に，確定診断には心臓カテーテルや内視鏡検査が必要になります．神経内科では神経診察や電気生理学的検査などが特徴的です．内分泌・代謝内科や膠原病内科は症状・身体所見に加えて，血液検査結果が重要になると思います．

血液内科領域で多い症状は**「貧血」「出血」「発熱」「リンパ節腫脹」**などがあります．これに疫学情報，発症経過，その他の症状，診察，検査結果から鑑別診断を考えます．ただし，血液疾患の診断には一般的な血液検査の解釈だけでなく，実験室で行われるようなフローサイトメトリーや遺伝子検査などの特殊検査を理解する必要があります．もちろん，画像診断も必要になります．

例えば，造血不全と呼ばれる血液全般が減少する疾患でも，腫瘍性疾患に入る「骨髄異形成症候群」なのか，自己免疫が病態の中心である「再生不良性貧血」なのか，溶血を伴う「発作性夜間血色素尿症」なのか…．**疫学情報と検査結果**から「どの疾患の可能性が高いか」の判断を行い，骨髄検査，遺伝子検査（RT-PCR，蛍光 in situ ハイブリダイゼーション〔FISH 法〕），染色体検査，フローサイトメトリーなどを行い，診断を確定させていきます．わかると面白いですよ．

JCOPY 498-22510

発熱 → 他の症状の確認
経過（長い） → 基本は不明熱精査

発熱や倦怠感だけで
局所症状に乏しい
→何かおかしい
①好中球が少ないと
　症状は出にくい
②腫瘍熱かも

リンパ節腫脹 → 大きさ，痛みの有無など
経過（長い）・部位
他の症状の有無 → リンパ節生検をする？ → 悪性リンパ腫
→ 他の疾患

血液疾患における特殊検査（後述）

- FISH
- RT-PCR
- 染色体検査
- フローサイトメトリー
- 骨髄検査

難しく感じますが
臨床での考え方は
比較的簡単です．
研究では応用がいっぱい！

005 血液内科の治療

❶抗癌剤

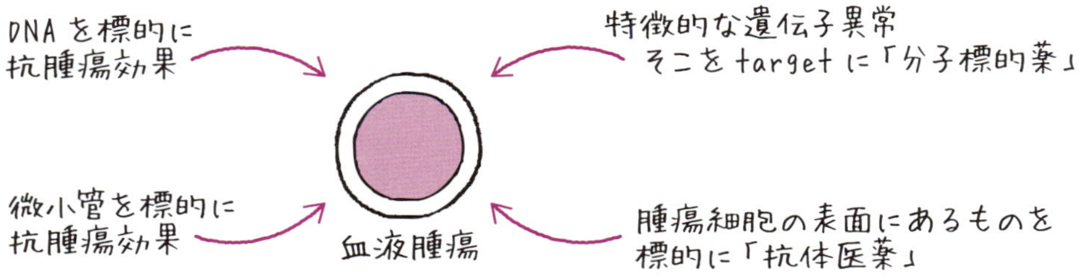

❷免疫抑制剤

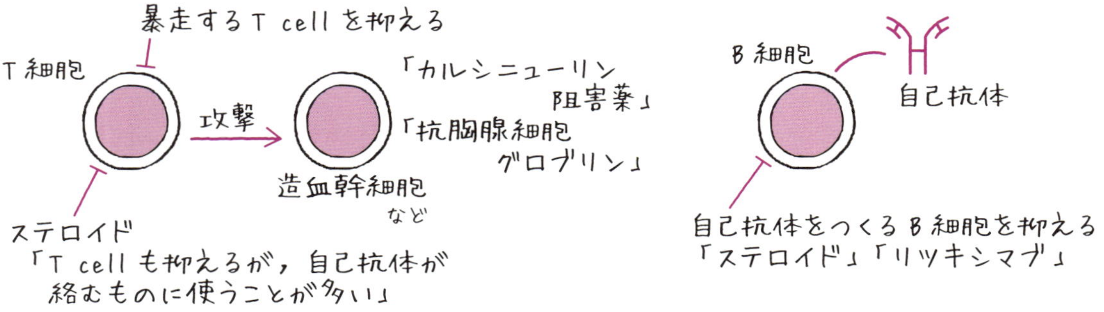

❸補充療法

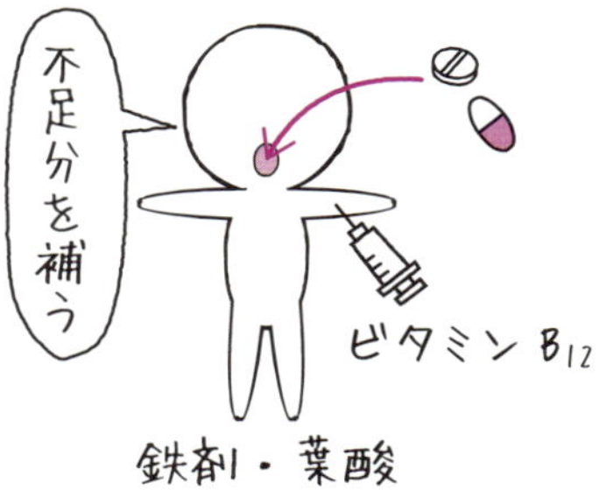
不足分を補う
ビタミン B12
鉄剤・葉酸

❹対症療法

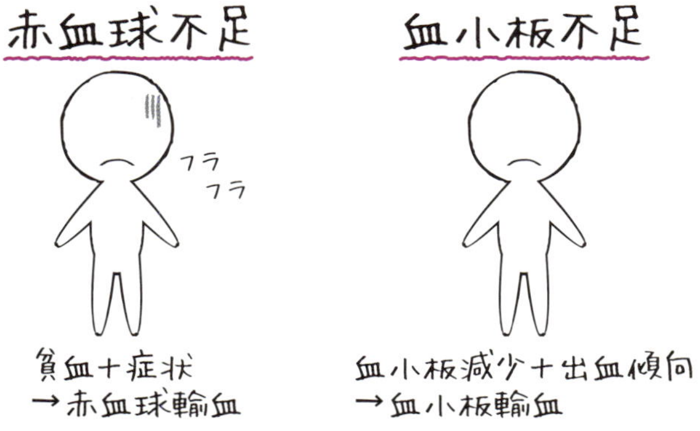

❺全身管理

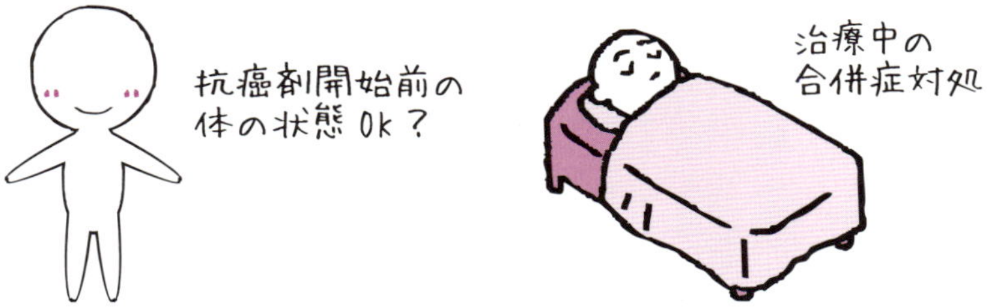
抗癌剤開始前の
体の状態 OK？
治療中の
合併症対処

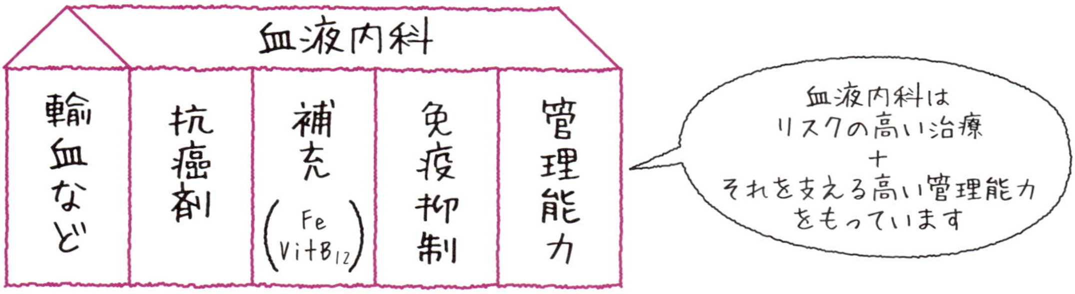

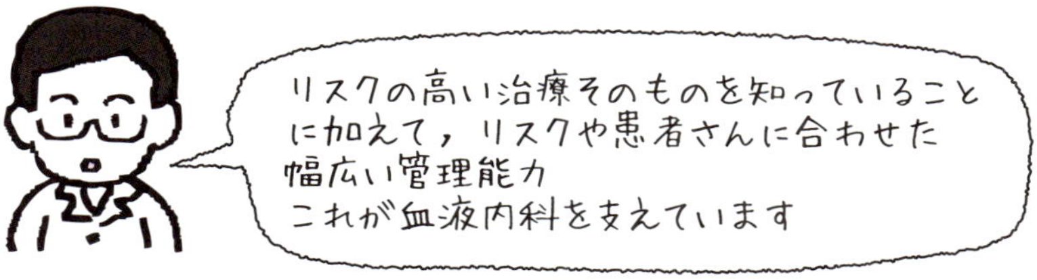

医師の仕事は患者さんが困っている原因を調べ（診断），診断に合わせた治療を行うことです．原因が「物質の欠乏」などであれば**補充**します．例えば鉄欠乏性貧血やビタミン B_{12} 欠乏性貧血などです．しかし，多くの疾患では**「副作用」が多い治療**を行います．**免疫抑制療法や抗癌剤治療，造血幹細胞移植**（抗癌剤＋免疫療法）のようなものです．

抗癌剤治療では「血液の数値の低下（骨髄抑制）」といったものから，それぞれの薬に特有の副作用まで考えて治療を行います．抗癌剤治療によって貧血や血小板減少が進めば輸血を行います．DIC治療などでは新鮮凍結血漿（FFP）の輸血（凝固因子の補充）も行います．免疫抑制療法でも抗胸腺細胞グロブリン（ATG）などを使用したウイルスの再活性化などが問題になるレベルから，一般的な感染に注意する必要があるものまであります．また，血液疾患は感染に弱い疾患が多いため，治療によりさらに抵抗力を弱めるというリスクがあります．

副作用が多いということは**「管理する技術」が必要**であり，**総合内科医としての幅広い知識・診断技能が必要**になります．抗癌剤１つ１つの副作用に注意し，患者さんの現在のリスクごとに予防治療を行い，抗癌剤のダメージから患者さんが回復してくるのを待つ．そうして予定の治療を完遂していきます．

治療に必要な技術として，ベッドサイドで行える手技（超音波検査，腰椎穿刺，胸腔穿刺，腹腔穿刺，骨髄穿刺，中心静脈カテーテル留置など）や急変時対処技術は必要だと思います．そういったスキルや様々な知識を身につけ，患者さんの病状・リスク因子に合わせた治療を行っていきます．

006 血液とは

血液の成分

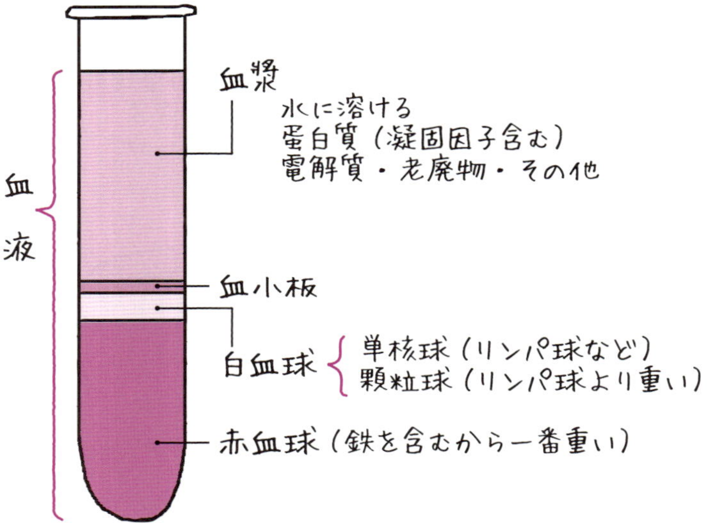

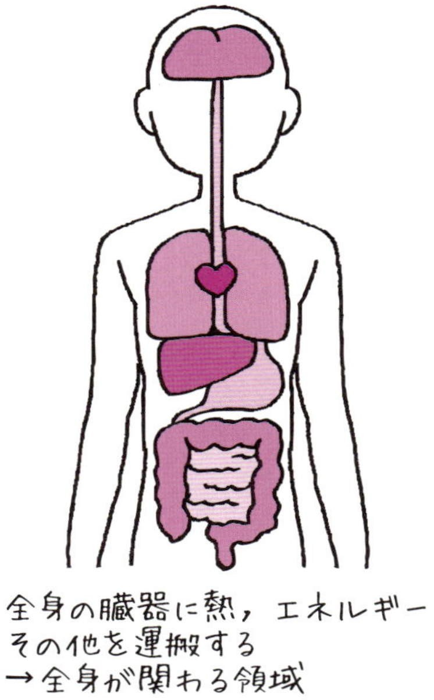

血液は血管の中にある液体成分です．体の **1/13，約 8%** といわれています．基本的に全身にエネルギーや必要な物質の運搬，老廃物の運搬，生体防御などを行います．簡単にいいますと補給路（血管）を走る補給部隊，戦闘部隊を兼ね備えたものです．補給ができなければ戦いには勝てませんし，戦闘部隊がいなくては戦いになりません．そんな人間の**生命維持に必須なものが血液**です．

血液には**血漿と血球**があります．血球は細胞成分で「赤血球」「白血球」「血小板」です．これが約45～50％です．血漿は液体成分で**凝固因子**や蛋白質，電解質などが水に溶けています．血液内科で学ぶ血漿の話は「凝固系」ですので，凝固系という狭い範囲で半分はカタがついています．

血球については数の増減とその原因が問題になります．たまに数はあるのに機能がおかしいというものもあります．**赤血球は酸素の運搬，血小板は一次止血**に関連します．**白血球は生体防御**のための兵隊ですが，顆粒球（対細菌・真菌），単球（顆粒球より強い，長生き），リンパ球（ウイルスや腫瘍を直接攻撃したり，免疫の調整をしたり）がいます．リンパ球を具体的に挙げると直接攻撃するもの（CD8 陽性 T 細胞，NK 細胞），敵を監視して再進入に対して速やかに攻撃（メモリー B 細胞），後方からミサイル攻撃（B 細胞，形質細胞），免疫を活性化させたり，抑えたりする指揮官（CD4 陽性リンパ球…この中にもいろいろあります）などがいます．

血液内科が行っているのはこれらが増えたり減ったりした原因を見極めて除去することです．増えている場合は反応性増殖か腫瘍性増殖ですから，どこで何が増えて，その結果何が起きているのかを考えます．減っている場合は作れないのか，消費しているかどちらかですから，それを判断します．

007 血球分離と末梢血検査

末梢血のどこを調べたいのか？

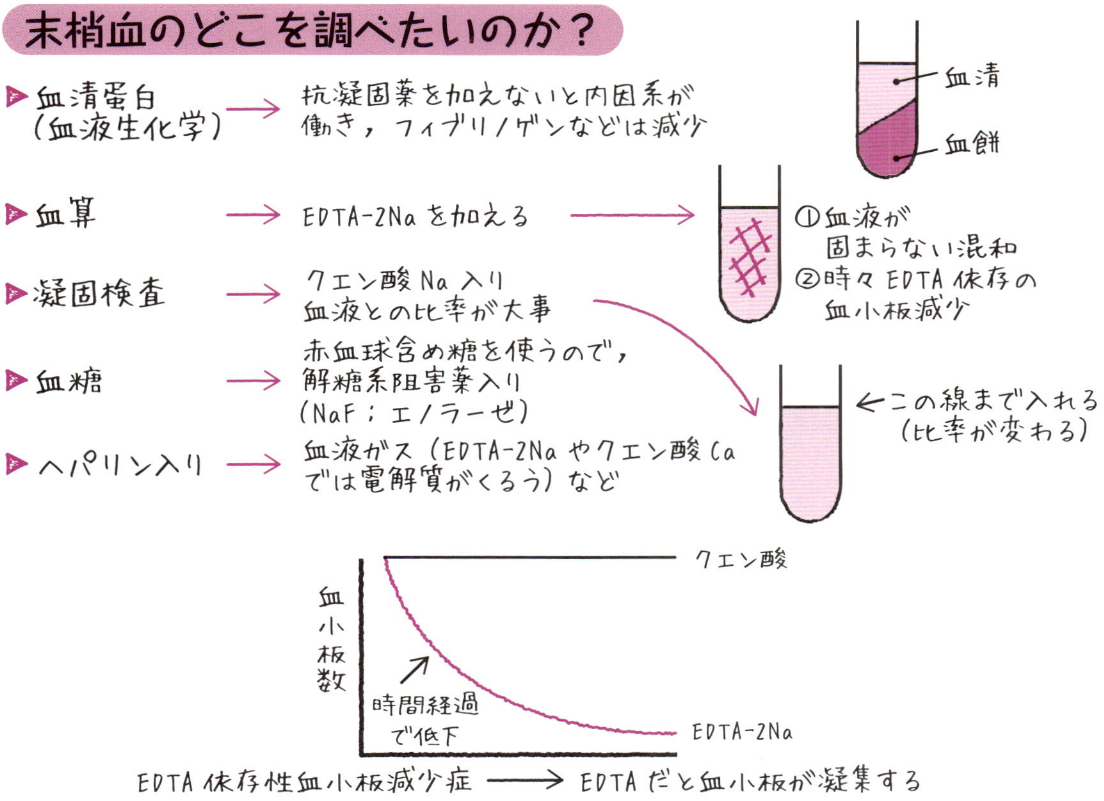

よく教科書で「血球分離」の図があります．血液を遠心分離すると最下層に「鉄」を含んだ「重い」赤血球がきて，次に白血球や血小板がきます．そして上澄みが血漿です．白血球を分離したいと思った時に今でも研究室では比重遠心分離を行いますが．リンフォプレップ® など比重1.077の溶液を使用すると分離できます．顆粒球の方が重くて下に沈みます．リンパ球や単球（単核球といいます）はその上の層にあります．ちなみに白血病細胞も概ねこの層に存在しますので，白血病細胞の簡単な保存に比重遠心分離をします．

血球を分離するというと末梢血検査があります．**血清蛋白を見るには血清を分離**しないといけませんが，普通の遠心分離では凝固因子などの蛋白が邪魔になります．そこで一般にはフィブリノゲンや血球を凝固させるための試薬が入っている（凝固促進剤＋血清分離剤）を入れたスピッツで採血をします（生化学検査）．次に凝固因子を測定するためのクエン酸を含んだ凝固用スピッツ（凝固因子など）．これは決められた量を採血するのが重要です．血球を調べる（血算）ためには「EDTA」を含んだスピッツを使用します（血算）．

ところが **EDTAで採血すると血小板が凝集してしまい，検査では血小板数が低下する方がいます（EDTA依存性偽性血小板減少症）** ので，そういう方にはクエン酸で採血をします．血液ガス分析やフローサイトメトリーの時はヘパリン採血になります（EDTAだと細胞表面に多少の影響がある）し，項目により採血スピッツが違います．スピッツの種類は実臨床で知っておかなくてはいけない知識ですが，国家試験では聞かれないと思います．EDTA依存性偽性血小板減少症はたまに聞かれています．

008 赤血球について

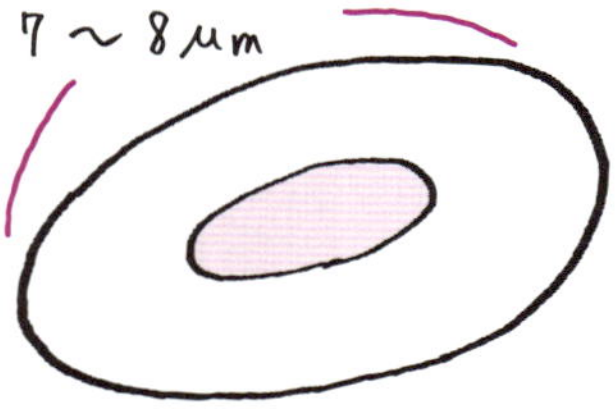

寿命：120日
仕事：O_2, CO_2 の運搬
エネルギー産生：解糖系（O_2 は使いません！）
エネルギー使用：変形能

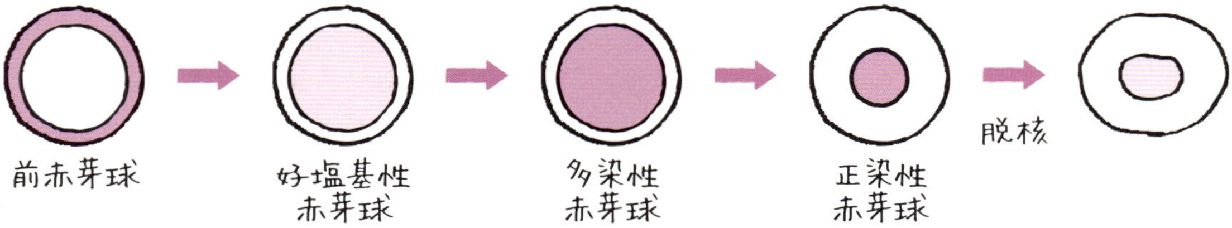

❶ピルビン酸キナーゼ欠損症

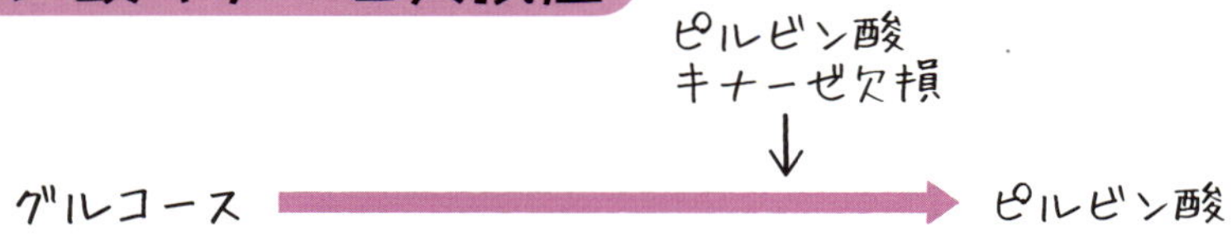

❷G6PD 欠損症

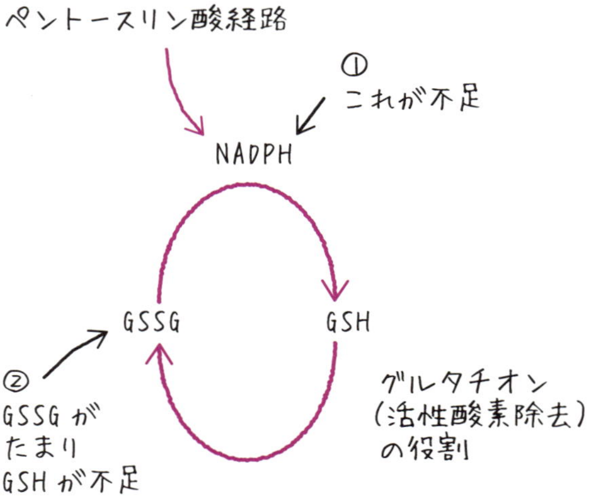

ATP が減る
＝変形能低下＋溶血しやすい

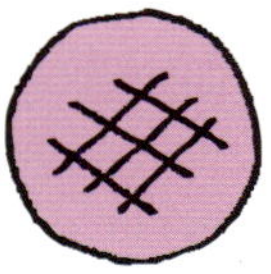

← 網状赤血球
は1〜2%（正常では）

→この期間は
2日以内

G6PD 欠損により
活性酸素が除去できなくなり
溶血する

→NADPH を使うものや
酸化損傷を引き起こすものに弱い
（国試ではソラマメ，プリマキン）

赤血球は大きさ 7〜8 μm ほどで中央が窪んだような形状をしています．寿命は **120 日**で，細胞質に**ヘモグロビン**という鉄を含んだ蛋白をもっています．主な役割は酸素の運搬，二酸化炭素の運搬です．寿命が 120 日であることを知っているならば，糖尿病の指標の 1 つ HbA1c が 2〜3 カ月の指標になることも自明です．

赤血球は核がない細胞として有名です．骨髄の中にいる赤芽球の頃は核と一緒に蛋白合成などを行うためにミトコンドリアなどをもっています．末梢血液中に出てくる時には核を失い（脱核），その後ミトコンドリアやリボソームを失います．核を捨てたばかりの若い細胞はまだリボソームがあるので，RNA が染まります．この状態の赤血球を**網状赤血球といい，赤血球産生の指標**としています（一般には 1〜2%，2 日以内に成熟）．ミトコンドリアを失いますので，赤血球にはエネルギー産生のシステムは**解糖系のみ**になります．酸素を使わないシステムですので，とても合理的です．

国家試験にたまに出る**ピルビン酸キナーゼ欠損症**は解糖系の酵素異常です．形態維持がエネルギー不足でできなくなり，脾臓で壊されます．

ペントースリン酸経路の酵素異常として**グルコース-6-リン酸脱水素酵素（G6PD）欠損症**も試験対策に覚えておきましょう．これは活性酸素に弱くなります．G6PD 欠損症は鎌状赤血球症と同じでマラリア耐性がありますので，多い地域はアフリカなどのマラリアが多い地域です．日本ではほとんど見ませんし，臨床上は問題になることはあまりありません．試験対策に G6PD 欠損では**ソラマメ**や抗マラリア薬のプリマキンで溶血することを覚えておきましょう．

009 赤血球の膜蛋白とヘモグロビン

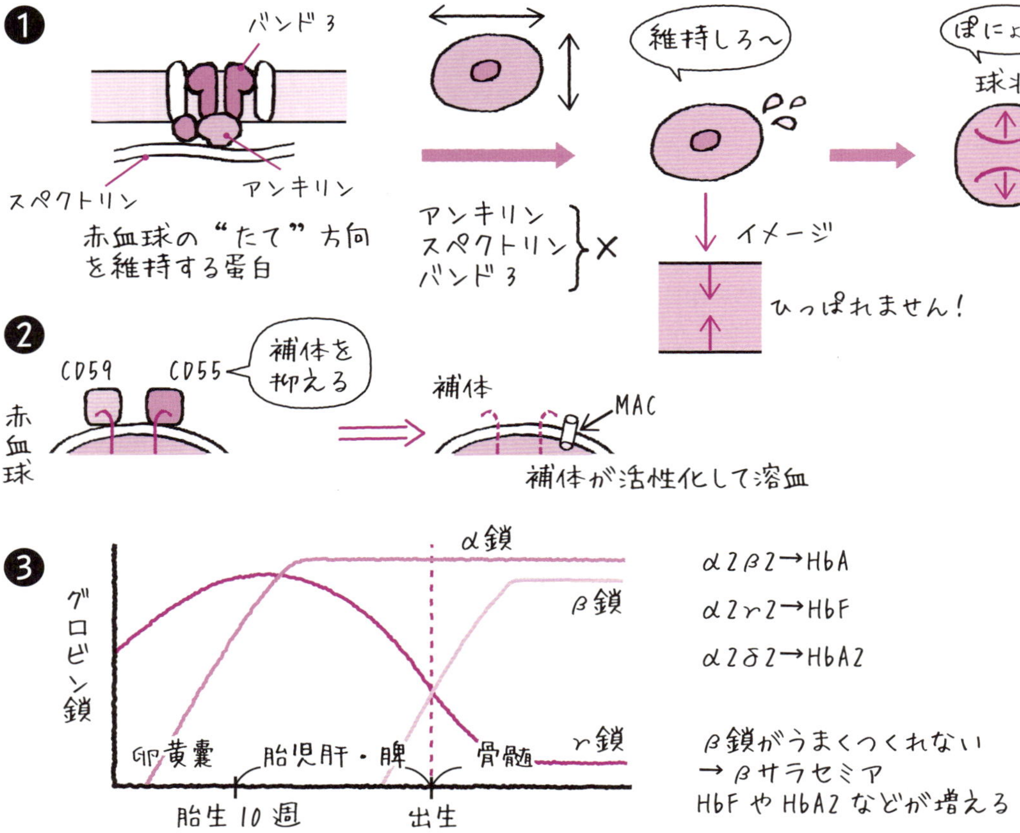

赤血球は酸素運搬機能がありますが，それに必要なのは形状を変化させながら毛細血管内を突き進む**膜蛋白の機能とヘモグロビン**です．赤血球の膜蛋白とかいわれると，めんどうくさいと思いますよね．ただ，いくつかの疾患では理解のために重要です．

膜蛋白では**アンキリン・スペクトリン・バンド 3** という赤血球の形状保持に関わるものがあります．形状維持に必要な蛋白に異常が起きたらどうなりますか？　形を維持できなくなるので自然と丸くなります．日本人で最も多い先天性溶血性貧血である**球状赤血球症（HS）**の原因になります．**GPI アンカー蛋白**という膜表面の蛋白を赤血球につなぎとめておくものがありますが，これの異常が**発作性夜間血色素尿症（PNH）**になります．問題になるのは補体の活性化を抑える蛋白が赤血球表面からなくなることです．膜蛋白は国家試験対策には，これだけ覚えておけばよいと思います．

ヘモグロビンは鉄を含むヘムとグロビン鎖を 1 つとし，これを 4 つ結合して作られています．グロビン鎖は通常はアルファ鎖とベータ鎖が 2 つずつのもので，HbA とか HbA1 とかいわれます．これがほとんどで，アルファ鎖とガンマ鎖のヘモグロビン（HbF），アルファ鎖とデルタ鎖（HbA2）などがあります．ベータ鎖がうまく作れなくなり，HbA2 や HbF の割合が増える病気を**サラセミア**といいますが，日本では臨床的にはあまり問題にならない軽症が多いです．グロビン鎖の動きと造血部位を一緒に覚えてしまうと国家試験では楽です．追加でもう 1 つ．鉄欠乏性貧血・サラセミアなど「ヘモグロビン合成」に異常があると，細胞質内の蛋白が減るから小さくなる（小球性貧血）．簡単ですね．

おまけ 1 腫瘍の免疫回避機構

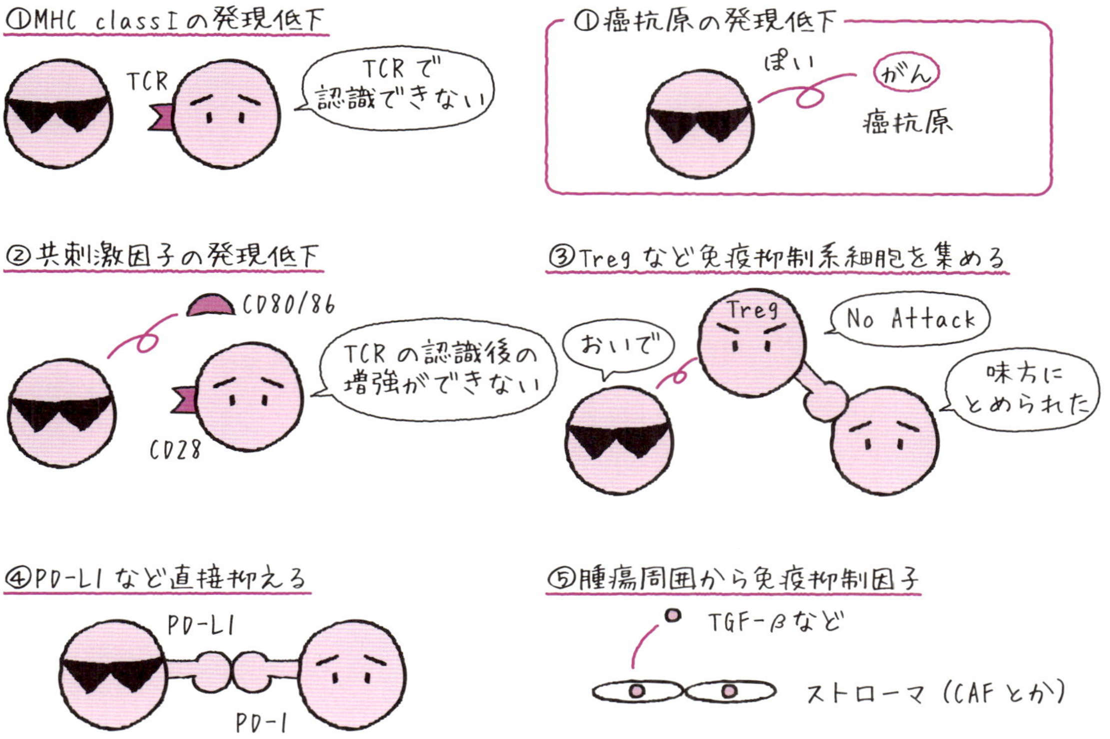

腫瘍細胞は人間の体の中で絶えず発生しています．それを細胞自身がなんとかしようとしていますし，できた腫瘍細胞は免疫系が排除します．しかし，そのうち**排除しきれなくなった腫瘍**が臨床的な「癌」として問題になります．免疫が腫瘍を逃さなくなれば，癌は怖いものではなくなります．今わかっている**免疫回避のメカニズム**を参考程度に紹介します．気楽に読んでください．

まず，腫瘍細胞は「自己」由来ですので，多くのものは自己と同じもので構成されています．たまに本来もっていない**腫瘍抗原**などがあるとそれは排除のきっかけになります．１つ目のメカニズムは**腫瘍抗原が減少**したり，**MHC Class Ⅰ分子の発現が低下**したりすることでＴ細胞から逃げます．Ｔ細胞は MHC 拘束性があります．MHC Class Ⅰがなければ攻撃できません．まぁ，NK 細胞はできるのですが．

２つ目に CD80 などの**共刺激因子の発現低下**です．Ｔ細胞が「敵」と認識した後，活性化シグナルが流れます．その刺激因子がこないとＴ細胞はパワー不足で腫瘍を排除できません．３つ目は制御性Ｔ細胞や制御性Ｂ細胞，免疫抑制性単球など**「免疫抑制系細胞」を集める**ことです．周囲にこいつらがいると「免疫抑制系サイトカイン」を分泌されて，免疫細胞は弱ってしまいます．４つ目は PD-1 に対する PD-L1 など**直接免疫を抑える**ことです．５つ目に**腫瘍周囲の環境（細胞）**に自分を支持させたり，免疫細胞を弱らせる因子を出したりさせることです．覚えなくてよいですが CAF（carcinoma associated fibroblast）や TAM（tumor associated macrophage）などが出現します．これらを押しのける必要があるわけです．

010 鉄代謝とヘプシジン

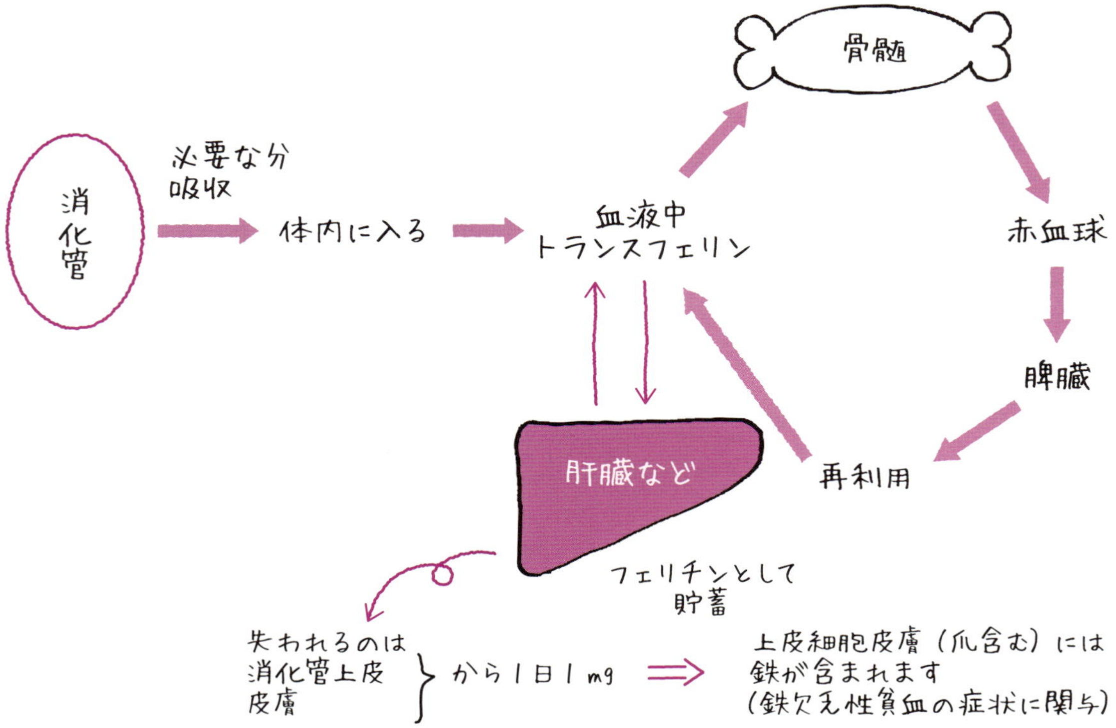

体内の**鉄の総量は 3〜5 g** といわれていますが，その **70%が赤血球内**のヘモグロビン鉄です．鉄の吸収は十二指腸で行われ，1 日に 1 mg 程度吸収される．排泄も消化管上皮や皮膚の脱落で 1 mg 程度失われます．鉄を能動的に排泄する仕組みが人にはないため，出血などがなければバランスが保たれています．

ヘモグロビン以外の鉄としては「貯蔵鉄」である**フェリチン**と血清鉄があります．フェリチンが 20〜30%と残りの大半を占める可溶性蛋白で，一定量が血中に溶けています．鉄が不足するとフェリチンから鉄が離れるため，鉄欠乏では低下します．血清鉄はトランスフェリンと結合した鉄をいいます．

トランスフェリンに結合できる鉄の総量が総鉄結合能（TIBC）になります．測り方は過剰な鉄を加えて，鉄が吸着した量で判断します（この段階は UIBC：不飽和鉄結合能）．トランスフェリンに鉄がほとんど結合している状況は鉄過剰を示唆する状態になります．

鉄過剰や慢性炎症では鉄の吸収が低下します．これを調整するのが「**ヘプシジン**」です．**ヘプシジンは「血清鉄」を減らす働き**があります．ヘプシジンが上昇するとフェリチンから血清鉄になるのを抑えたり，十二指腸からの鉄の吸収を抑えたりします．**慢性炎症**でフェリチンが軽度上昇したり，軽度の**小球性貧血**になったりする理由がこれです．

JCOPY 498-22510

ヘプシジン

血清鉄を下げるためのホルモン
肝臓でつくられる25個のアミノ酸からなる物質

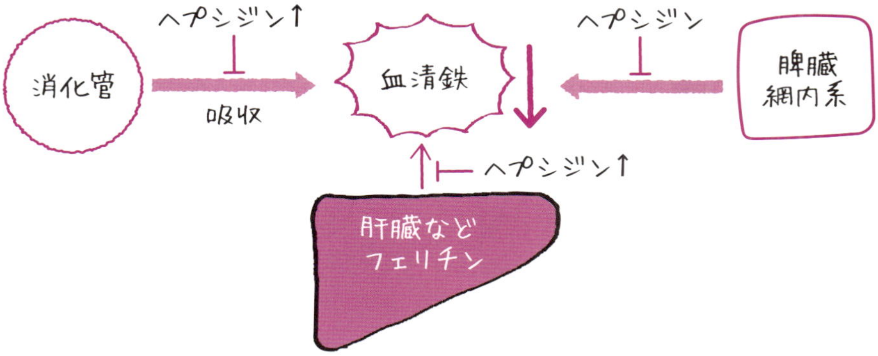

フェロポルチン

- 消化管などから鉄を血液中に移行させるトランスポーター
- ヘプシジンの影響で低下する

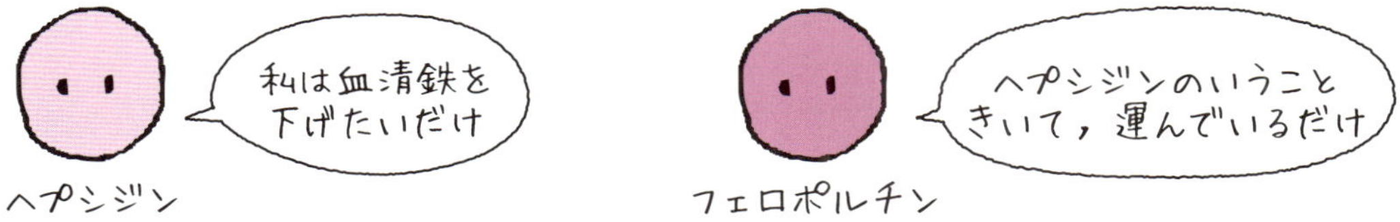

TIBC＝UIBC＋血清鉄

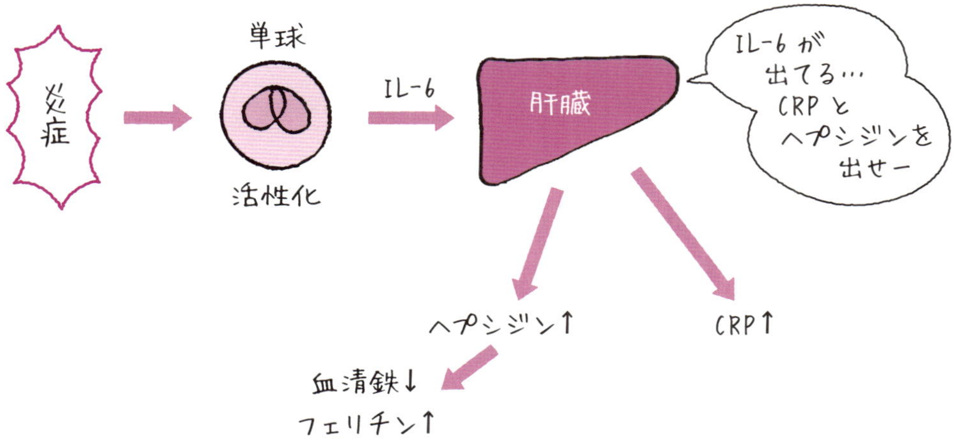

011 白血球の分類

自然免疫：我でない異物（主に細菌など）を認識し除去する

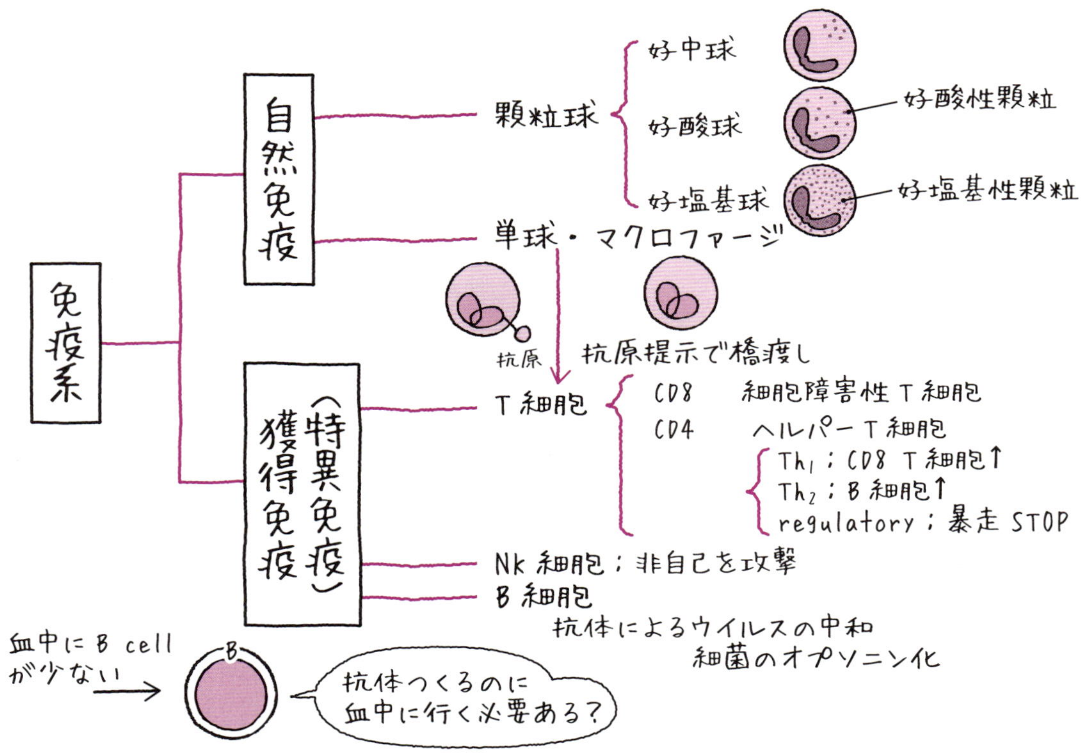

白血球は体の免疫機能，生体防御を担当する細胞です．白血球の分類としては大きく「**顆粒球**」「**単球**」「**リンパ球**」になります．骨髄系細胞といわれる顆粒球・単球は**自然免疫**と呼ばれる非特異的防御反応を，リンパ球は主に**特異的防御反応**を担当します．NK細胞はリンパ球の中でも自然免疫を担当します．

顆粒球は白血球の60～70%を占め，そのほとんどは好中球です．好中球は細菌の貪食・除去が主な役割です．好酸球は寄生虫やアレルギーに関与し，好塩基球はIgEを介した即時型アレルギーに関与するといわれています．

単球は白血球の5～8%程度存在するやや大型の細胞で，組織に移行するとマクロファージへ分化します．好中球などと同様自然免疫の働きをもちますが，**マクロファージには抗原提示細胞として特異的免疫反応にも関与**します．そのため，単球・マクロファージ系は「自然免疫」と「特異免疫」の橋渡し的な役割をしています．

残りの30%程度がリンパ球ですが，末梢血液中のリンパ球の多くはT細胞です．T細胞が70%前後で，B細胞が20%前後，残りがNK細胞になります．T細胞にはCD8陽性の細胞障害性T細胞（CTL：MHC Class Iを認識）と，CD4陽性のヘルパーT細胞（Th：MHC Class IIを認識）に分かれます．B細胞は抗体産生に関わりますが，抗体により小さなウイルスなどは中和され，大きな細菌などは「オプソニン化」することで免疫細胞の貪食を促したり，補体を活性化させたりします．

012 顆粒球の機能と機能異常

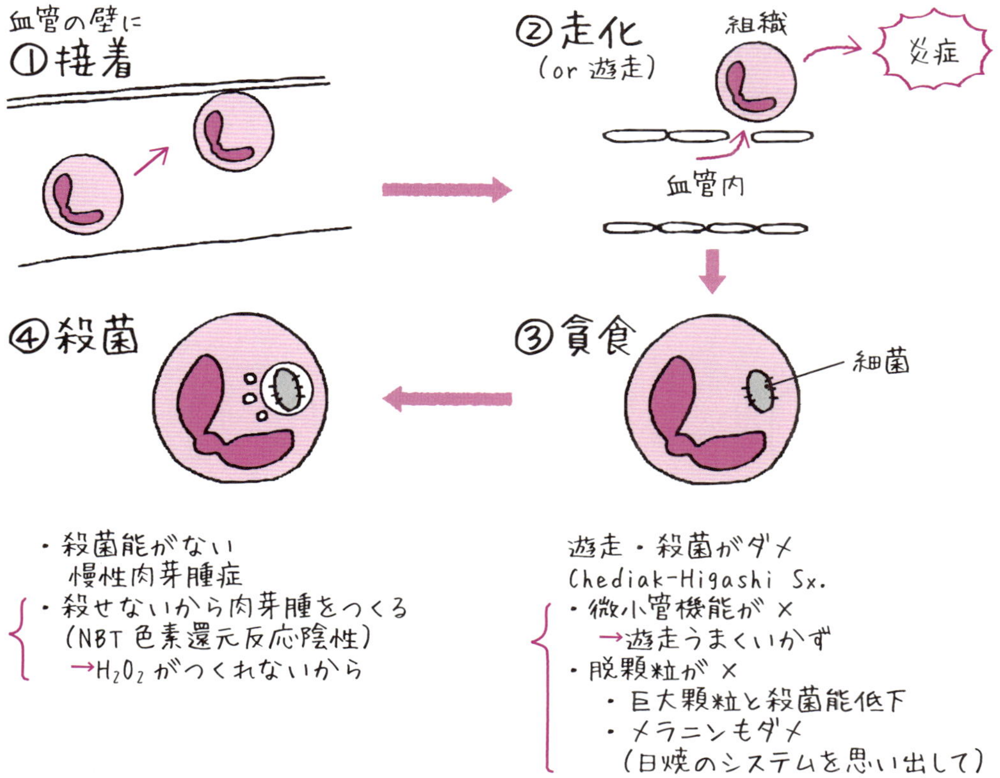

顆粒球は最も多い白血球になりますが，主に病原体のところへ行ってそれを退治するのが仕事です．主に好中球の役割です．そのステップとして**接着，走化，貪食，殺菌**の 4 つがあります．接着と走化を遊走として 3 ステップとする教科書もあります．

細菌などが体に侵入すると「敵侵入，敵侵入」と情報（ケモカイン：走化性サイトカインのこと）が送られます．好中球はその情報に引き寄せられて，血管内皮細胞に接着し，敵がいるところに進んで行きます．そして病原体を食べて，食べた後に殺菌します．接着するにはサイトカインなどにより好中球が活性化した時に出る接着因子が必要ですし，貪食を効果的に行うには補体や抗体による**オプソニン化**が必要です．

この機能に支障をきたしたら，当然免疫が低下します．有名な疾患は殺菌能に異常を呈する**慢性肉芽腫症**や，遊走と殺菌の 2 つに異常がある **Chediak-Higashi 症候群**，接着・貪食に異常がある**白血球粘着不全症**があります．実際に見るのは小児科領域になると思いますが（成人まで何もせずに生きていられないので），国試対策に名前と障害されている機能は覚えておいた方がよいです．

イメージを作りやすくするために，簡単に疾患を説明します．肉芽腫は細菌などを閉じ込めるためにマクロファージが取り囲んで壁を作っているようなものです．**殺せないから閉じ込めようとする慢性肉芽腫症**．**微小管**が機能不全を起こすため**細胞の移動も細胞内の物質の移動もうまくいかない Chediak-Higashi 症候群**．細胞内の移動はメラニン色素の拡散・収縮にも関与するのでそこにも影響するわけですね．この 2 つを混同することが多いので，イメージだけもっていてください．

013 単球・マクロファージの機能・分布・機能異常

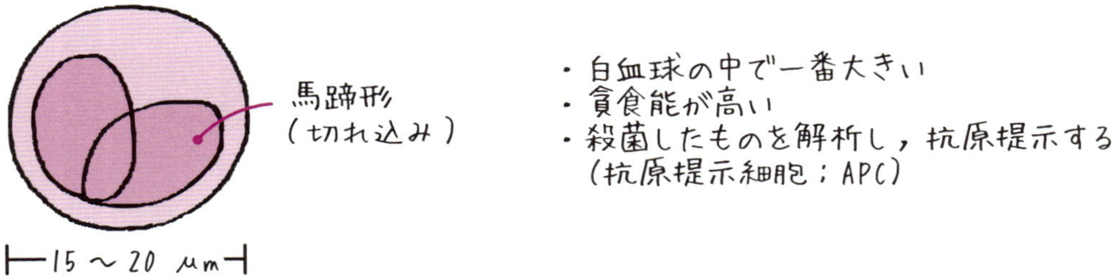

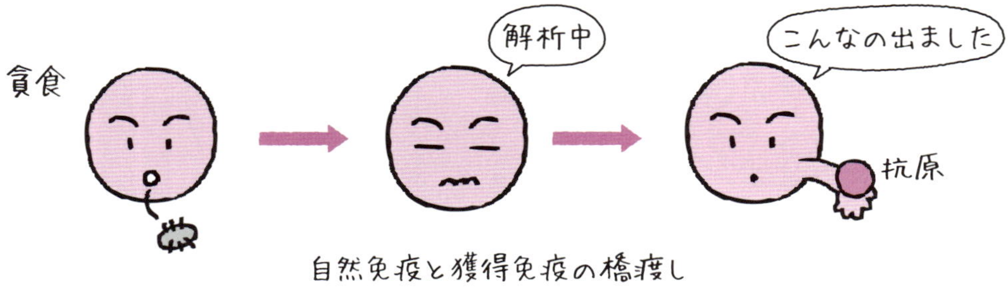

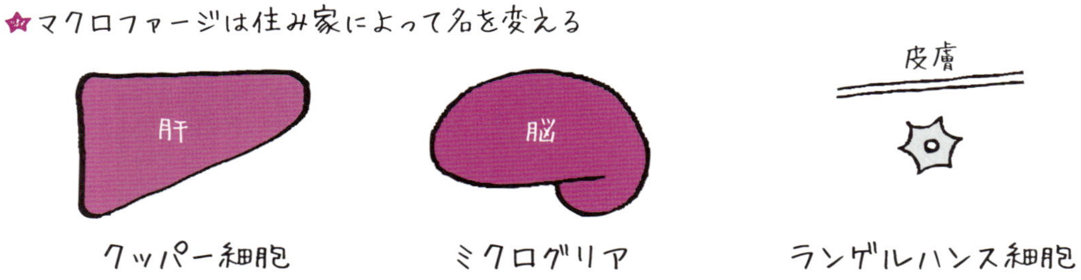

単球は少し大型で馬蹄形の核をもった細胞で，血中から組織に移行してマクロファージに分化します．**「貪食能」が高い**細胞で，数カ月の寿命をもちます．なお，単球・マクロファージ系の生体防御システムを細網内皮系と呼んだりします．

機能としては貪食による自然免疫系の生体防御と**「抗原提示細胞」**として**自然免疫と獲得免疫の橋渡し的な存在**です．他にサイトカイン産生による炎症・抗腫瘍免疫なども機能としてありますし，各組織の老廃物はマクロファージが除去します．

組織に移行するとマクロファージに分化するわけですが，場所によって呼び名があったりします．中枢神経系では**ミクログリア**，肝臓では **Kupffer 細胞**，皮膚の**ランゲルハンス細胞**などです．脾臓では変形能を失った古い赤血球や異常赤血球をマクロファージが食べるわけですが，食べた赤血球から得た鉄分をフェリチンとして蓄えて，随時供給したりしています．この清掃屋としての役割がうまく機能しなかった場合に起こる病気もあります．例えば**肺胞蛋白症は肺胞マクロファージの機能異常**が原因です．単球の腫瘍性疾患は急性骨髄単球性白血病や急性単球性白血病，慢性骨髄単球性白血病などの疾患がありますが，国家試験に個別ではあまり出ないと思います．

リンパ球の機能と機能異常

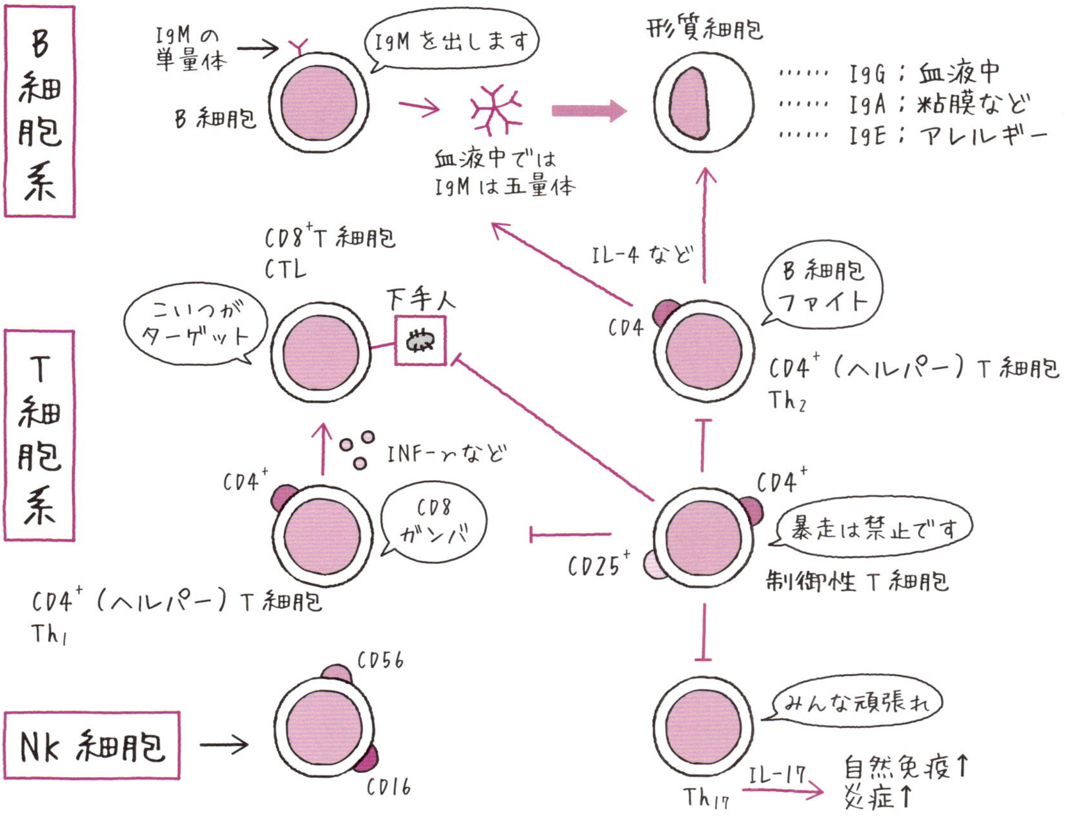

リンパ球にはB細胞，T細胞，NK細胞があります．B細胞は抗原刺激を受けると分化して形質細胞となり，抗体産生をします．抗体（免疫グロブリン）は狙った獲物を攻撃するミサイルですが，IgGを基本としてIgA，IgM，IgD，IgEなどの種類があります．間違って自己を攻撃するような抗体を産生すると，自己免疫疾患を発症してしまいます．ウイルスなどの感染がきっかけで生じることもあります．薬の投与によって薬に対して抗体を作り，それが結合している細胞を障害することもあります．

国家試験対策としては，ガンマグロブリンが産生できない先天性疾患として**X連鎖性無ガンマグロブリン血症**などがあります．

T細胞は大きくヘルパーT細胞と細胞障害性T細胞（CTL）に分けられます．ヘルパーT細胞は他の免疫細胞を活性化したり（Th_1，Th_2，Th_{17}），抑えたり（制御性T細胞）します．CTLはMHC Class Iの上に出されるペプチドなどを認識し，非自己であると判断した場合攻撃します．ウイルス感染細胞が「ウイルスの断片」みたいなものを出せば攻撃しますし，腫瘍細胞が本来もっていないようなものを出していれば攻撃し排除します．T細胞の機能不全としては**重症複合免疫不全症やWiskott-Aldrich症候群**などがあります．

MHC Class Iの上にのっているものを認識するCTLに対し，NK細胞はMHC Class Iをもたない細胞を攻撃します（特にMHC Class I＝HLA Class Iの中のCが重要）．MHC Class Iは全ての細胞がもっているID（自己を示すもの）ですので，それをもたないものは非自己であると認識し攻撃，除去します．重症複合免疫不全症ではNK細胞も障害されています．

総論
症候学・診断学
治療
赤血球系
白血球系
止血血栓

015 T 細胞レセプター・B 細胞レセプター・免疫グロブリンの多様性

❶免疫グロブリンの多様性

・可変領域は VDJ の組み合わせ　重鎖 10530×(120＋200)＝約 340 万
・TCR も考え方は同じ

❷Selection

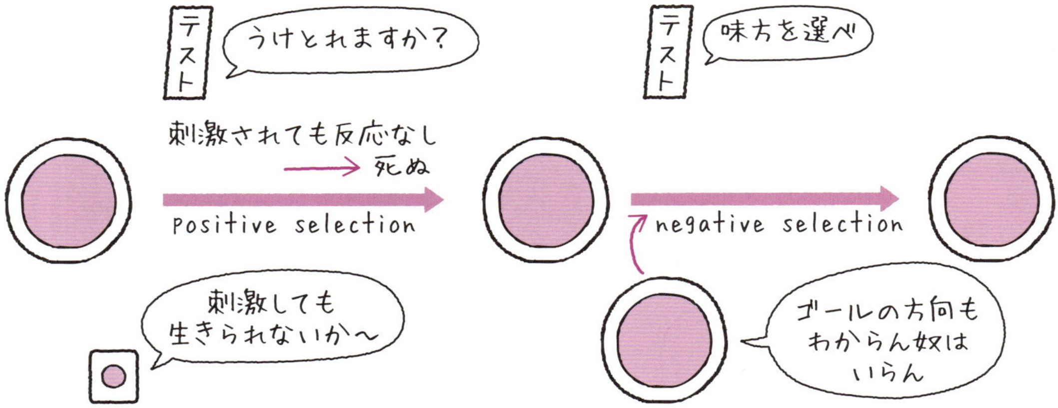

T 細胞は胸腺で，B 細胞は骨髄で分化・成熟します．その過程で遺伝子再構成というメカニズムで多様性を保持しています．

免疫グロブリンの多様性を図示しますと，重鎖の可変領域は V，D，J の 3 領域の中からランダムに組み合わされます．軽鎖は V と J です．その組み合わせで適当に免疫グロブリンを作成します．計算上は 300 万以上のグロブリン（受容体）ができあがります．それぞれの場所（**T 細胞は胸腺，B 細胞は骨髄**）で分化成熟するにあたり，**T 細胞受容体（TCR）の反応性や B 細胞受容体（BCR）の反応性を確認**されます．BCR は膜貫通型免疫グロブリンですので，免疫グロブリンの多様性と同じです．刺激に適切に反応できるかをまず確認します．

その中で MHC を認識できない細胞は除去され **(ポジティブセレクション)**，次に自己と反応するものを除去します **(ネガティブセレクション)**．刺激に反応できない場合，細胞は死んでしまいます．だから生き残ることができる T 細胞の中で，正常な反応（自己と反応しない，もしくは許容範囲）が残ります．順番を覚えるのは簡単ですね．B 細胞では MHC 拘束性はありません．しかし，抗原との反応が弱いものや自己と反応する B 細胞も適切な刺激を受けることができずに除去されます．

これがうまくいかなければ**自己免疫疾患の発症の可能性がある**わけですが，自己と反応する細胞が全て除去されているとはいえません．だからこそ，何かの拍子に自己免疫疾患を発症するわけです．ということで，制御性 T 細胞が自己と反応しないように抑えてくれていたりします．あとで出てきますが制御性 T 細胞が減るような治療を行うと，自己免疫疾患様の症状が出現することがあります．

JCOPY 498-22510

016 血小板とその機能

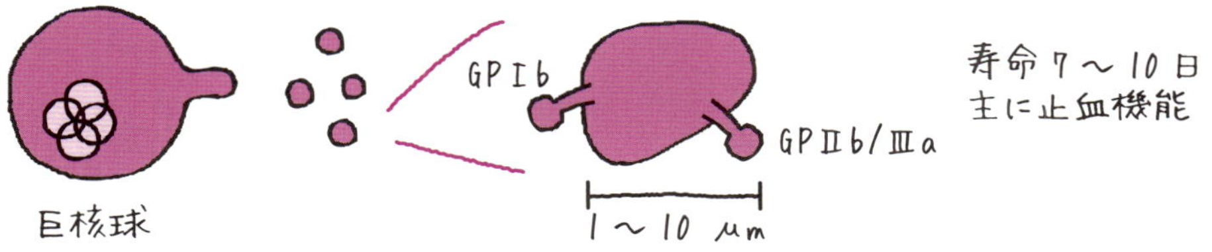

止血

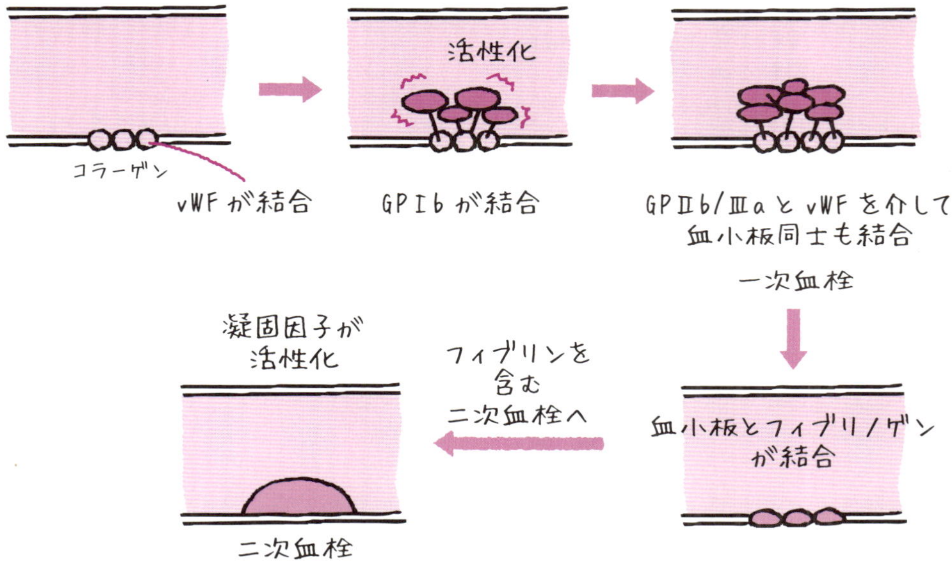

血小板は骨髄内の巨核球から産生される無核の細胞で，主に一次止血に関与します．**血小板の寿命は 7～10 日**ほどで，10 万～40 万/μL ほどが血液中に存在します．血小板は巨核球が細胞質を突起状に変形させたものがちぎれた断片です．血小板は活性化シグナルを受けて変形して止血に関与しますし，ミトコンドリアをはじめとした細胞内機関やα顆粒などをもっています．

血小板の役割は止血ですが，血管が損傷すると血管内皮の下にあるコラーゲンに **von Willebrand 因子（vWF）**がひっつきます．血管内皮細胞は vWF マルチマー（強い血栓形成因子）を切断する酵素（**ADAMTS13**）を放出したりする役割ももっていますので，それがなくなったらつきやすくもなるのでしょう．vWF がつくと，そこに血小板上にある GPⅠb（CD42）が結合します．これで血小板が損傷部位にひっつくわけですが，同時に血小板活性化シグナルが伝わるようになっています．活性型に変化した GPⅡb（CD41）/Ⅲa は血小板やフィブリノゲンと結合できるようになるため，血栓ができるようになります．ここには**細胞内 Ca 上昇→トロンボキサン A2（TXA_2）**なども関わりますが，ここではできるだけ単純に書きます．一次止血ではまだ不十分なため，凝固因子が関与する二次止血がこのあと起こります．CD41，CD42 という記載は巨核球系マーカーとしてこの 2 つがよく使われますので，一緒に覚えられるように記載しました．国家試験では抗血小板抗体の 1 つとして抗 GPⅠb 抗体や抗 GPⅡb 抗体などが出されたりします．

017 血小板機能不全と抗血小板薬

血小板活性化 STEP 1

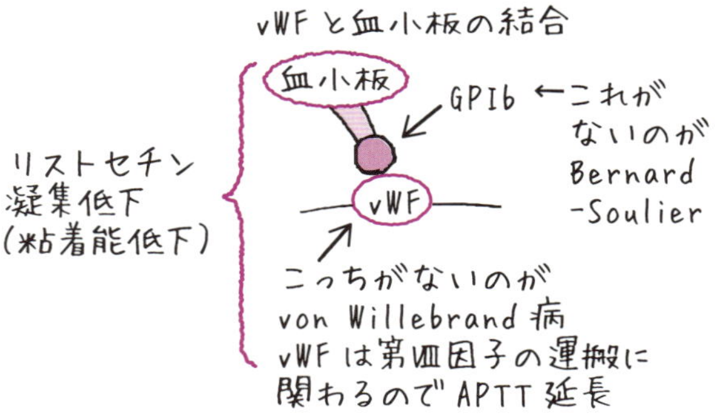

血小板活性化 STEP 2

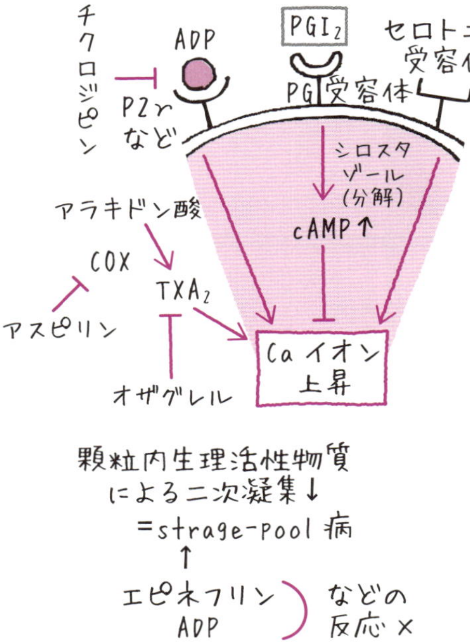

血小板活性化 STEP 3

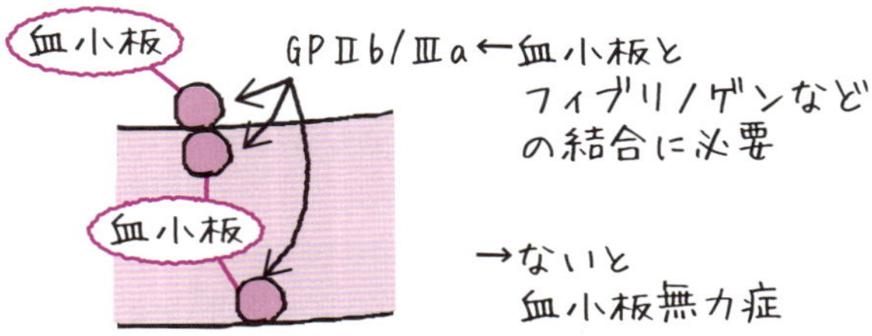

血小板の機能は止血ですが，血小板の活性化メカニズムに関わる因子それぞれの欠損について述べます．正式には血小板ではありませんが，vWFが量的に，もしくは質的に異常をきたす疾患が**von Willebrand病（vWD）**です．先天的（**常染色体優性遺伝**）にも後天的にも比較的見る機会があるので覚えておきましょう．vWFは血小板とコラーゲン，血小板同士をつなげる「のり」なので，なくなれば出血時間が延びます．落ちているのは**粘着能**（当たり前ですね）で，検査異常は**リストセチン凝集**です．vWFは凝固第Ⅷ因子を運ぶ役割もあるため，**APTTが延長**するという特徴もあります．

同じような疾患に**Bernard-Soulier症候群**があります．これはvWFの相手である**GP I b複合体**の量的・質的異常です．検査結果はvWDと同じようなものですが，APTTは延びません（凝固関係ないし）．巨大血小板などを認めます．

血小板顆粒が減る，もしくは放出に異常をきたすと顆粒内にあるADP，ATP，Caなどを使用した活性化に異常をきたします．そのため**二次凝集，活性化以後の反応**に支障をきたします．これが**strage pool病**です．

GpⅡb/Ⅲaの欠損などが原因なのが**血小板無力症**で，この欠損はフィブリノゲンと結合できなくなるため，凝集が起きなくなります．vWD以外は常染色体劣性遺伝であり，あまり日常では見ません．

併せて**血小板凝集阻害薬**も勉強しましょう．**アスピリン**はシクロオキシゲナーゼによるTXA_2産生を抑制することで血小板凝集を抑制します．オザグレルはTXA_2を抑制します．チクロジピン（ADP受容体阻害薬）やシロスタゾール（ホスホジエステラーゼⅢ阻害薬）などは細胞内カルシウム濃度を低下させて，血小板凝集を阻害します．

018 凝固系と二次止血

血小板を中心に一次止血が完了した後，それを補強する二次止血が始まります．二次止血には凝固系が関与しますが，一般には**内因系と外因系**に分かれます．内因系といっていますが，別に血管が破綻する以外に凝固反応が活性化すると困ってしまいます．ポイントは**Ⅶa とⅡa（トロンビン）**です．Ⅶa は外因系ですし，Ⅱa は凝固の最終段階あたりにあります（後天性血友病のバイパス製剤などで使われます）．

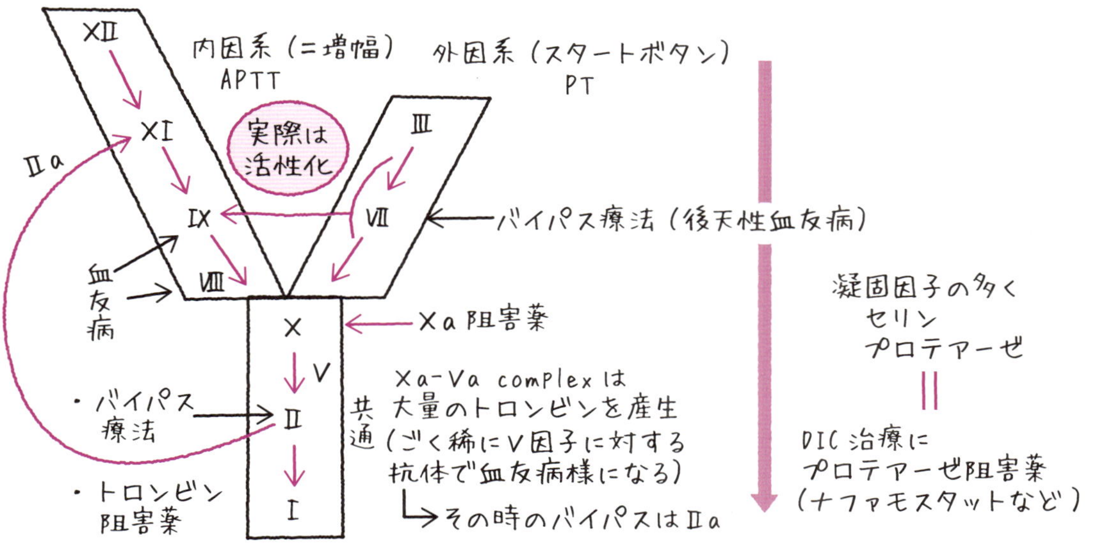

図はよく使われる体外（in vitro）における凝固カスケードです．実は体内ではこのカスケードの通りには動きません．イメージしていただきたいのは血管が破綻をして，組織因子などが流入する状況で凝固系は開始されます．組織因子（Ⅲ）と第Ⅶ因子は第Ⅹ因子を活性化させますが，同時に第Ⅸ因子も活性化します．内因系の第Ⅹ因子の活性化能力は第Ⅸa 因子 1 つが 870 分子の第Ⅹ因子を活性化します（**内因系＞50×外因系**）．**外因系はスタートボタンで，内因系は増幅ボタンです．**Ⅱa は活性化すると内因系の第Ⅺ因子を活性化し，凝固反応をさらに活性化します．Ⅻ因子があるにも関わらずシステム上関与があまりわかっていないのですが，実際にⅫ因子が欠乏しても出血傾向にはなりません．

凝固系の因子が欠乏すると**「関節内出血」「筋肉内出血」**などを起こします．これらは血友病などで認められます．静脈血栓症や心房細動による血栓などを溶かす治療では「抗凝固薬」が使われます．**ワルファリンはビタミン K 依存性の凝固因子を抑えます**（Ⅱ，Ⅸ，Ⅶ，Ⅹ：肉，納豆）．ただ，ワルファリンは凝固抑制系のプロテイン S やプロテイン C にも関与し，最初はこちらの抑制が強いため，ワルファリンの導入の際にはヘパリンとの併用で治療することがあります（血栓がある場合，普通は併用）．**他にⅩa 阻害薬**が使用されていますが，ワルファリンより安全性が高く，食事の影響を受けないことが特徴です．

019 抗凝固と線溶系

❶抗凝固：勝手に固まらないでね…というシステム

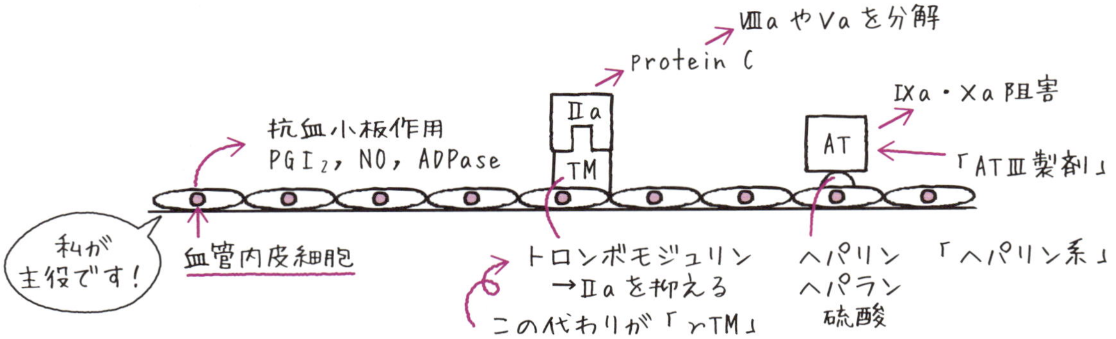

❷線溶系：できた血栓を溶かします

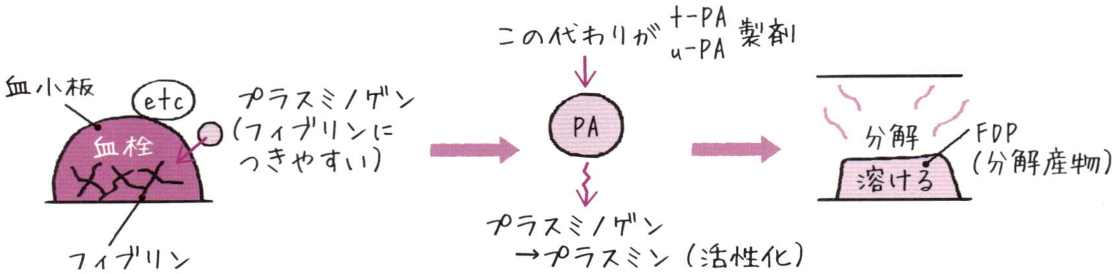

抗凝固とか線溶系と聞いてもピンとこないところがあるかもしれません．抗凝固は「凝固」が完成する前に働きます．いらないところに飛び火しないように見張る役目みたいなものです．**線溶系は凝固が完成した後で働く，溶かす仕組み**のことです．

抗凝固に関連するものは**血管内皮細胞**に発現している**トロンボモジュリン**や分泌されるプロスタグランジン I_2（PGI_2）などです．トロンボモジュリンは血栓形成の要である「トロンビン（Ⅱa)」を抑えます．トロンビンはフィブリノゲンをフィブリンにするだけでなく，V，Ⅷ，Ⅸ因子を活性化させたり，ⅩⅢ因子を活性化させたりすることで凝固を高める働きをしますので，これを抑えることは重要です．トロンボモジュリンとトロンビンが複合体を作ると**プロテイン C** が活性化され，**プロテイン S** と複合体を形成してVa やⅧa を分解します(先天性プロテイン S 欠損症はヘテロも合わせると日本人の 1.8%．下肢静脈血栓症発症者の 16%に存在します)．もう 1 つ**ヘパリンやヘパラン硫酸**も血管内皮に存在し，これはⅨa やXa を阻害します．PGI_2 は血小板凝集を抑えます．リコンビナントトロンボモジュリン（rTM, リコモジュリン®）やヘパリンなど DIC の治療薬の働きも併せて理解しましょう．

線溶の中心はプラスミンです．**プラスミンはフィブリンを溶かし**，フィブリノゲン・フィブリン分解産物（FDP）にします．プラスミノゲンという非活性化状態からプラスミノゲンアクチベーター（PA）によってプラスミンとなります．この PA に組織型（t-PA）とウロキナーゼ型（u-PA）があります．PA が活性化し続けると出血リスクになりますので，これを抑える PA インヒビターがあります．このバランスで凝固・線溶系は成り立っています．このメカニズムと関係する薬剤がありますので，ここで覚えてしまうと楽です．

020 骨髄と造血機能

❶骨髄

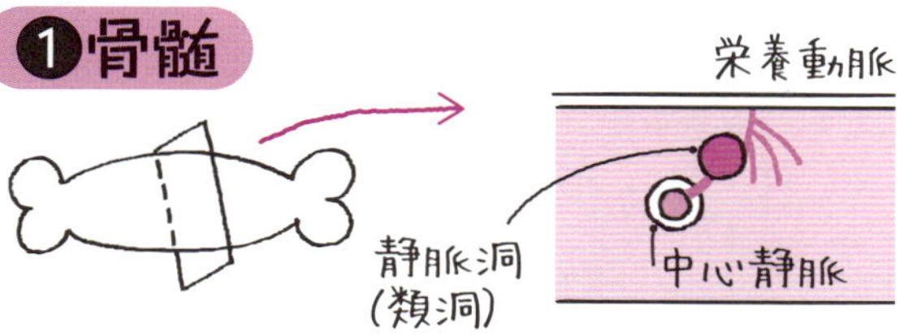

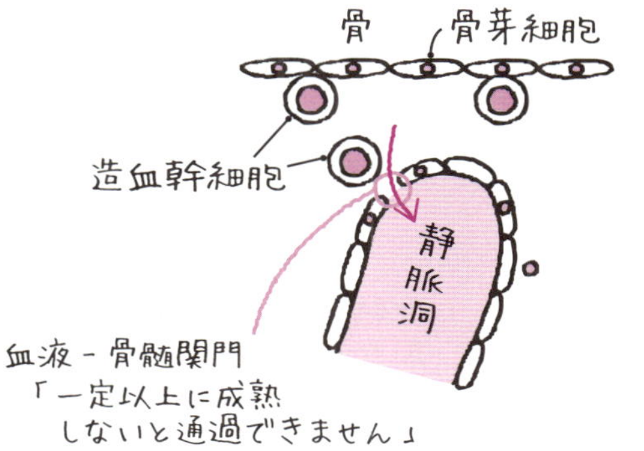

❷造血の場「ニッチ」

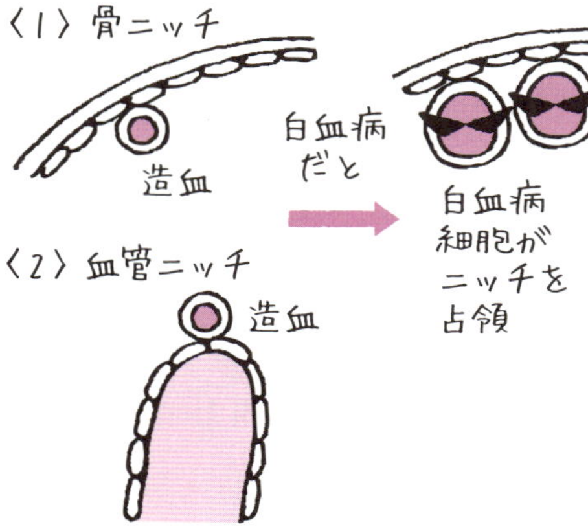

❸造血の場の推移

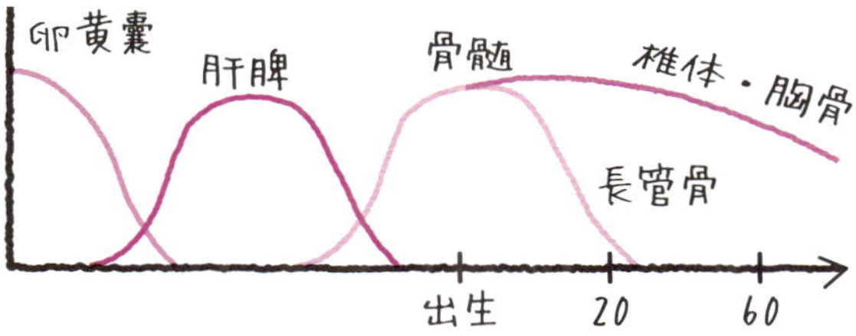

全ての血液は骨髄で作られます．造血には**微小環境「ニッチ」**が最も重要で，ここで**造血幹細胞の増殖と分化**が行われます．ニッチを構成するのは類洞周囲の血管周囲細胞や骨芽細胞，破骨細胞，血管内皮細胞などですが，それぞれの細胞ごとの機能は現在解析が進んでいるレベルですので，国家試験などには出ないと思います．ただ，重要なこととして**「骨髄ニッチ」がないと造血幹細胞は増えることもできない，造血の恒常性を維持できない**ということです．

急性白血病などでは白血病幹細胞も同様の場所を使用しますので，白血病細胞の割合が少なくても正常造血は失われています．椅子取りゲームで白血病幹細胞に正常な造血幹細胞が負けている状態です．

骨髄の中で作られた血液は類洞を介して，静脈に入り全身に向かいます．類洞は 1 層の内皮細胞からなる構造ですが，基底膜がところどころで不連続になっています．ここを成熟した細胞は通過することができます．この類洞が**血液-骨髄関門**として成熟していない細胞が末梢血液中に出ることを抑えています．

国家試験で時折聞かれるものとして，**胎児期の造血**があります．当初は卵黄嚢で作られる血液ですが，器官形成期を過ぎて肝臓が作られる胎生 9.5 日頃から少しずつ肝臓で血液が作られ，胎生 4〜5 カ月くらいがピークです（肝臓で作られた Hb が HbF：$\alpha 2 \gamma 2$ です）．この 5 カ月くらいの頃に原始髄腔という場所が骨にでき，その後に原始骨髄ができるようです．簡単に書くとある程度大きくならないと「空間」を作る余裕は骨にないということでしょうか．出生後は骨髄に造血の場が移り，骨幹骨は若いうちに造血がなくなり，骨盤や椎骨，胸骨，肋骨などの造血は維持されます．

021 造血幹細胞と血球分化

血球の分化

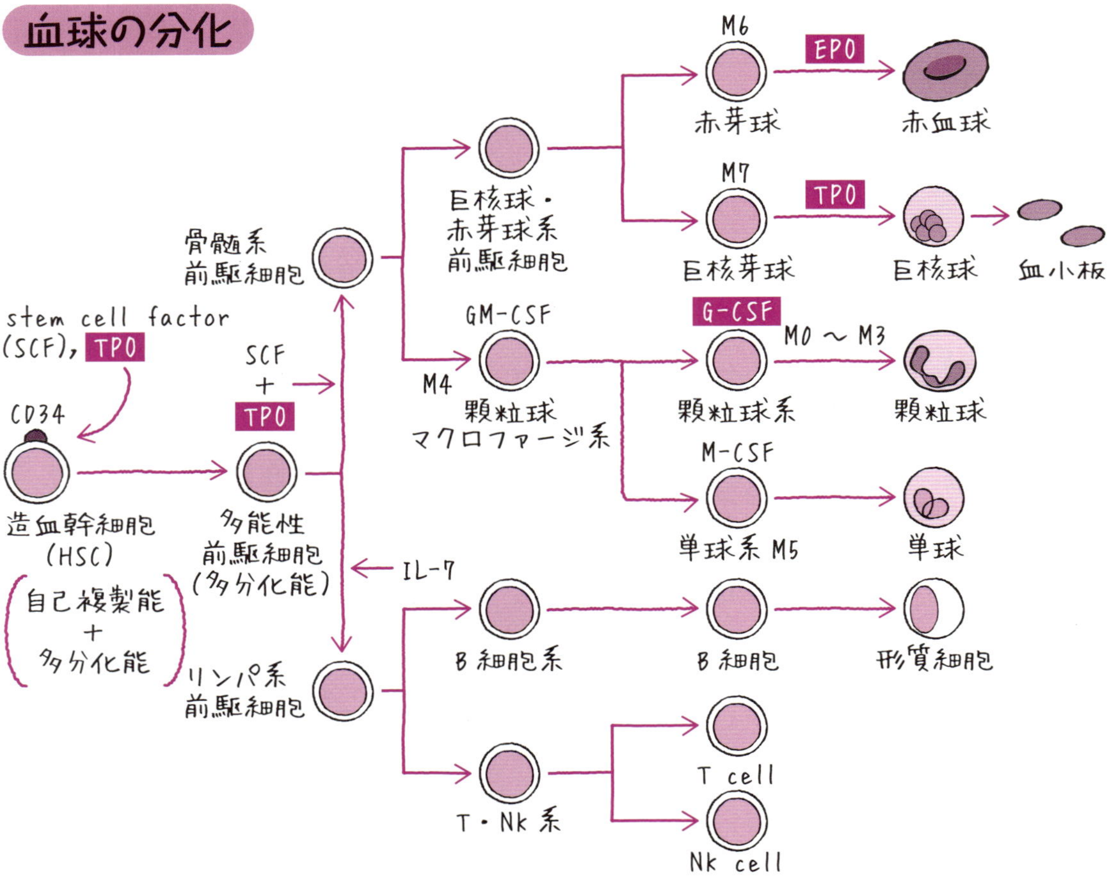

造血幹細胞は**自己複製能と多分化能**が重要な特性とされています．一言でいうと「いつまでも若いままのコピーを生み出す力」と「血液系のどの細胞にもなれる無限の可能性」をもっています．造血幹細胞は「血球の分化」を示すマーカーが陰性で，CD34 陽性，CD38 陰性です．とりあえず国家試験的には **CD34 陽性**と覚えておきましょう．国家試験的でない場合は，各大学の血液内科の先生にご確認ください．造血幹細胞はニッチで「静止期（G0 期）」で待機しており，必要になると自分の分身（自己複製）を作った上で一部を分化させていきます．

造血幹細胞から「リンパ球系共通前駆細胞」と「骨髄球系共通前駆細胞」に分かれます．リンパ球系共通前駆細胞から **T 細胞系は胸腺で，B 細胞は骨髄で分化**していきます．骨髄系は「顆粒球・単球」系と「巨核球・赤芽球」系に分かれます．

静止状態の造血幹細胞を増殖促進する因子として Flt-3 ligand や SCF などがあります．その他に**エリスロポエチン（EPO，赤芽球），G-CSF（顆粒球，好中球）**，M-CSF（単球），GM-CSF（顆粒球・単球前駆細胞），**トロンボポエチン（TPO，巨核球）**などは試験に出る可能性もありますし，薬などの理解に必要ですので覚えておきましょう．トロンボポエチンは造血幹細胞にも働きますが，**トロンボポエチン受容体作動薬は再生不良性貧血の治療薬**としても期待されており，2017 年に再生不良性貧血の治療薬として認可がおりました．

JCOPY 498-22510

おまけ 2 造血ニッチ

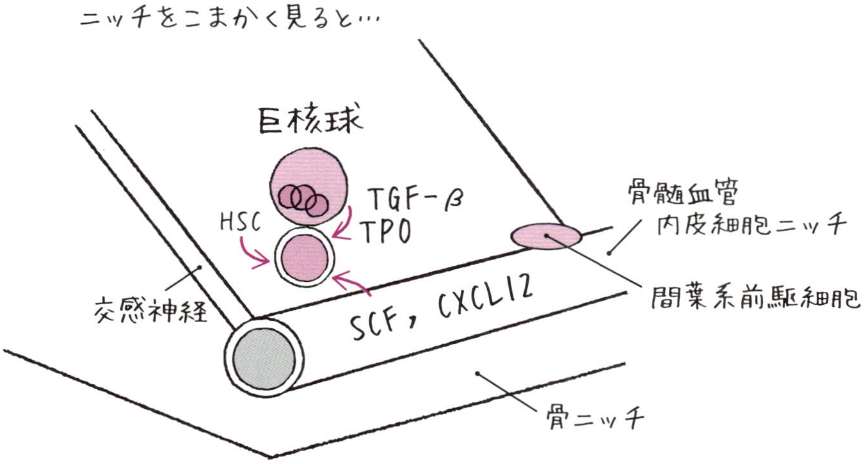

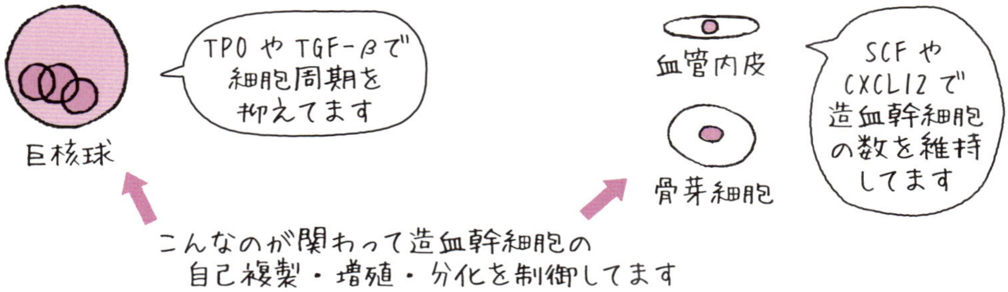

造血幹細胞（HSC）は**自己複製と多分化能**をもっているわけですが，その自己複製・増殖・分化の場であり，それらの**制御に重要**な場所が**「ニッチ」**です．一般には**骨ニッチと血管（内皮細胞）ニッチ**が有名ですが，間葉系幹細胞（MSC）や交感神経，巨核球などの細胞も重要といわれています．

ニッチでは stem cell factor（**SCF**）や**CXCL12**（ケモカインの１つ），**TPO** などが重要な役割をもっています（他にもいろいろな因子がありますが，学生はこれで十分だと思います）．SCF や CXCL12 は幹細胞の数を維持する役割があり，TPO は細胞周期を回転させないように抑えているといわれています．ただし，TPO が一定量を超えると細胞周期に造血幹細胞が入るようになっているため，TPO が造血幹細胞を増やすトリガーといえます．

TPO 受容体作動薬（エルトロンボパグ）が再生不良性貧血の治療に適応追加になりました．TPO も重要と覚えておきましょう．

022 胸腺・脾臓・リンパ節の構造と機能

❶一次リンパ組織

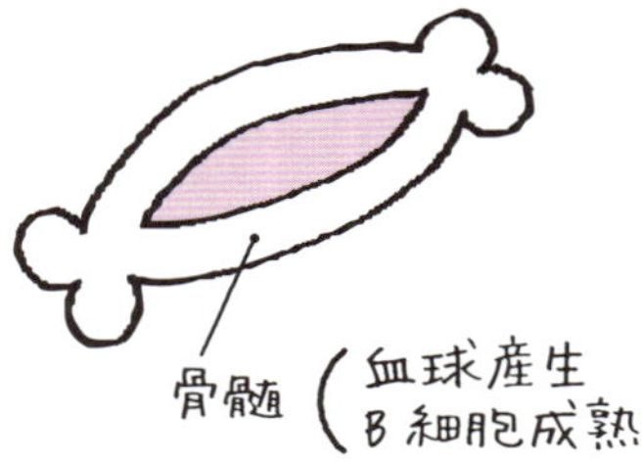

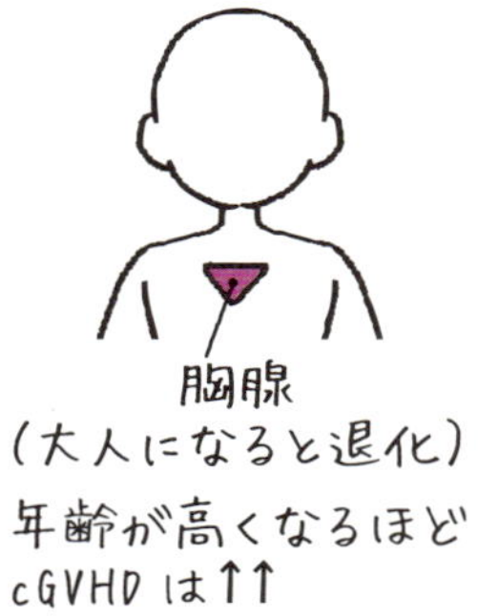

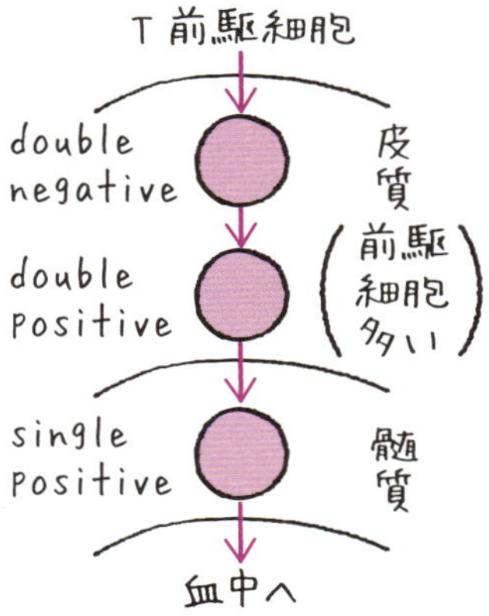

❷脾臓

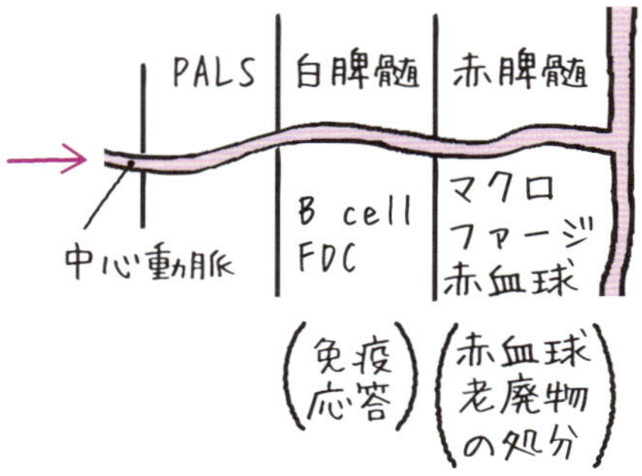

❸リンパ節

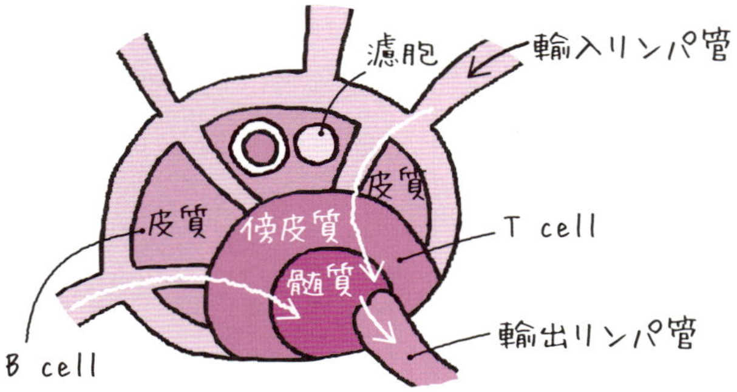

胸腺は骨髄とともに一次リンパ組織といわれます．**一次リンパ組織とは「リンパ球の分化・成熟」に関与し，生体防御には直接関与しません**．間接的には免疫にとって最も重要な組織です．

骨髄で分化したT細胞前駆細胞が胸腺にやってくると皮質→髄質と通過します．皮質にはT細胞前駆細胞が満ちていますが，髄質にはまばらにしか存在せず，変性細胞も認めます．自己と非自己を見極められるようになると，全身に循環していきます．

脾臓やリンパ節は生体防御・リンパ球活性化を行い，二次リンパ組織といわれます．

脾臓は血流を介して広がる病原体や老化した血液などを処理する役割があり，**白脾髄と赤脾髄**に分かれます．脾動脈から分かれた中心動脈周囲にT細胞が集まり境界動脈周囲リンパ鞘（PALS）を形成し，その周囲に濾胞樹状細胞（FDC）とB細胞が集まります．この部分を白脾髄といい，血流を流れてきた病原体をFDCが認識し，抗原特異的な反応を働かせます．脾臓を取ると莢膜を有する細菌（肺炎球菌，インフルエンザ桿菌など）が増えますが，**このような菌に対する生体防御は免疫グロブリンが重要な働き**をします．特に小児の脾摘ではワクチン投与が必須です．一方，赤脾髄はマクロファージが多い部分です．病原体だけでなく，老化した赤血球や異常赤血球も食べます．血管外溶血の主役は赤脾髄です．わかりやすいですね．

リンパ節は関所のような組織ですが，輸入リンパ管から皮質→傍皮質→髄質と通過し，輸出リンパ管から出ていきます．これを繰り返し，**胸管を経て左鎖骨下静脈**に入ります．皮質には主にB細胞が，傍皮質にはT細胞がいます．抗原が入ると抗原提示細胞がB細胞のいる皮質領域（濾胞）に入り，抗原特異的な免疫反応を起こします．

023 リンパ節におけるリンパ球活性化の仕組みと悪性リンパ腫

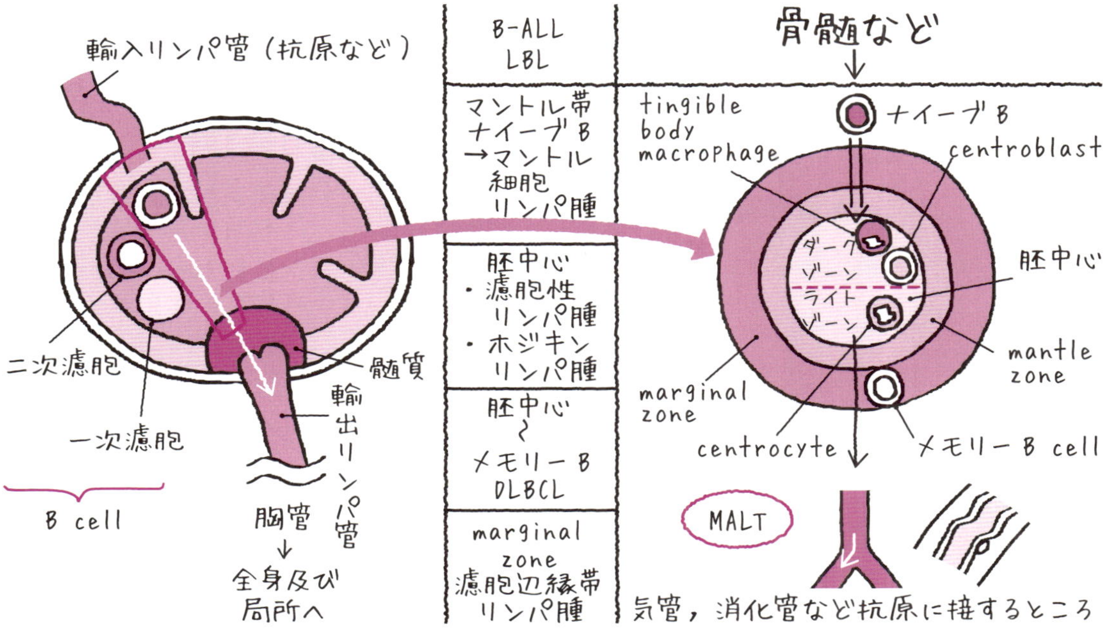

骨髄で分化したB細胞は血流を介してリンパ節にやってきます．B細胞は活性化されていない状態で**一次濾胞（マントル帯）**を形成します．ここで待機状態です．

病原体が体に侵入すると血流かリンパ管を介して，リンパ節にやってきます．マクロファージが能動的にリンパ節にもってくることもあります．これが濾胞樹状細胞に提示されますと，敵として長期に認識されます．ここで抗原特異的なリンパ球に活性化ボタンが入ります．そうすると活性化するだけでなく，増殖が始まり，**胚中心と呼ばれる構造を形成します（二次濾胞）**．二次濾胞は明るい領域と暗い領域があり，前者はcentrocyte，後者はcentroblastが見られます．後ほど出てくる濾胞性リンパ腫ではこの比率が重要で，centroblastが多いほど悪性度が高いとされます．二次濾胞の周りには濾胞ヘルパーT細胞（follicular helper T cell：TFH）が存在します．

TFHはB細胞の抗体産生に重要な細胞で，これらが悪性腫瘍となった血管免疫芽球性T細胞リンパ腫などでは抗体産生が増加していることが多いです．WHO分類の2016年の改定でTFHが関連する腫瘍は統合されました．少し覚えておくとよいかもしれません．

胚中心で活性化したB細胞は形質細胞へと分化し抗体産生を行います．一部はメモリーB細胞になるといわれており，一次濾胞の外側にある**濾胞辺縁帯**に存在するといわれます．濾胞辺縁帯リンパ腫というリンパ腫があります．

濾胞辺縁帯リンパ腫で有名なものは（リンパ）節外性のものでMALTリンパ腫といいます．MALT（粘膜関連リンパ組織）は消化管や気道など抗原が直接侵入しやすい場所にあるリンパ組織をいいます．関連させて覚えてしまいましょう．

リンパ球活性化の過程が国家試験に出る可能性は低いですが，**悪性リンパ腫の発生母地として理解を深める**ために記載しました．テスト対策ではなくて，理解して，覚えるものを減らすためのページだと思ってください．

024 貧血

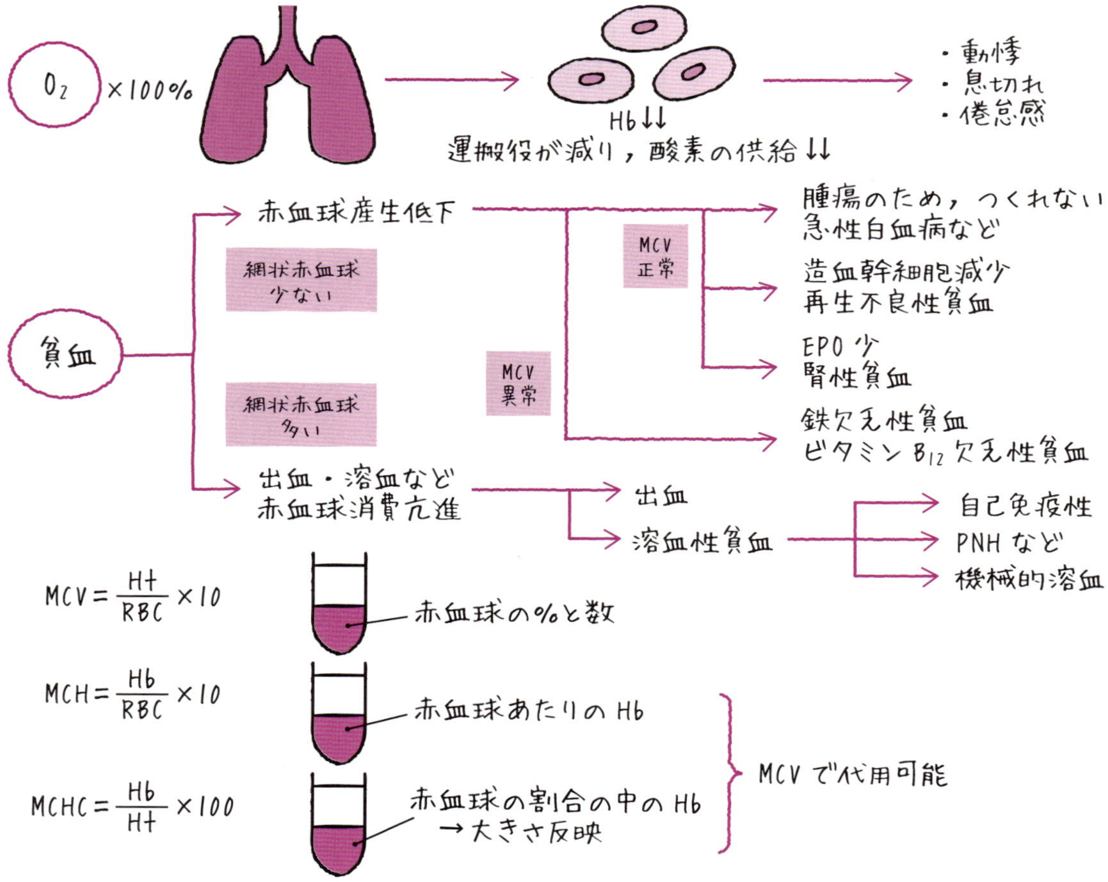

貧血は**Hb 濃度が低下した状態**をいいます．症状は酸素の運搬低下による「易疲労感」「倦怠感」「動悸」「息切れ」などです．

原因は大きく分けると 2 つで，**赤血球を作ることができない**か，**消費が亢進している**かです．この 2 つは**網状赤血球の数**でだいたいわかります．網状赤血球が貧血の割に少ないならば赤血球の産生低下が原因です．これは急性白血病や再生不良性貧血，骨髄異形成症候群などの疾患が挙げられます．エリスロポエチン（EPO）の産生低下も腎性貧血といいますが，貧血になります．

一方で網状赤血球が増えている貧血には出血，溶血性貧血が挙げられます．**出血直後や溶血発作であれば網状赤血球は増えません**．理由は赤血球の分化はだいたい 1 週間はかかります（鉄欠乏性貧血で鉄剤補充後に網状赤血球が増えるまで 1 週間から 10 日くらい）．

鑑別を進めるにあたり重要なことは**「MCV」（赤血球の大きさ）**が小さいのか，普通なのか，大きいのか…という要素と**他の血球**の動きです．白血球増加（芽球の増加），貧血，血小板減少を見たら「急性白血病」を疑います．白血球増加（リンパ球増加），貧血はあるが血小板数が正常〜やや低下くらいであれば慢性リンパ性白血病を疑うかもしれません．細かくはいろいろありますが，着眼点は**網状赤血球数，MCV，白血球と血小板の動き**，この 3 つです．

細かい鑑別は各論を読んでいただければと思います．

JCOPY 498-22510

025 出血傾向

・血小板数減少
・凝固因子減少
｝により ｛一次血栓 二次血栓｝ができにくい
・血管異常（・アレルギー性紫斑病
・Osler 病（比較的高頻度；日本に 10000 人）

血小板減少

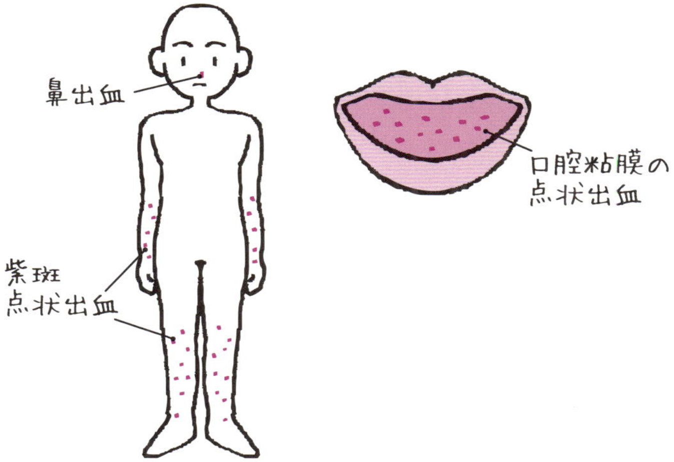

凝固異常

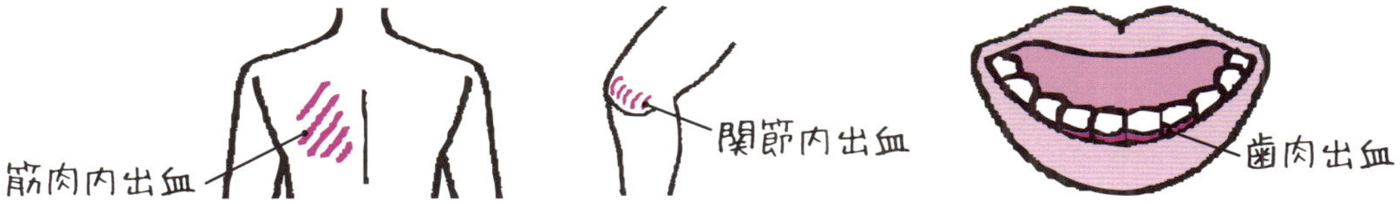

出血傾向も血液内科でよく見る状況です．ドラマで鼻出血が白血病の診断のきっかけというものもあります．出血傾向は血小板数や凝固因子欠乏などで血栓ができにくくなるか，血管異常などで生じるかの 2 つに大別されます．

出血には**皮膚（点状出血〔<3 mm〕，紫斑〔≧3 mm〕），粘膜出血，深部（関節内・筋肉内）出血**などがあります．一般に軽症の血小板減少（2 万～5 万/μL）で下肢に点状出血や紫斑が出たりしますが，重篤になると全身の皮下出血や口腔内出血を認めたりします．鼻出血が止まるまでに時間がかかったり，頻回に起きたりした場合は血小板減少や凝固異常を考えます．口腔内出血で歯肉などから出血が持続する場合は凝固系の異常を考えます．**深部出血も凝固系異常**です．

どこからの出血か…で血小板減少か，凝固系かというような推測はしますが，血液検査で 10～30 分程度で確認できますので，疑ったら検査をします．血小板数，活性化部分トロンボプラスチン時間（APTT），プロトロンビン時間（PT）活性，フィブリノゲン，FDP などから疾患を推測していきます．APTT の延長で時折「抗リン脂質抗体症候群」が見つかることがありますが，この疾患は出血傾向ではなく「血栓傾向」になる疾患ですので，ここでは省きます．

026 リンパ節腫脹

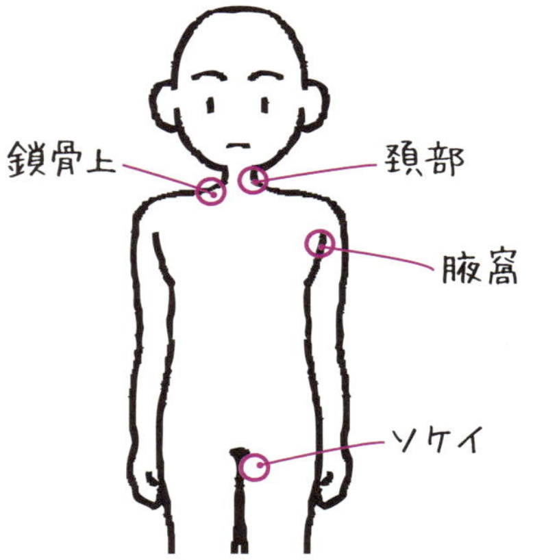

- 頸部は（口腔内・気道の感染／頭頸部癌の転移
- 腋窩は（手・腕などの感染／乳癌のリンパ節転移
- ソケイは足からの感染（反応性多い）で腫大することが多い
- 鎖骨上リンパ節は悪性リンパ腫に多い

感染性

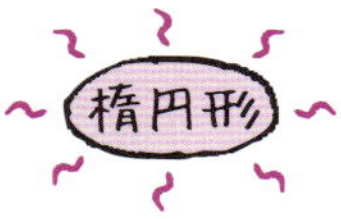

楕円形

1.5 cm まで痛みあり
限局性（感染部位）

非感染性

- 無痛性
- 長期間腫れている

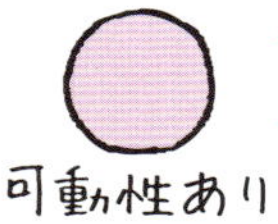

可動性あり

↑↓ 丸くて 1.5 cm 以上
やや硬い（弾性硬）

数珠状だと
可動性に
乏しいことも

ギシギシ

固形癌　硬いリンパ節
リンパ節の皮膜を越える→癒着

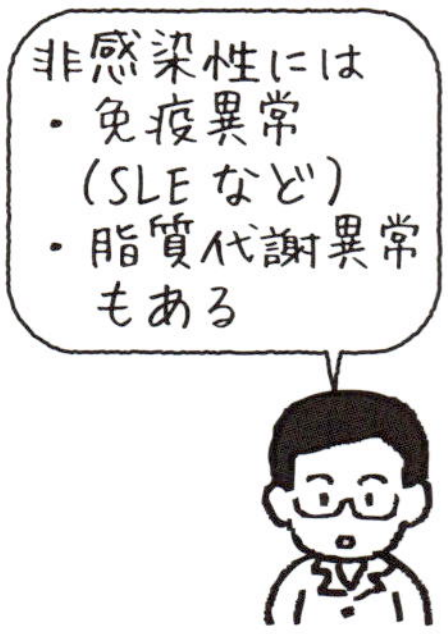

非感染性には
・免疫異常
（SLE など）
・脂質代謝異常
もある

リンパ節は基本的に「病原体」などに対する関所です．大きく**「感染性」と「非感染性」**に分けます．感染性の場合は免疫応答による腫大がほとんどですが，稀に結核性リンパ節炎や化膿性リンパ節炎などもあります．感染性の特徴は「発赤，疼痛を伴う」「限局性が多い（伝染性単核球症のように全身性もありうる）」「1 cm 前後までが多く，1.5 cm 以上は稀」「形は扁平が多い」という特徴があります．

非感染性，特に**腫瘍性の場合は「無痛」「全身性のことも多い」「大きさが 1.5 cm 以上」「丸く，やや硬い（弾性硬）」**というような特徴があります．壊死性リンパ節炎は非感染性ですが，やや硬めのリンパ節を数珠状に触知します．IgG4 関連疾患やサルコイドーシスなども悪性リンパ腫と判断が難しいことがあります．

時折，固形腫瘍のリンパ節転移のこともあります．**固形腫瘍はリンパ節の皮膜を越えて浸潤するため，可動性がなく，非常に硬いリンパ節**になります．

問診では「いつから」リンパ節が腫れていることに気がついたか，どこから始まったか，他の症状があるかが重要です．長期に続く，大きさがある程度の，無痛性のリンパ節であれば非感染性のものを考えますし，1 週間程度の経過しかなければ感染性を疑うことが多いと思います．問診と触診からどの疾患が考えやすいか，推測する必要があります．

JCOPY 498-22510

027 脾腫

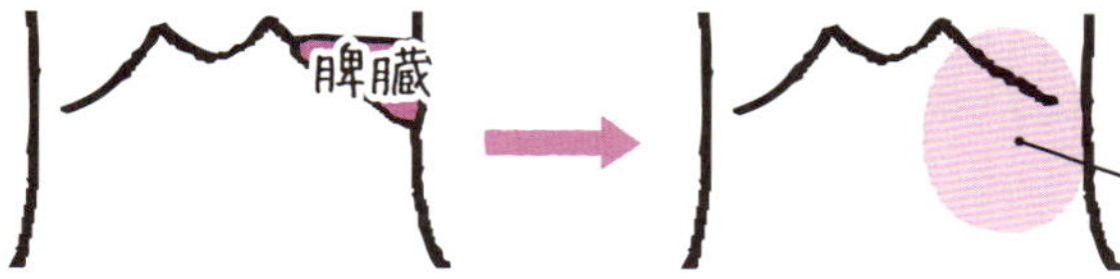

原因
- うっ血性（門脈圧亢進）肝硬変，心不全など
- 炎症性（全身感染）
- 腫瘍性 白血病，悪性リンパ腫など

その他
- ゴーシェ病
- アミロイドーシス

脾臓

心拍出量の5%
毎分250～300 mL
血液がくる

→二次リンパ器官
血液濾過貯留

脾腫 （正常の3倍以上）

echoでは
長径×短径≧40cm

脾臓の形が
丸みを帯びていると
腫瘍性が多い印象

巨大脾腫

（正常の8倍以上
ヘそ下までくる）

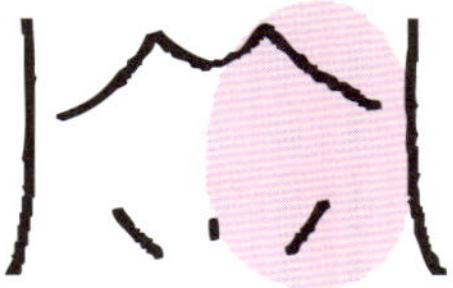

- 血液腫瘍
  - マントル細胞リンパ腫
  - ヘアリー細胞白血病
  - 慢性白血病
  - 骨髄線維症

脾臓摘出が有効

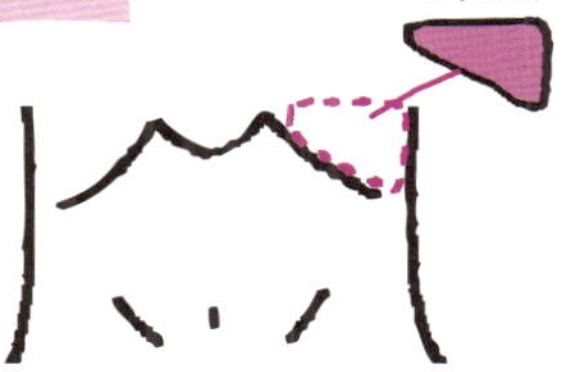

- ITP
- 温式 AIHA

} 二次治療の一つ

- 遺伝性球状赤血球症

重症 { Hb 6～8g/dL
網状赤血球＞10%
総ビリルビン＞3mg/dL

→できれば6歳以降

中等症は学齢期

脾臓は二次リンパ器官として心拍出量の5%，毎分250～300 mLの血液が通過します．この脾臓が大きくなる病気が血液の病気にはいくつかあり，**脾腫を主訴**に受診する患者さんもいます．脾腫は正常の3倍程度の大きさで，季肋部から少し出る程度のものから，ヘソ下までの**巨大脾腫**などもあります．脾腫に伴い，**食欲不振や腹部膨満感**を訴えることもあります．

脾腫の程度は病気の状態・経過によりますが，自然な状態で脾臓が体表から触れるレベルのものは**血液腫瘍**が多いかもしれません．血液腫瘍でも白血病（急性，慢性問わず），悪性リンパ腫，骨髄増殖性腫瘍などが考えやすいです．

他に**脾機能が亢進**している溶血性貧血，特発性（免疫性）血小板減少性紫斑病（ITP），サラセミアなどの血液疾患も脾腫を呈することがあります．非血液疾患では「肝硬変」「門脈圧亢進症」などのうっ血によるもの，感染性心内膜炎などの炎症によるものなどはよく見る疾患です．なお，脾臓摘出が治療になる温式自己免疫性溶血性貧血，遺伝性球状赤血球症，ITPなどはどういう時に脾摘を行うか勉強する必要があります．

028 血栓症

血栓症

血流の途絶に伴い
臓器障害をきたす

（国試対策に）
Virchowの3徴
・血管異常
・血流異常
・血液成分の異常

動脈血栓

血液の乱流による
→血小板が中心

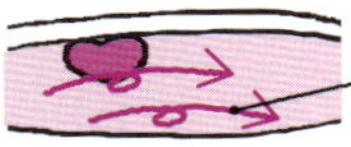

静脈血栓

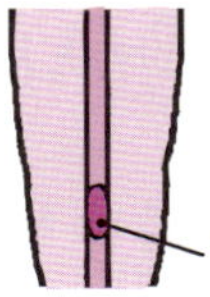

・血流うっ滞と凝固系活性化
・プロテインS欠損などの要因
→後述しますが，静脈血栓症の10～20%くらいに認めます

脳梗塞

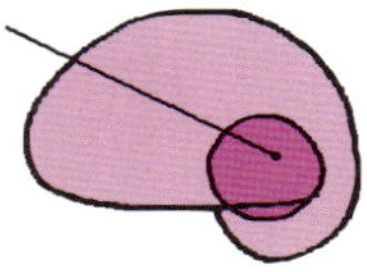

→抗血小板薬
（アスピリンなど）

・本態性血小板血症
血小板多くて脳梗塞など↑
・真性多血症
（赤血球増加）
→抗血小板薬で予防

抗リン脂質抗体症候群

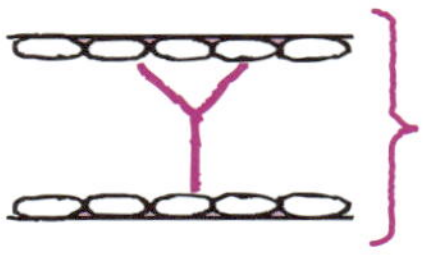

動脈も静脈もどっちもあり

動脈血栓 ― 抗血小板薬
状況により
抗凝固薬を追加
静脈血栓 ― 抗凝固薬

発作性夜間血色素尿症

・欧米では血栓症多い
・予防では抗凝固療法

血栓症は止血機能の最終段階である「血栓」が病的原因で起こるものをいいます．大きく分けると動脈血栓と静脈血栓に分かれます．**動脈血栓**はアテローム性動脈硬化症によるものが多く，流速が速い乱流によって起きるため**「血小板」が中心**的な働きをします．そのため動脈血栓の予防は**「抗血小板薬」**で行います．例えば脳梗塞では低用量アスピリンなどが使用されます．一方，**静脈血栓症**や心房細動による脳梗塞の予防は**抗凝固薬**が使用されます．静脈は流速が遅く，血流うっ滞と凝固系活性化が原因と考えられているからです．

血液内科領域で血栓症の原因として押さえておくべき疾患の中に，先天性血栓素因である「アンチトロンビン欠損症」「プロテインC欠損症」「**プロテインS欠損症**」などがあります．これらは小児科領域で診る疾患ですが，日本人で最も多いのはプロテインS欠損症です．プロテインCやSはビタミンK依存性のため，ワルファリン使用開始時に一時的に血栓傾向になるのは前述した通りです．

後天的要因として**抗リン脂質抗体症候群と発作性夜間血色素尿症，真性多血症，本態性血小板血症**の4つは覚えておくとよいと思います．

JCOPY 498-22510

おまけ 3 CAR-T

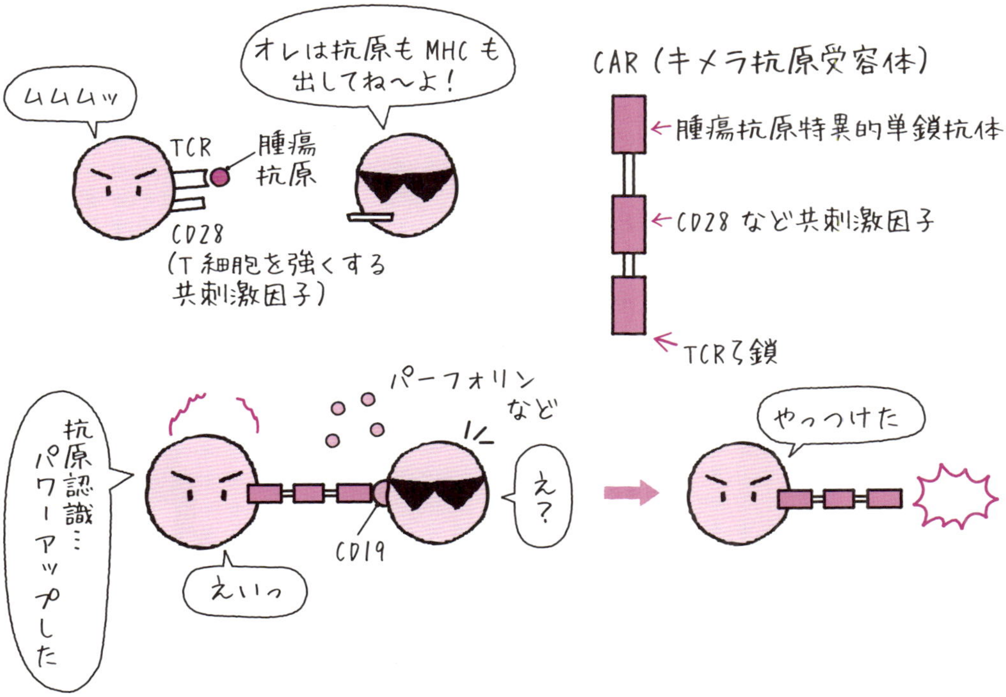

最近はやりの免疫療法の1つにCAR-Tがあります．腫瘍細胞には免疫回避機構があります．それを打ち破る必要が免疫療法にはあります．すでに［おまけ1］で5つのメカニズムを紹介しましたが，CAR-Tは**腫瘍抗原特異的な「単鎖抗体」と「共刺激因子」をうまく1つにまとめたキメラ抗原受容体（CAR）を作成**します．リツキシマブなど抗体の結合した腫瘍を潰すのはNK細胞やマクロファージなどFc受容体をもった細胞です．そいつらは抗体の刺激でパワーアップできます．CARのよいところはT細胞にはMHC拘束性があるため，MHC Class Ⅰに載っかった腫瘍抗原を認識しなくてはいけないのに腫瘍に対する抗体がついている，例えばALLなどではCD19に対する**抗体がひっついている**というのが1つ目です．**MHC拘束性から解除**されました．さらにその下に**共刺激因子がついている**のでCD19に結合したらT細胞はパワーアップします．腫瘍細胞からいわせれば「せっかく，腫瘍抗原も減らしたし，MHCも減らしたのに…そんなの関係ねえ～って攻撃してきやがった」という感じです．もちろん，万能ではないと思いますが，すごい話ですよね．いろいろな腫瘍に対して開発が進んでいますので，せっかくだから覚えておきましょう．

029 末梢血血球算定と血液像検査

❶血算

白血球数 赤血球数 血小板数	を確認できる →	白血球の増減 赤血球の増減 血小板の増減

2系統以上の異常は血液疾患を考える

赤血球	400万～500万/mL	
Hb[※1]	男：13～17，女：11～15	
網状	0.5～2.0%	
白血球	4000～8000/μL	
好中球	40～60%[※2]	
好酸球	2～8%	
好塩基球	0～1%	
単球	3～8%	
リンパ球	20～50%[※3]	

※1 WHO2016改訂で
男 Hb>16.5g/dL
女 Hb>16.0g/dL
がPVの基準に

※2 桿状好中球が10%以上はおかしい（左方移動）

※3 リンパ球>50%もおかしい（リンパ球増加か好中球減少）

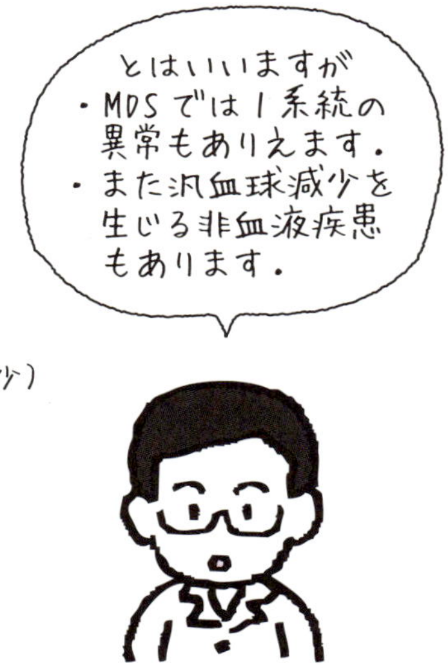

とはいいますが
・MDSでは1系統の異常もありえます．
・また汎血球減少を生じる非血液疾患もあります．

→ 何かに異常
1系統なら二次性も考慮
（非血液疾患を検討）

血液疾患を診断するための最も基本的な検査は末梢血血球算定（血算）です．血算では赤血球，白血球，血小板の数と赤血球のMCV，MCH，MCHC，網状赤血球を確認できます．実際は**MCV**を主な参考にしますが，MCHやMCHCは試験に出されるので試験対策で覚えておきましょう．

実臨床では主に赤血球数，Hb，MCV，白血球数，血小板数と血液像を確認します．血液像では**白血球**だけでなく，**赤血球の形態や血小板の大きさ**なども確認します．血液像でフローサイトメトリーを用いた自動分析器で出されることが多いですが，血液疾患の場合は大きさや内部構造の変化などで異なる結果になることもあります．血液細胞が正常であれば，機械に設定されている値であることはほとんどですが，血液疾患では想定外になることも多いです．そのため**血液疾患を疑ったら必ず「目視」で血液像を確認**します．赤血球の形状，白血球の分画（特に好中球数，リンパ球数，芽球の有無など）は重要です．この検査で「血液疾患」を疑った場合は，骨髄の検査を行うことになります．

問診と診察，簡単な血液検査で診断確率を極めて高い状況にもっていけるかが，医師としての腕の見せどころです．

❷血液像

通常，フローサイトメトリーの応用で機械カウント（後述）

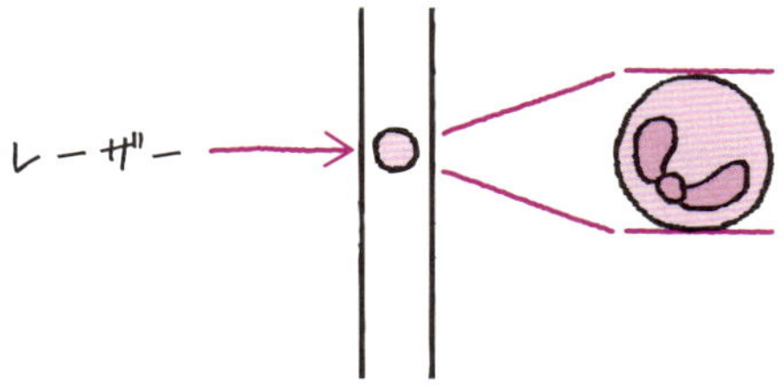

大きさが
このくらい
だから

内部構造はこんな
「好中球」かな？

Point；非血液疾患はよいが
血液疾患は目視が必須

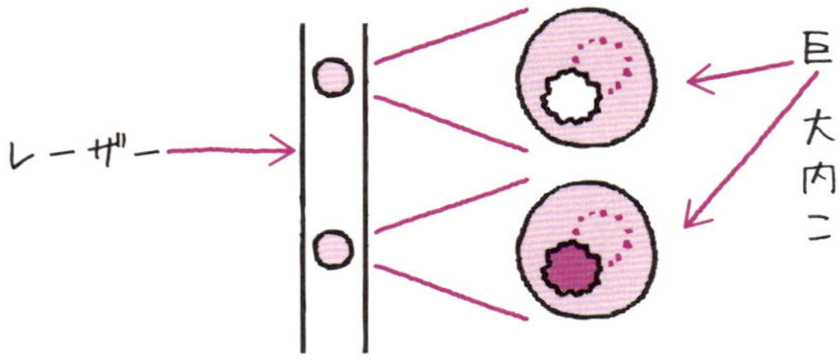

巨大血小板

大きさは…好中球くらい？
内部構造も好中球？
こっちは赤血球かな？

目視の血液像

①芽球はいるか？

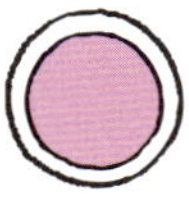

いたら血液疾患かも

②幼若細胞含め，分布は？
（左方移動）

（骨髄球，後骨髄球
は反応性でも出ること
があります）

③赤血球や血小板の形状は？

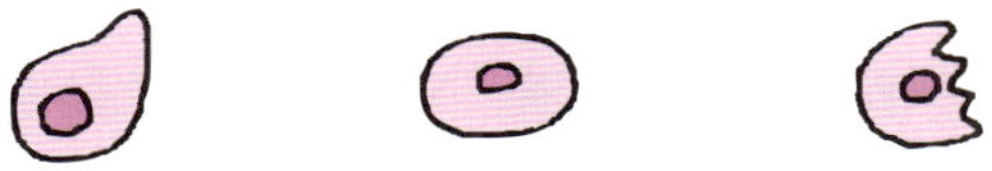

涙滴赤血球　球状赤血球　破砕赤血球

④血液疾患（特に腫瘍性と造血不全）を疑ったら骨髄穿刺

030 骨髄穿刺と骨髄生検

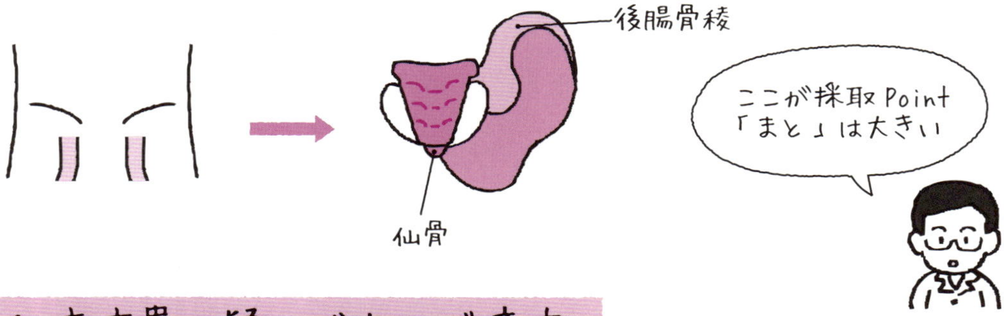

血液疾患の疑いがあれば適応

①末梢血で異常あり→白血病，再生不良性貧血，MDS etc
②悪性リンパ腫の病期診断（骨髄浸潤の有無）
③骨髄感染症；特に結核

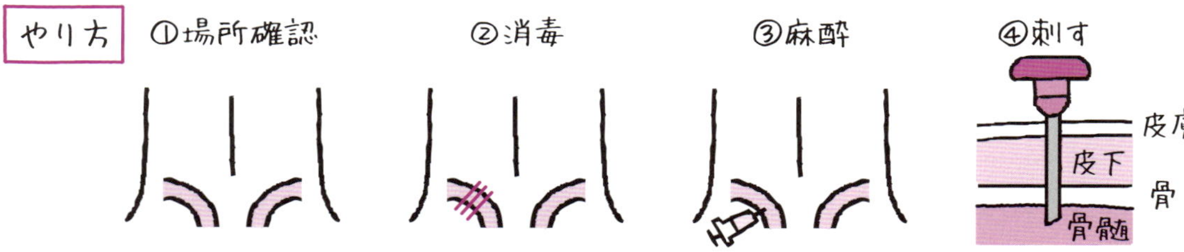

やり方
①場所確認
②消毒
③麻酔
④刺す
皮膚
皮下
骨
骨髄

血液疾患を疑い，その診断を確定するために骨髄の検査を行います．骨髄の検査は**骨髄穿刺（吸引）と骨髄生検の 2 つ**があります．前者は骨髄液を吸引し，細胞数の算定，細胞形態の観察，染色体分析，遺伝子検査，フローサイトメトリーなどの検査を行うためのものです．簡単に書くと**腫瘍性疾患が主な対象**になります．白血病細胞は多い時は dry tap といわれる吸引不能な状態になっていることもあります．

骨髄生検は骨髄を組織切片として削り取る検査で，異常細胞の集簇や細胞密度，線維化などを確認するものです．簡単に書くと**再生不良性貧血や骨髄異形成症候群，骨髄線維症などの疾患**が主な対象になります．

骨髄穿刺・生検は腸骨稜を基本的な検査部位としています．胸骨でも骨髄穿刺は実施可能ですが，合併症で死者が出ることが稀にあるため（胸骨の下は心臓，大血管），基本的に避けるように示されています．

検査は皮膚の消毒，局所麻酔の後，**骨膜**を麻酔します．麻酔が効いたら検査用の針を骨髄内腔まで進めます．骨髄穿刺ではシリンジで陰圧をかけて，一気に吸引します．この時麻酔が効かない痛みがあります．骨髄生検は検査用の針を進め，骨髄内に入ったら内筒を抜き，外筒を 1～2 cm 程度進めます．その後，斜めに回旋させながら骨髄を切り取ります．先端から付属のプローブを入れ，検体を押し出します．

採取した検体の検査については各疾患で示します．

JCOPY 498-22510

031 リンパ節生検の適応と検査項目

悪性リンパ腫の診断に必須の検査

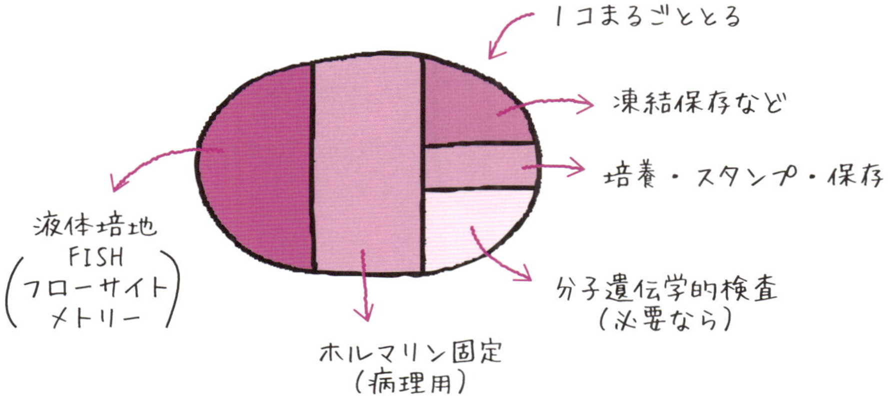

細胞診

リンパ節にいるハズのないものをみるのに有用
①固形癌のリンパ節転移
②細菌など(培養含む)

リンパ節生検の適応

①1.5cm以上
②鎖骨上窩リンパ節腫脹
③弾性硬・丸い
④無痛性
⑤年齢40歳以上
⑥全身性
⑦B症状の有無

悪性リンパ腫の診断に欠かせない検査が「リンパ節生検」です．時折，「細胞診では異常はありませんでした」という話をいただきますが，悪性リンパ腫は「ある種のリンパ球」が「どのように増殖しているか」が重要なので組織診が必要になります．**細胞診でわかるのは「固形癌のリンパ節転移」や「化膿性リンパ節炎（結核，膿瘍）」**などになります．この場合はそこにいてはいけない細胞などが吸引されてきますので，診断につながります．悪性リンパ腫だと「少し異形の強いリンパ球がいるようだが，反応性か悪性かの判断は難しい」という話になってしまいます．

リンパ節生検を行う目安は**リンパ球の大きさ（1.5 cm 以上），無痛性，年齢**（40 歳以上は悪性リンパ腫などが多い，ただしそれ以下でも十分あり得る），**鎖骨上リンパ節**腫脹（反応性が少ない），**リンパ節腫脹の持続時間**（2〜3 週以上）などを考えます．

一般に生検する部位は基本的には最大径のリンパ節がある部位です．皮膜を含めて丸ごと摘出します．それ以外に考慮することとして「頚部」「鎖骨上」リンパ節は反応性が少ないため，優先されます．**鼠径リンパ節は反応性も多い**ため，大きさや他の部位の状況を見極めて選択します．腋窩リンパ節はリンパ浮腫などの合併症をきたしやすいといわれています．

悪性リンパ腫の診断は「病理組織検査」になりますが，補助診断として「フローサイトメトリー」「染色体検査」「遺伝子検査」などの検査を行います（未固定検体）．そしてHE 標本での観察，免疫組織化学（免疫染色）などの病理検査結果と，補助診断の検査を確認して「悪性リンパ腫」の組織型を診断します．

032 フローサイトメトリー（表面マーカー）の原理と見方

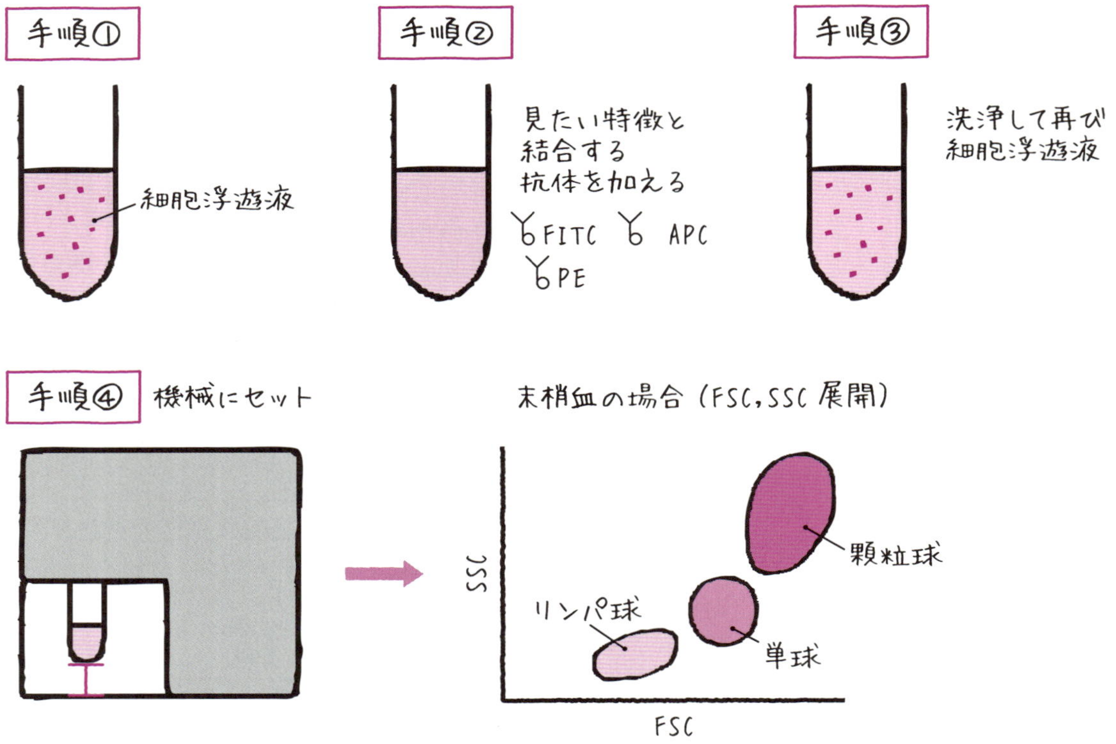

フローサイトメトリーは細胞を浮かせた溶液を機械にかけて，細胞 1 つ 1 つの特徴を調べる検査です．細胞 1 個 1 個が直線に並ぶように機械で調整をして，光を当てることで**「大きさ」「細胞内構造」**などを見ることができます．**大きさは前方散乱光（FSC），細胞内部構造（細かさ）は側方散乱光（SSC）で見ます**．他に表面マーカーに結合する抗体などを用いて，細胞の性質を確認することもできます．せっかく 1 個ずつにしたのでもっといろいろ調べたい…と思う時にこれが力を発揮します．

CD（cluster of differentiation）番号は血液内科の教科書ではよく出てきます．すでに CD34 というものを書いておりますが，様々な細胞表面の抗原に番号をつけて管理しています．CD2 が出ていたら T 細胞というように**細胞の性状や分化段階の同定**に使用します．

フローサイトメトリーは研究分野では細胞表面だけでなく，細胞内の物質やアポトーシス関連，リン酸化などの反応の確認など様々なことを調べるために使用します．ただ，臨床現場では細胞表面に出ている抗原の確認が主なものですので，表面マーカー解析などということもあります．

フローサイトメトリーの見方は FSC と SSC，もしくは FSC と **CD45** で細胞浮遊液の集団を展開します．すると細胞の集まりが見えてきますので，どの集団の特徴を調べるか「ゲート（集団をくくる）」をかけます．あとは何を調べるかです．CD 抗原に合わせて抗体を準備して反応させた溶液を次に流しますと，同じゲートのところに同じ細胞集団が来るはずですので，それらがどのような抗原をどのくらいもっているか調べることができます．骨髄腫では **CD38 が形質細胞のマーカー**ですので，これを用いて分離します．

次の項に国家試験対策や病院実習などで重要な表面抗原を記載しておきます．

JCOPY 498-22510

骨髄などの場合

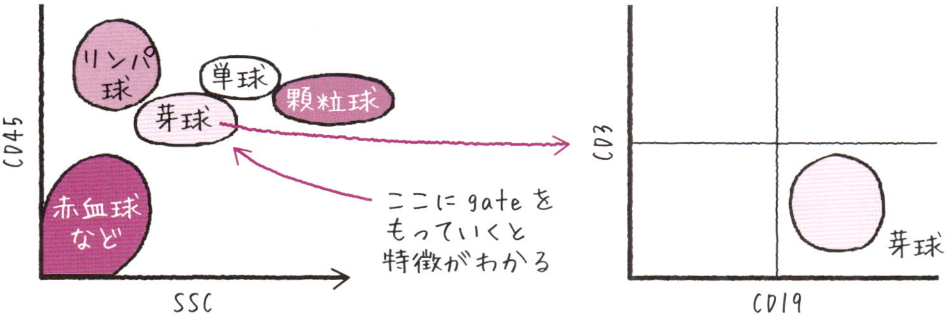

CD3陰性（T cell系でない）
CD19陽性（B cell系の特徴をもつ）
芽球だな！

骨髄腫ねらい

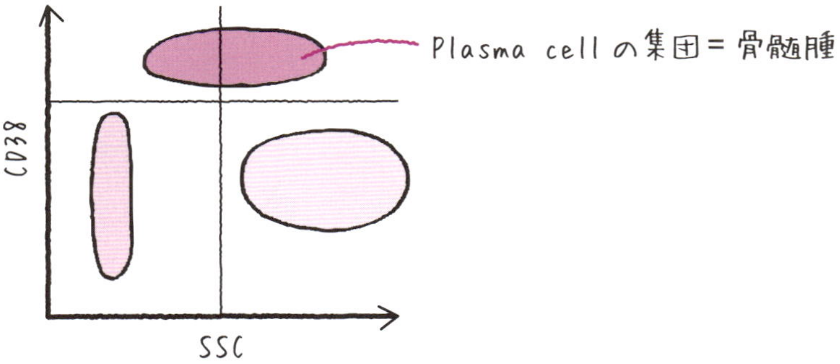

おまけ…FSCとSSC

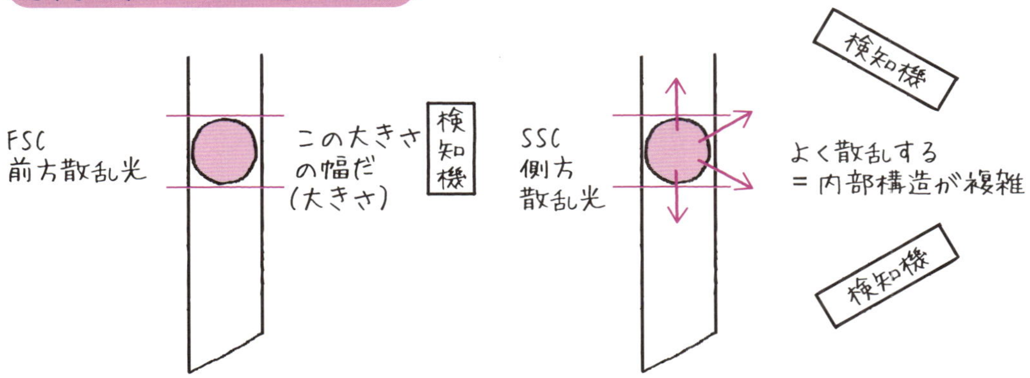

033 重要な細胞表面マーカー（学生でも覚えておいたらよいもの）

CD 分類（Cluster of Differentiation）

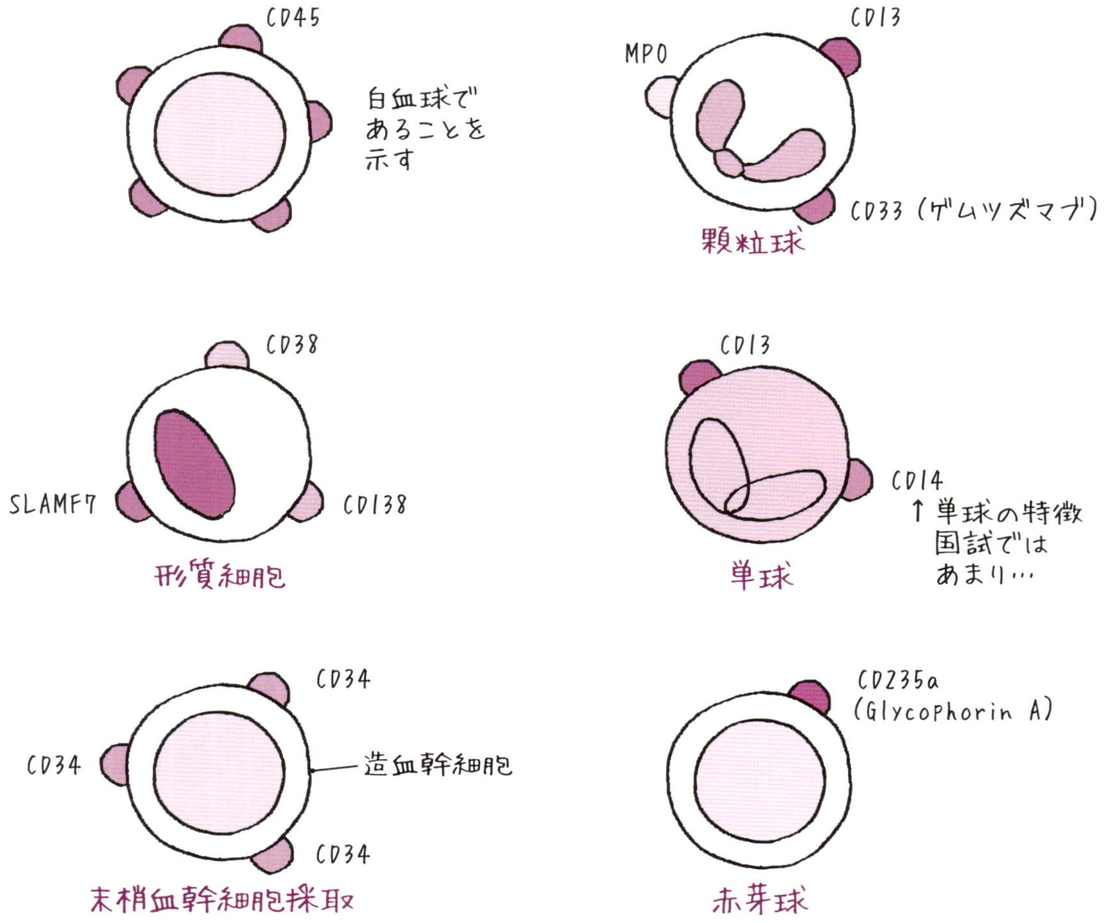

CD45：白血球共通抗原，芽球では発現が弱いことを利用して**白血病細胞をゲート**するのに使用する．

CD38：形質細胞で強く発現しており，**骨髄腫の解析**で使用する（形質細胞をゲート）．ダラツムマブのターゲット．

CD34：造血前駆細胞や**造血幹細胞**のマーカー，分化していない白血病などでも陽性．

CD117：幹細胞因子受容体（c-kit），血液以外でも GIST（消化管腫瘍）で有名．

CD30：Hodgkin リンパ腫や未分化大細胞型リンパ腫など，**ブレンツキシマブ ベドチン**（アドセトリス®）．

CD25：活性化抗原（IL-2R），Treg や**成人 T 細胞白血病リンパ腫**で強く出ている．

CCR4（CD194）：ケモカイン受容体，**モガムリズマブ**のターゲット．

cyclinD1：細胞周期関連蛋白，**マントル細胞リンパ腫**で重要．

HLA-DR：MHC Class Ⅱであり，抗原提示細胞に発現，骨髄性白血病の場合は未分化な白血病に発現している．

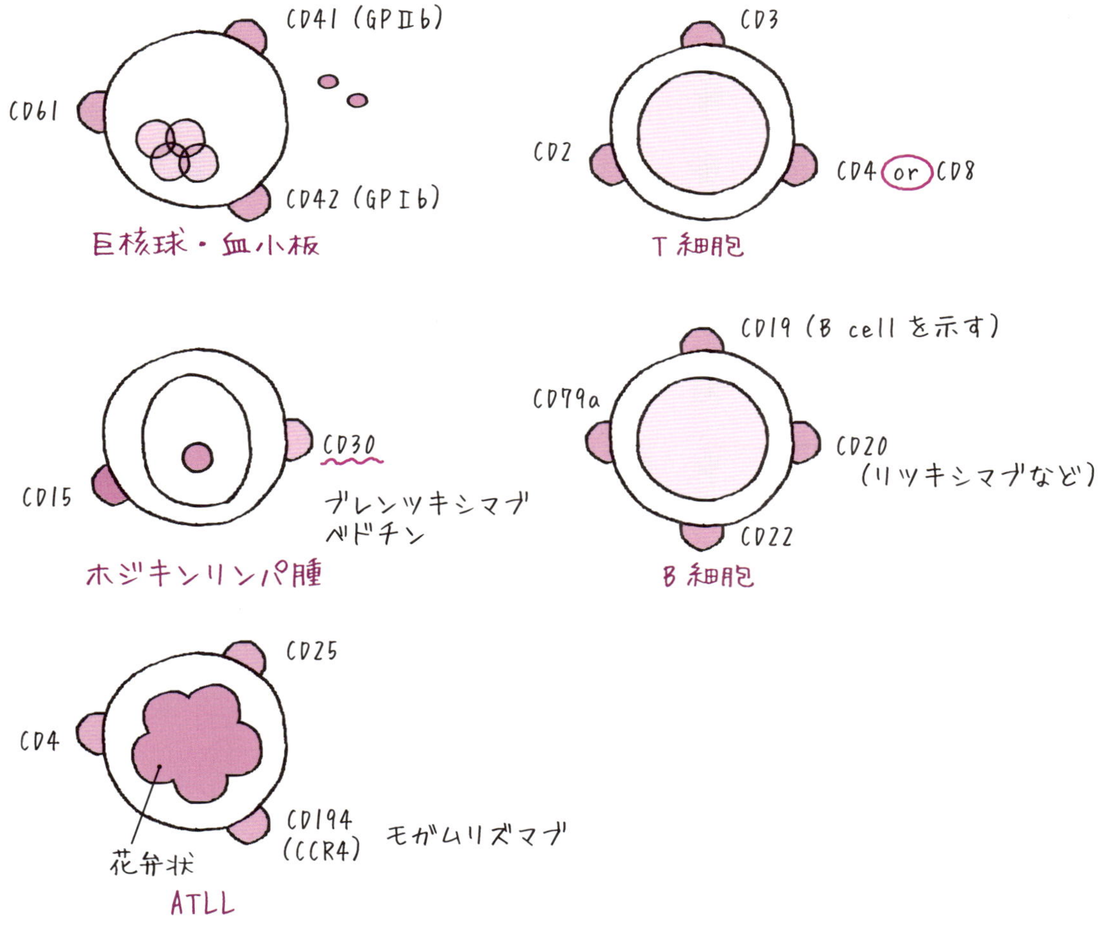

T 細胞マーカー：CD2，CD3，CD5，CD7，CD4，CD8 など，T 細胞腫瘍の判定以外に，骨髄系マーカーと同時に出ていれば正常ではない細胞であることがわかる．

B 細胞マーカー：CD10，CD19，CD20，CD22，CD79a，CD23，immunoglobulin など．

CD10：ALL では Ph^{+}ALL でよく発現．

CD19：B 細胞マーカーで，**CAR-T**（キメラ抗原受容体発現　遺伝子組み換え T 細胞療法）療法で ALL などを治療するために用いている抗原．

CD20：**リツキシマブ**をはじめとした様々な抗体医薬で使用している．

骨髄系マーカー：CD13，CD14，CD33，CD68，CD163，など．

CD33：**ゲムツズマブ オゾガマイシン**で使用している抗原．

巨核球系：CD41，CD42．

赤芽球系：glycophorin A．

SLAMF7（CD319）：リンパ球マーカーの 1 つ，エロツズマブのターゲット（骨髄腫）．

034 フローサイトメトリーの目的

❶悪性腫瘍の診断と分類

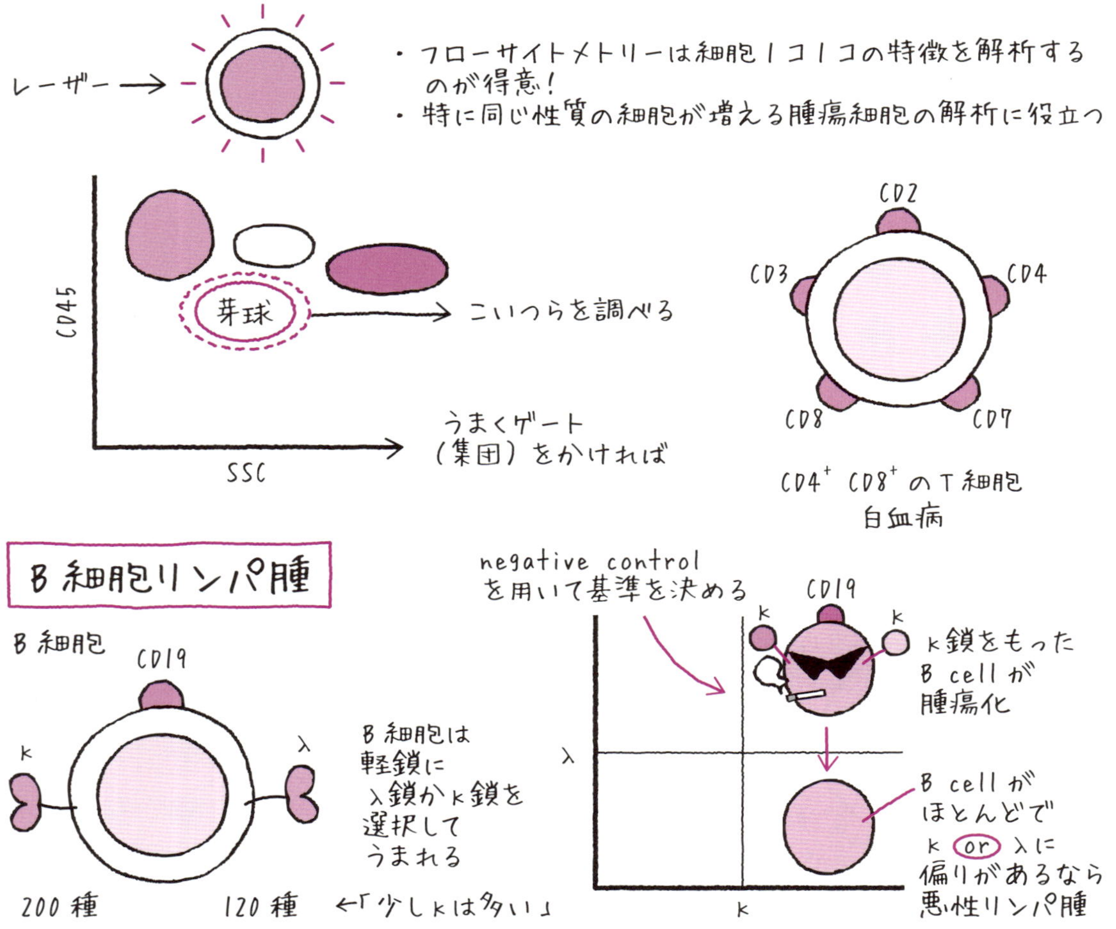

フローサイトメトリーは前出のように細胞の特徴を見るのに使用します．正常な細胞は調べられていますので，臨床で役に立つのは「この腫瘍細胞はどういった特徴なのか」ということを調べるために使用します．**フローサイトメトリーの目的の1つは「悪性腫瘍の診断と分類」**です．診断では特にB細胞リンパ腫や多発性骨髄腫では強みを発揮します．こういった腫瘍の解析では「軽鎖」の発現を見ています．軽鎖はκ鎖とλ鎖に分かれますが，通常は1：1から1：3程度です．明らかな偏りがあれば腫瘍細胞であることがわかります．

次に急性白血病や多発性骨髄腫の**微小残存病変（MRD）の解析**に使用します．見方は様々な方法がありますが，腫瘍細胞に特徴的なものがあれば「その性質」をもつものが残っているかを確認します．腫瘍に特徴的とは正常細胞ならもっているはずのものがない，正常ならあるはずのないものをもっているなどです．初発時の細胞で確認していたものが治療後に消えていることを確認します．

他には**発作性夜間血色素尿症（PNH）の診断ではCD55とCD59**を調べますし，**末梢血幹細胞採取ではCD34陽性細胞数**を確認します．CD4リンパ球の確認でもフローサイトメトリーを用います．

JCOPY 498-22510

❷造血器悪性腫瘍のMRDのモニタリング

急性白血病など (例；B-ALL)

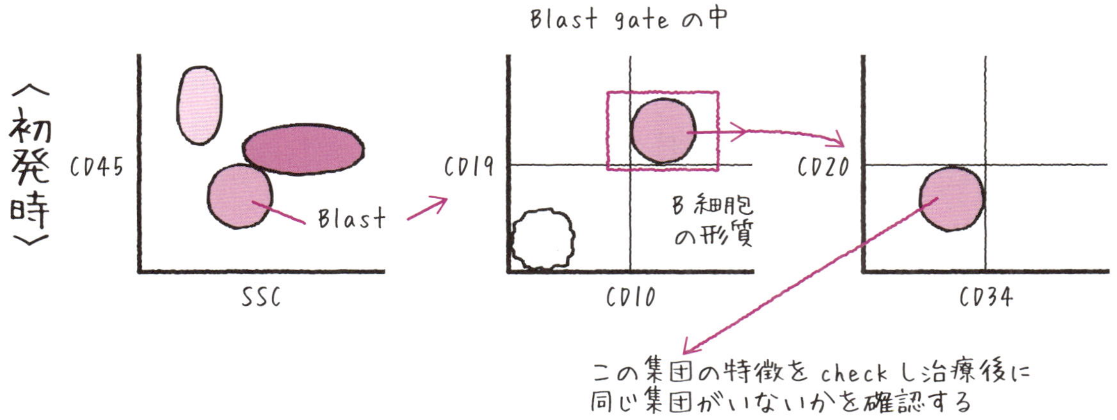

多発性骨髄腫 (6～8カラー，2列)

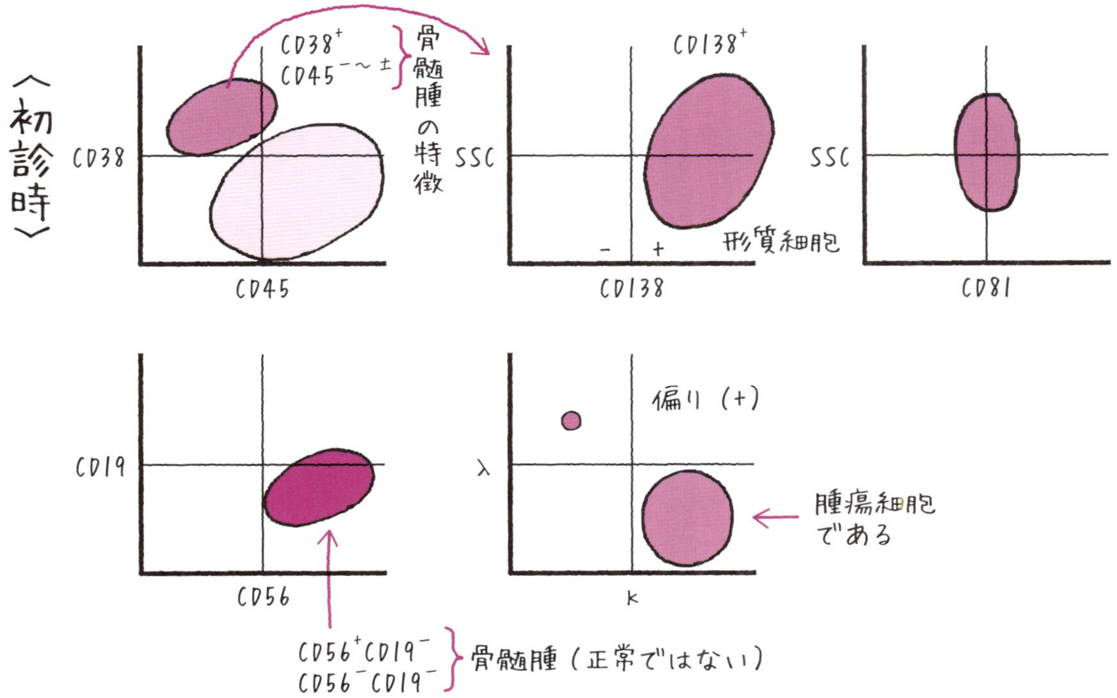

初診時データを参考に，治療後に
同じような細胞集団がいないかみる

035 染色体分析（G 分染法と FISH 法）

G 分染法

一般的な染色体分析．分裂が多い，増殖の速い腫瘍では観察しやすい

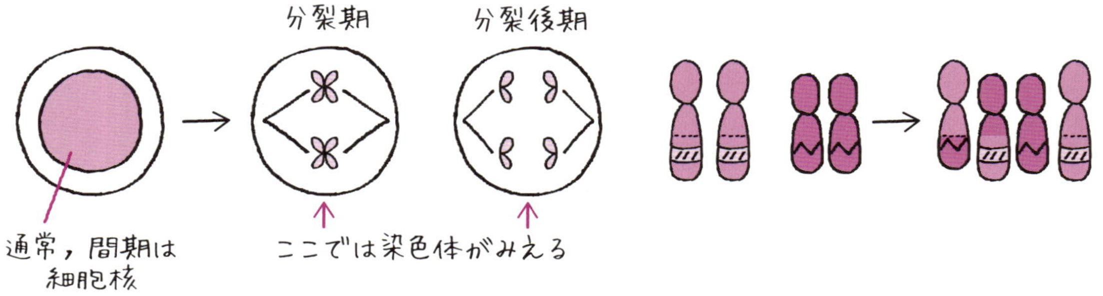

FISH 法

蛍光プローブを用いて，狙った染色体の転座や数異常をみる
（融合シグナル，スプリット〔分離〕シグナル，数異常）

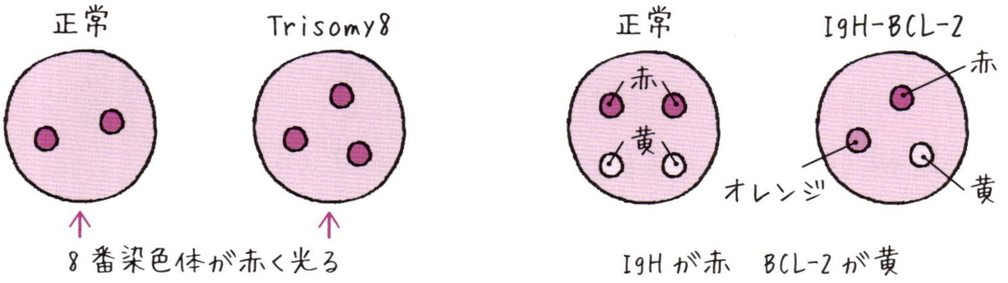

まず **G 分染法（G-banding）** を説明します．これは染色体の形と白黒のバンドのパターンで染色体の種類を同定し，その数の異常や構造異常がないかを確認する方法です．細胞ごとの特徴を見ることができますが，分裂期（M 期）に入った細胞しか染色体の確認はできません．すなわち**分裂が早い細胞では観察ができますが，増殖が遅い場合は確認が難しいという特徴**があります．また，急性白血病は増殖速度が速い腫瘍ですが，末梢血中では普通は分裂していませんので，骨髄の検体でないとわからない場合があります．通常は **20 細胞を解析して，核型を ISCN（国際命名規約）に従い記載**します．

一方，**FISH 法（fluorescence in situ hybridization）は狙った遺伝子の上に結合するプローブを準備**します．8 番染色体を狙ったならそこに結合するものを，IgH 遺伝子と BCL-2 遺伝子であればその 2 つに違う色のプローブが結合するようにします．Trisomy 8 を確認する場合は，8 番が 3 つになっている細胞があるか確認します．IgH-BCL-2 を見るのならば 2 つが結合した細胞を確認します．FISH 法も細胞ごとに特徴を見ることができる検査ですが，**分裂期でなくても確認できます**．そこがよい点です．分裂期以外でも検査できるので通常は 100 細胞を検査します．弱点は狙ったもの以外は確認できないので，他の異常があるかはわかりません．

染色体の番号ごとに色を変える sky FISH などもあります．これは複雑な染色体異常や異なる染色体の転座には強いですが，同一染色体内の転座や欠失などには弱い検査です．染色体異常で**「クローン性（腫瘍性）」**と診断するのは同一検体で「2 個以上の数的増加，もしくは構造異常」「3 個以上の欠失」の場合になります．

JCOPY 498-22510

036 有名な染色体異常とその面白さ

t(9；22)(q34；q11.2) の場合

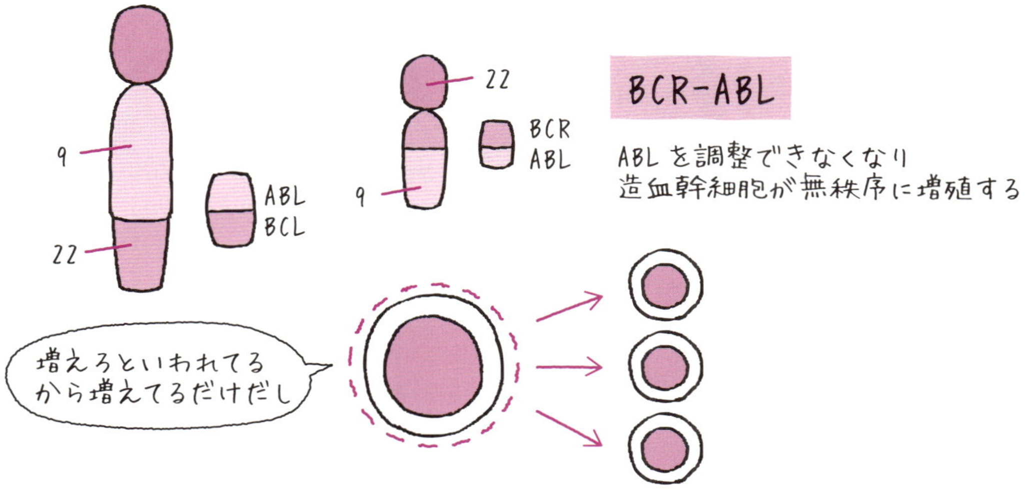

t(14；18)(q32；q21) の場合

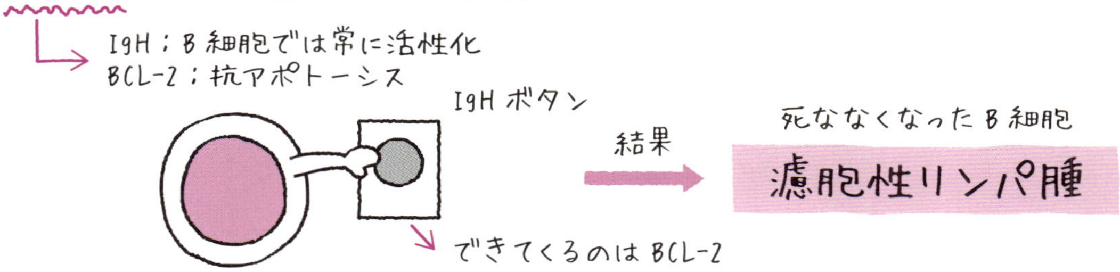

染色体異常として最初に認識されたものは**46，XY，t(9;22)(q34;q11.2) のフィラデルフィア染色体**です．有名な慢性骨髄性白血病の原因遺伝子であり，診断基準になっているものです．9q34にあるABL1遺伝子と22q11.2にあるBCR遺伝子が相互転座したものです．すなわち異常染色体は2つあります．ちなみにABL1が俗にいう「癌遺伝子」ですが，チロシンキナーゼ活性をもちます．それがBCR遺伝子という恒常的に活性化されている遺伝子と結合することで，**常時チロシンキナーゼ活性をもつ**ことになります．すなわち22番遺伝子の下についた9番染色体が重要な役割を果たしています．

同じように例えば46，XY，t(14;18)(q32;q21) はどうでしょうか．これでできる遺伝子はIgH-BCL-2です．IgHは免疫グロブリンの重鎖です．これは免疫グロブリンとしてだけでなく，B細胞受容体の一部でもあります．すなわち分化したB細胞が生き続ける上で必須の遺伝子のため，B細胞では恒常的に発現しています．BCL-2は抗アポトーシスの遺伝子です．B細胞にアポトーシスを起こさせないものが恒常的に発現した結果，このB細胞は死ななくなってしまい，「濾胞性リンパ腫」という悪性リンパ腫になります．

こんな風に**何と何がひっついて，どういう働きをもったのかを考えると理解しやすい**ですし，病名とすぐリンクするようになります．

037 遺伝子検査（特にサザンブロットとPCR）

❶サザンブロット法

主にリンパ系腫瘍をみる 遺伝子再構成をみる ｝ 検体が多めに必要だが偽陽性少ない

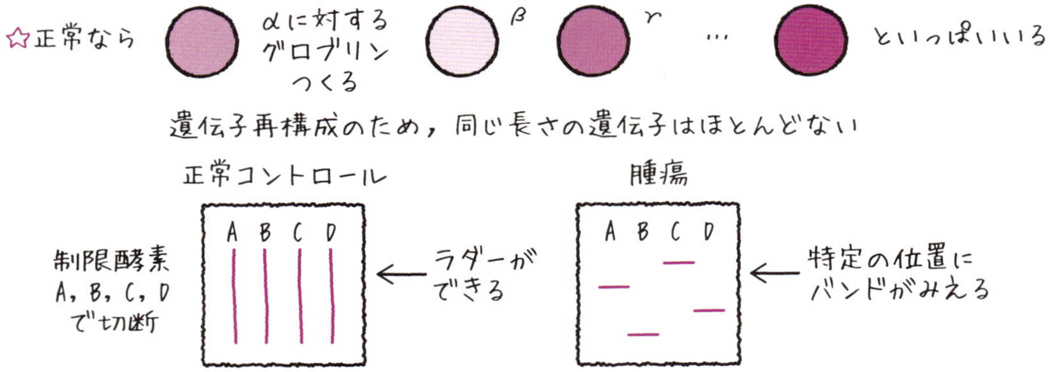

❷PCR

特定の遺伝子をはさみこんで増幅
→感度は高いがリンパ系腫瘍のクロナリティをみるには偽陽性多い

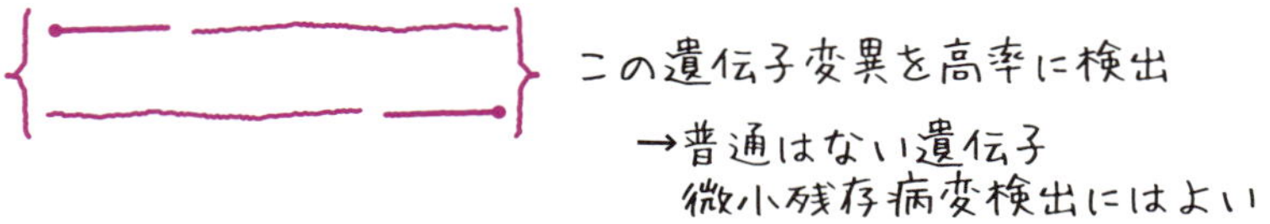

血液腫瘍の領域は **WHO 分類では「遺伝子の異常」が診断に重要**です．そのため血液内科領域では「遺伝子検査」は重要です．

遺伝子検査には様々なものがあり，既出の分染法や FISH 法もありますが，他に重要なものとして**「サザンブロット」や「PCR」**があります．

サザンブロット法は主に悪性リンパ腫で行われます．B 細胞や T 細胞では一般に免疫グロブリンや T 細胞受容体（TCR）は多様なもので特別なことがない限りは 1 抗原が目立つということはありません．そのため DNA を切断する制限酵素で処理すると全ての細胞の免疫グロブリン遺伝子や TCR 遺伝子はてんでバラバラに DNA が切断されます．そのため電気泳動をして特定の部位を検出しようとしても，同じものが少ないため検出できません．これが腫瘍細胞の場合，同じ遺伝子をもったものがうじゃうじゃいるので，制限酵素で切って電気泳動をしたらバンドが出てきます．**サザンブロットは DNA が大量に必要で，感度が低い**という特徴がありますが，**偽陽性は少ない**です．

PCR 法は特定の遺伝子を挟み込むプライマーを準備して，それを増幅させて検出します．**感度が高く**，急性白血病の**異常遺伝子の検出や微小残存病変の検出**に力を発揮します．

サザンブロットは成熟リンパ腫の診断時の検査，PCR は偽陽性が少ない白血病や治療経過を追う目的で使用，と覚えておきましょう．

038 遺伝子検査（遺伝子変異解析やマイクロアレイ，次世代シーケンサーなど）

❶遺伝子変異解析（Sanger法）

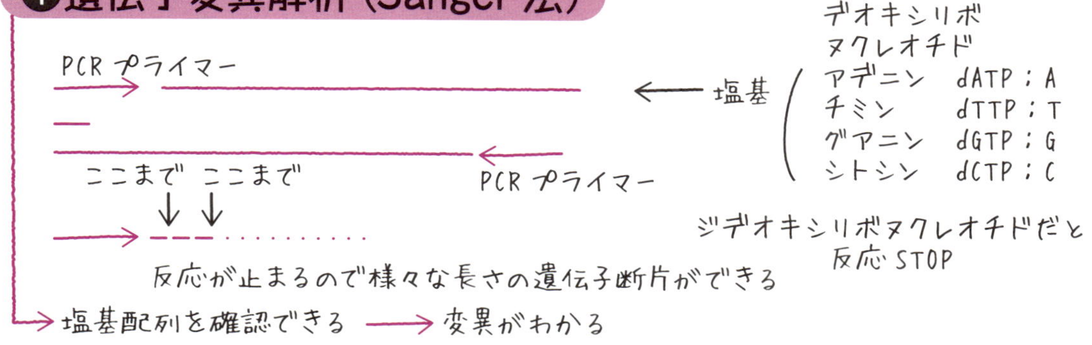

❷マイクロアレイ

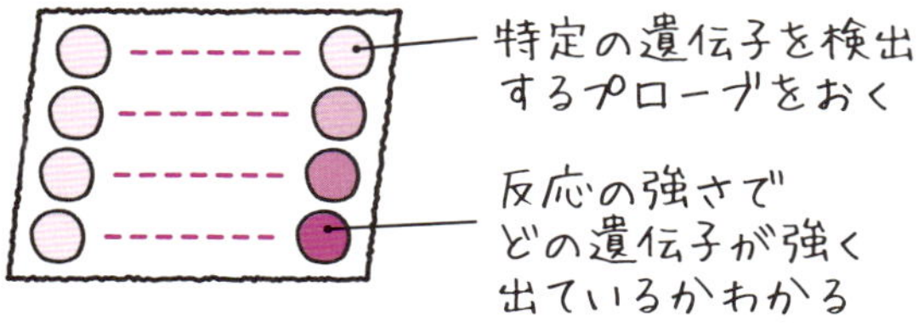

❸次世代シーケンサー

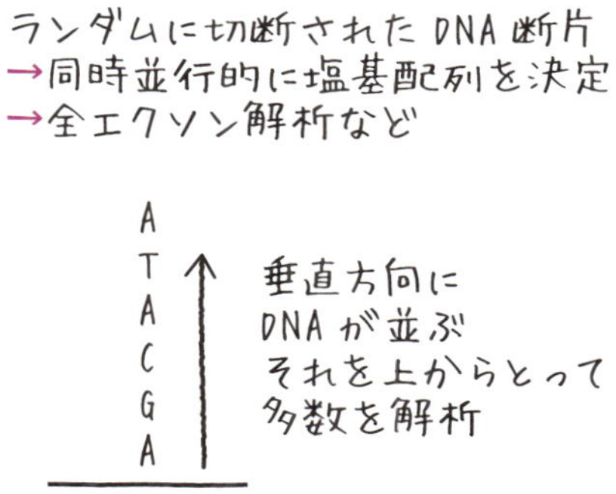

遺伝子検査の中に遺伝子変異解析というものがあります．例えばJAK2遺伝子というものがあります．この遺伝子の617番目のバリンがフェニルアラニンに置き換わったV617F変異は覚えておく必要があります．**JAK2遺伝子のアミノ酸が変わっているか**どうかを調べる検査が「遺伝子変異解析」です．検体数が少ない場合はサンガー法という方法などがあります．

マイクロアレイは基盤の上に特定のDNAプローブ（数はかなり多く）を準備して，サンプルからRNAを抽出後に逆転写します．それを振り掛けると**特定の遺伝子がどのくらい発現しているのか**検出することができます．こういう病気，こういうグループにはこんな遺伝子群の発現に差があると示す時に使われたりします．リンパ腫の予後予測などの論文ではよく出ますが，臨床では今は使いません．

次世代シーケンサーは**全エクソン解析**や特定されている**多数の検体の遺伝子解析**に使用します．これも研究室では行いますが，実臨床では高価な試薬を使うために行われてはいません．将来的にはわかりませんが．一般に使われるようになれば患者さんの診断や予後解析に力を発揮すると思います．

このレベルの問題が国家試験に出る可能性は低いと思いますが，これからは血液腫瘍以外でも**遺伝子レベルで診療が進む（オーダーメイド）ものも多い**ため，どのような遺伝子検査があるのかを知っておくと将来役立つと思います．

039 HLA 検査

HLA ClassⅠ(HLA-A, B, C)

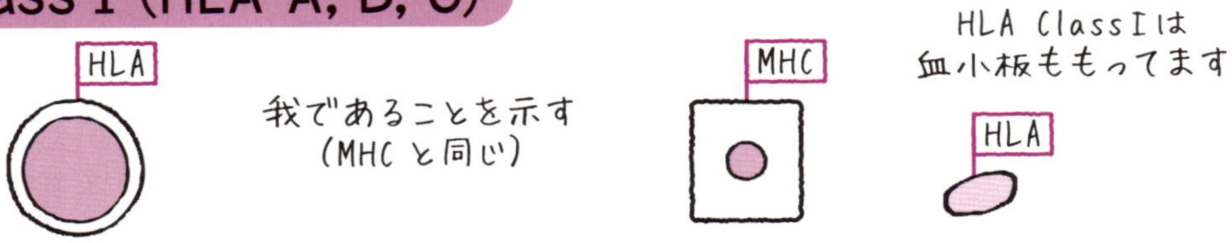
HLA
我であることを示す
(MHCと同じ)
MHC
HLA ClassⅠは
血小板ももってます
HLA

HLA ClassⅡ(HLA-DR, DQ, DP)

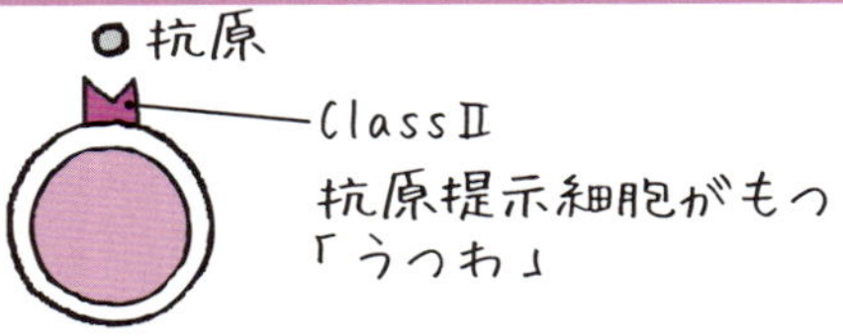

HLA；同種移植で重要

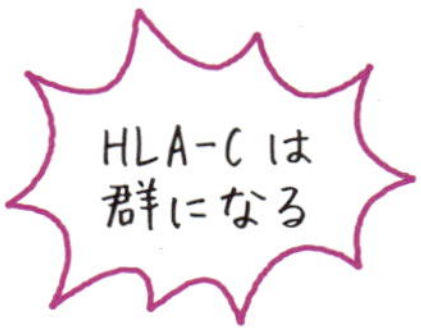

	A		B		DR	
ドナー	2402	ー	1501	5401	0405	0803
レシピエント	2402	0201	5401	5201	0405	ー

Aをみると　ドナー　2402のみ　レシピエント　2402
0201

Aだけみたらドナーから攻撃はあるが，
レシピエント（患者）は拒絶しない．
これを全てで確認する．

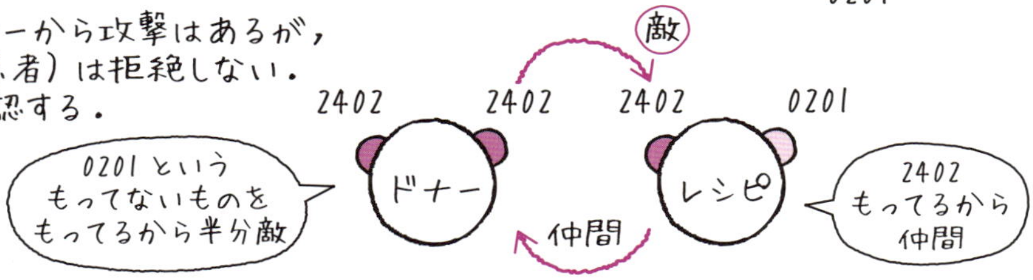

HLA は俗にいうヒト主要組織適合抗原（MHC）です．白血球の場合，HLA（ヒト白血球抗原）といっています．HLA には ClassⅠと ClassⅡがあります．**ClassⅠは白血球を含めた全ての細胞**がもっています．自分を示す旗印です．血小板で HLA 抗体ができたため，輸血の反応性が低下したという話は HLA ClassⅠの抗体です（血小板は巨核球の一部なので HLA ClassⅠをもちます）．**ClassⅡは抗原提示細胞がもつ**ものです．

HLA ClassⅠには A，B，C の 3 つのクラスターがあります．ClassⅡには DP，DQ，DR の 3 つがあります．同種移植の時に合わせるのは **HLA ClassⅠの 3 つと HLA-DR** です．この 4 種類は 2 本の染色体上にありますので，合計 8 個遺伝子の組み合わせで移植の成績に影響を与えます．この 8 個を全て合わせることができれば成績は上昇しますが，異なるものが 2 つ以上あると移植成績はガクンと落ちます．読み方は「もっていない旗をもっているか」です．

他，HLA で有名なのは特定の HLA があるとある種の病気を発症しやすい…というものです．HLA-B51 とベーチェット病，HLA-B27 と強直性脊椎炎は有名です．

国家試験対策として **ClassⅠと ClassⅡの違い**，移植で使う HLA のクラスター，**特定の HLA と病気の関係**は出るかもしれませんので押さえましょう．

040 血小板機能検査とクロスミキシングテスト

❶血小板粘着能

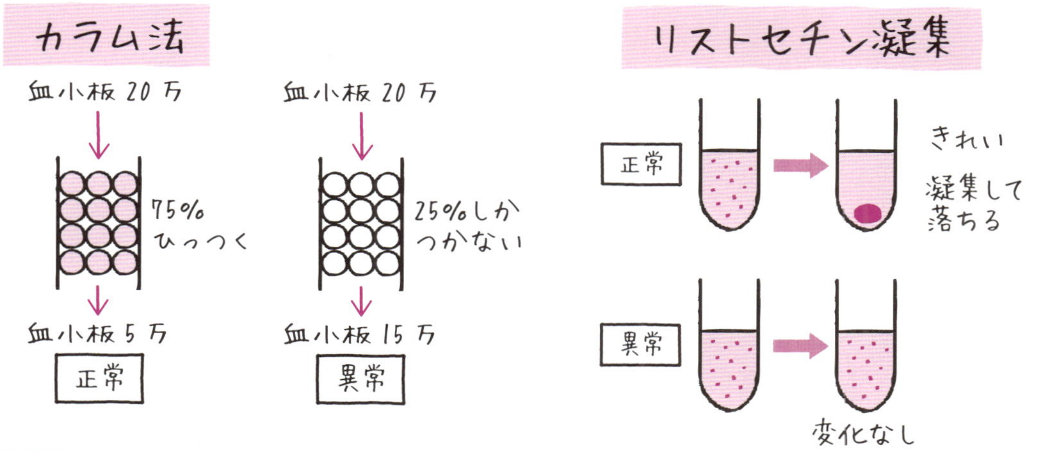

❷クロスミキシングテスト

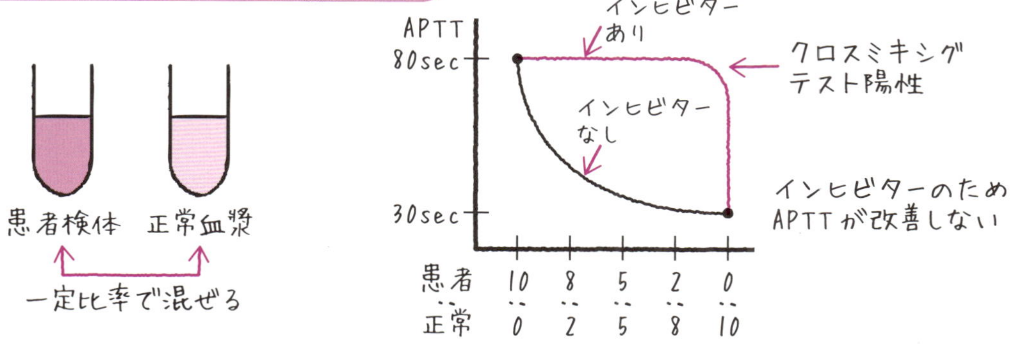

血小板機能検査とは血小板を多く含む血漿に特定の物質を加えた時に「凝集」して，血小板が減少（沈む）すると透光度が高くなります．**濁った液体が，ある物質を加えたらゴミが沈んで綺麗になる感じ**です．血小板機能検査とはそういう検査で，ADP，エピネフリン，リストセチンなどを加えて反応を見ます．

既出ですが，リストセチンに対する反応がないのが von Willebrand 病と Bernard-Soulier 症候群，ADP とエピネフリンに反応しないのが血小板無力症，血小板内の顆粒がないために二次凝集が起きないのが storage pool 病です．

もう 1 つ，後天性血友病などの診断に重要な**クロスミキシングテスト**を覚えてください．これは凝固検査異常（多くは APTT 延長）の患者さんの血漿と正常なヒトの血漿を一定の割合で混ぜ合わせて，APTT を測定します．これが凝固因子の欠乏によるものであれば正常な血漿の割合が増えれば APTT は改善します．後天性血友病のような「抗体」が関与するものであれば，正常な血漿を入れて凝固因子を補充しても，すぐに破壊されるため APTT は改善しません．

国家試験では**キーワード**を見れば何を求めているのか，すぐわかります（クロスミキシングテストは後天性血友病か抗リン脂質抗体症候群）のでこの 2 つの検査は覚えておきましょう．

041 血液内科における画像検査

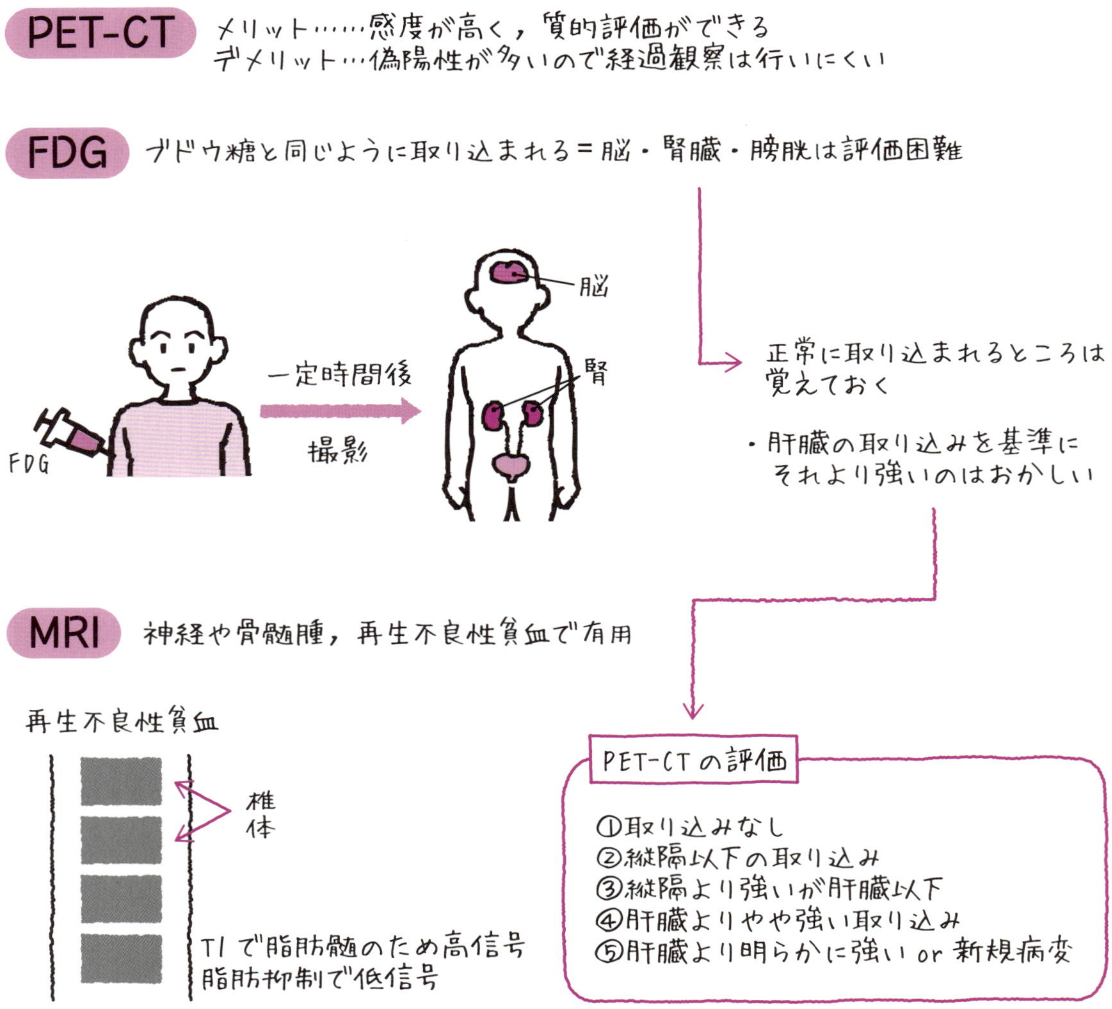

血液内科領域でも画像検査が重要なものがいくつかあります．1つは**PET-CT**です．今ではPET-CTで悪性リンパ腫の評価を行うのが一般的になってきました．PET-CTはFDG-PETとCTの組み合わせですが，FDGは糖を多く使用する**増殖の早い腫瘍で多く取り込まれます**．そのため大きさだけでなく，FDGの取り込み具合も判定材料になり，CTよりも感度が高い検査になります．ただし，感度が高い反面，特異度は低いので感染症や炎症性疾患でも陽性になるため注意が必要です．

次に**再生不良性貧血ではMRI**を行い，脂肪が多い骨髄かどうかなどを判定することがあります（T1強調画像で高信号，脂肪抑制で低信号）．他に多発性骨髄腫でも骨病変精査でMRIを行うことがありますが，全身の**低容量CT**を行う施設の方が多いかもしれません．全身の単純X線も行われ，国家試験では**骨打ち抜き像（punched out lesion）**が有名ですが，近年のガイドラインでは骨病変をより細かく見るためにCTやPET-CTなどを推奨しています（国家試験ではまだ出ません）．

JCOPY 498-22510

おまけ 4 FLT3 変異

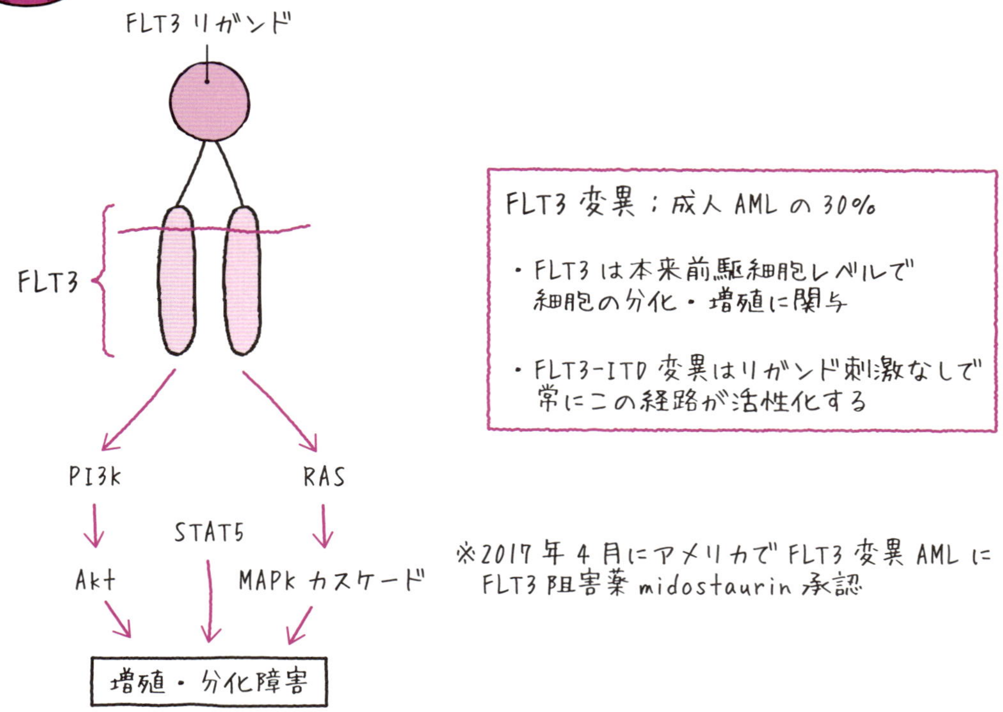

AML の項目でよく出てくる FLT3-ITD 変異．FLT3 は何かといいますと，受容体型のチロシンキナーゼです．**FLT3 は血液前駆細胞レベルで細胞の分化，増殖に関与**しています．FLT3 リガンドが結合すると RAS-MAPK カスケード，PI3K から Akt の経路，STAT5 の経路を使用して増殖や分化障害（前駆細胞のレベルで維持）を起こします．必要に応じてさらに分化して，好中球になったり，単球になったりするわけです．FLT3-ITD 変異では**常にこのシグナルが活性化**されています．すなわち増殖の刺激と前駆細胞以降の分化抑制がかかります．FLT3 変異は AML の 30% で認められるメジャーな変異でもあり，アメリカでは FLT3 阻害薬の midostaurin が承認されました．この薬を覚える必要はありませんが，将来的に日本でも承認されるかもしれません．

❶DNA を標的にし，細胞周期非依存性に障害

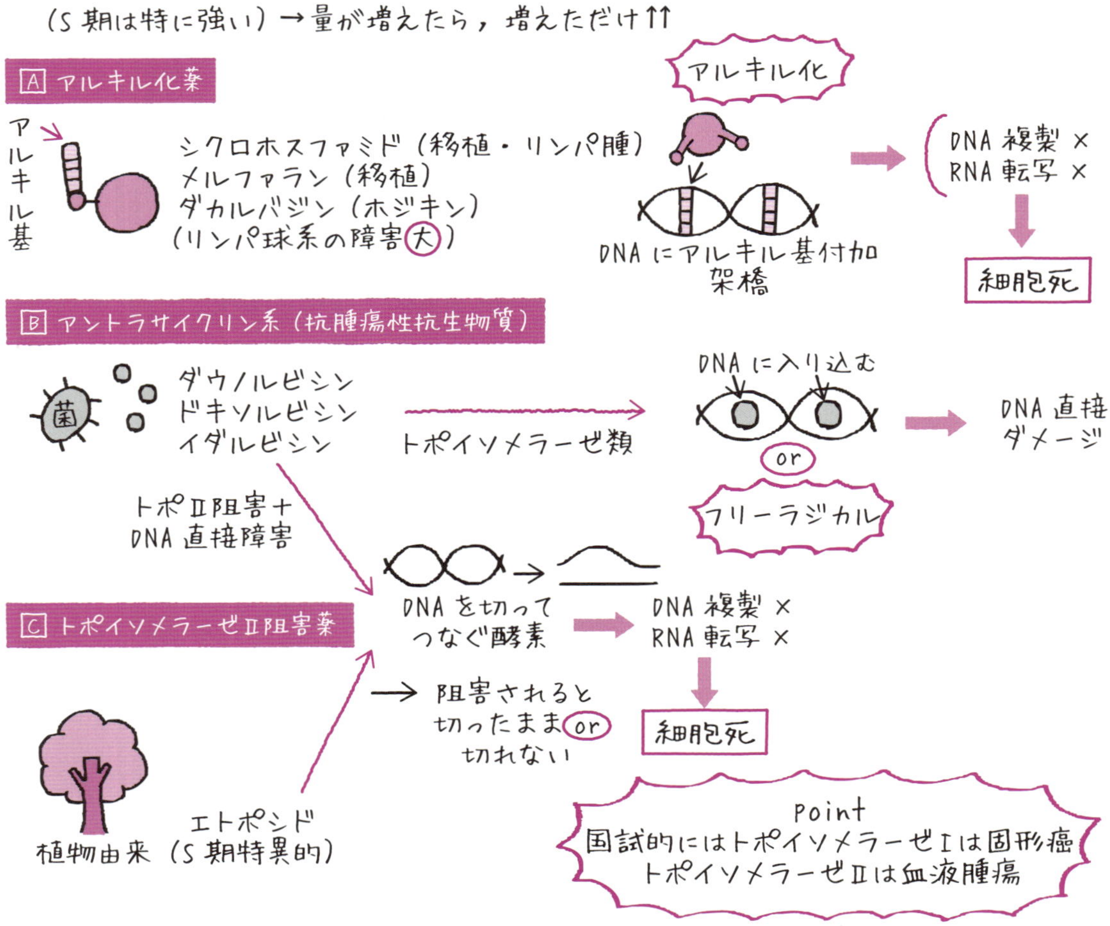

造血器悪性腫瘍は全身に病変があり，手術で摘出というわけにはいきません．また，抗癌剤がよく効くという特徴から，抗癌剤による治療が中心になります．

抗癌剤には一般的に「抗癌剤」といわれている「アルキル化薬」「微小管阻害薬」「トポイソメラーゼ阻害薬」「葉酸代謝拮抗薬」「ヌクレオシド類似薬」「白金製剤」などがあります．他にリンパ球の生存に必要なアスパラギンをアスパラギン酸に加水分解するL–アスパラギナーゼなどもあります．基本的にDNA を標的に**DNA の複製を障害**する機序や**RNA への転写を障害**するもの，**微小管を標的として細胞分裂を障害**するものがあります．

抗癌剤には用量の上限を決める要素が 2 つあります．1 つはそれ以上量を増やしても効果が上がらない場合，もう 1 つは用量を増やすことで致死的な副作用が生じる場合です．副作用は一般に**細胞回転が早い臓器**に生じます．**脱毛，粘膜障害，嘔気・嘔吐，下痢，骨髄抑制**などです．シクロホスファミドの**出血性膀胱炎**，アントラサイクリン系薬剤の**心毒性**，微小管阻害薬の**神経障害**は国試にも出ます．また，長期予後が改善してきている腫瘍では，**二次発癌**も問題になります．

D 白金製剤

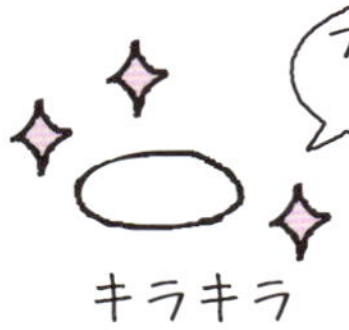

プラチナ周囲で菌が死ぬ
↓
抗癌剤へ

つながれ
プラチナ

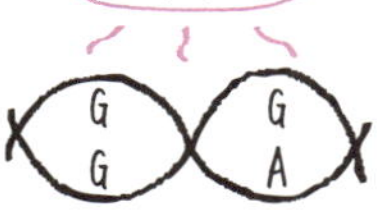

→ DNA 複製 ×
RNA 転写 × → 細胞死

グアニン－グアニン
グアニン－アデニン } に架橋

メカニズムはアルキル化薬と同じ

❷代謝拮抗薬

葉酸・核酸塩基の類似体で G_2/S 期特異的，細胞周期依存

- メトトレキサート（リンパ系） → 葉酸アナログ
- シタラビン（骨髄系・リンパ系） → ピリミジンアナログ
- フルダラビン（リンパ系） → プリンアナログ（免疫抑制強い）

❸微小管阻害薬

微小管を阻害し，G_2/M 期特異的

ビンカアルカロイド
- ビンクリスチン
- ビンブラスチン

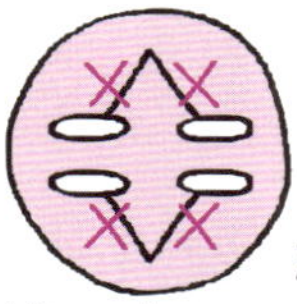

紡錘糸形成障害

（タキサン類も微小管阻害だが，血液では使用しない）

❹その他

A L-アスパラギナーゼ（アスパラギンを分解）

→アスパラギンが生存に必須なリンパ球をつぶす（リンパ系特異的）

B ヒドロキシウレア

→デオキシヌクレオシドを減少させ，S 期で停止（骨髄増殖性腫瘍）

C 分子標的薬

- ATRA → APL
- 抗体薬 → target をもつ細胞（既出）（リツキシマブなど→CD20 陽性リンパ腫）
- TKI → CML など

他に分子標的薬としてレチノイドやチロシンキナーゼ阻害薬，抗体医薬などがあります．これらはある種のターゲットに特異的に作用することで，安全に治療をすることを狙っています．しかし，想定していなかった特徴的な副作用などもありますので，それは勉強する必要があります．抗体医薬については細胞表面マーカーで既出である他，各疾患で治療薬として説明します．分子標的薬はそれぞれ各疾患で説明します．

043 一般的な血液抗癌剤治療の考え方

❶骨髄性白血病（AML）

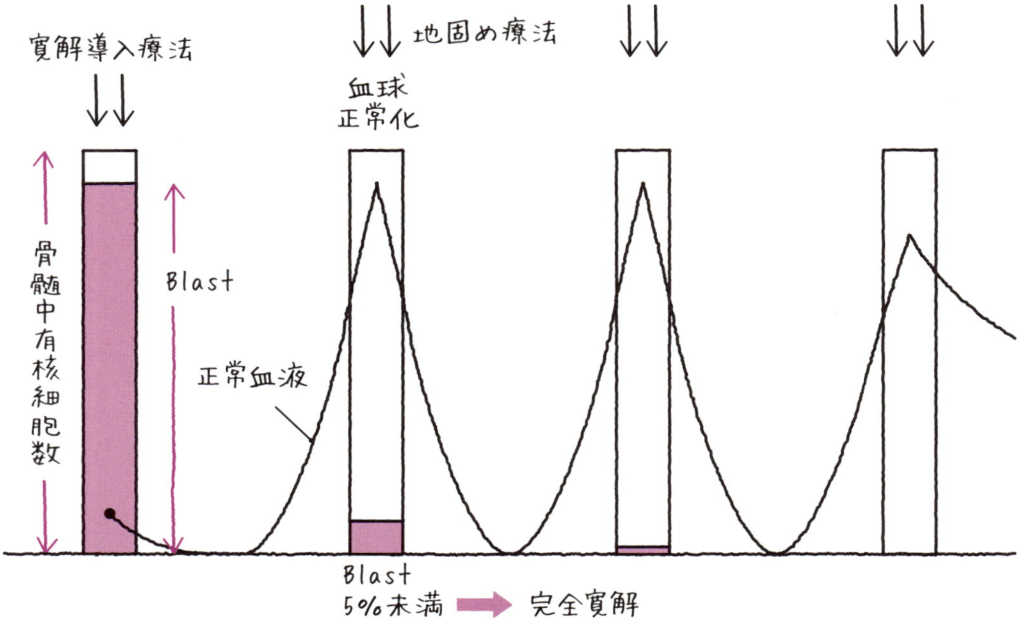

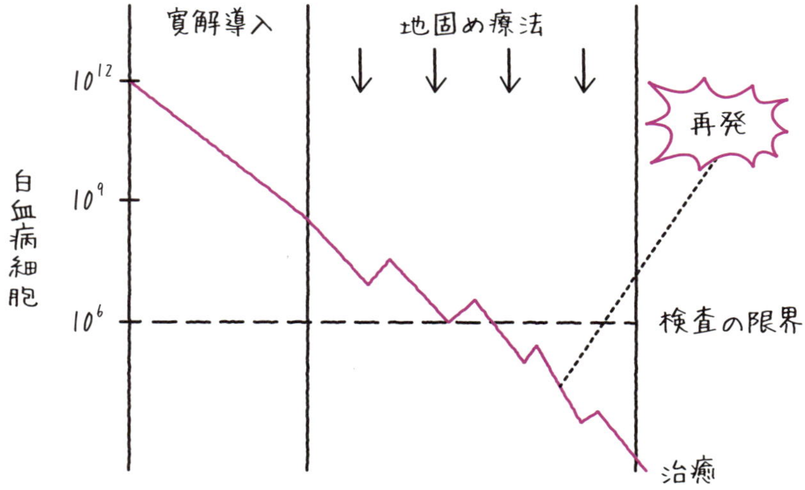

血液腫瘍は抗癌剤で完治させることが可能です．そこが固形腫瘍とは大きく違います．治療における考え方は急性白血病でも悪性リンパ腫でも同じです．

抗癌剤には「副作用」が必ずあります．副作用がない薬ができればよいのですが，今のところは多くの治療薬で何かしらの副作用があります．最初の抗癌剤治療を行い，副作用が出てきます．副作用から体が回復する前に２回目の抗癌剤治療を行えば，癌細胞が死滅する可能性も上がりますが，患者さんの体がもたない可能性もあります．すなわち，**抗癌剤の効果判定は次の抗癌剤が実施できる時期**

JCOPY 498-22510

❷悪性リンパ腫

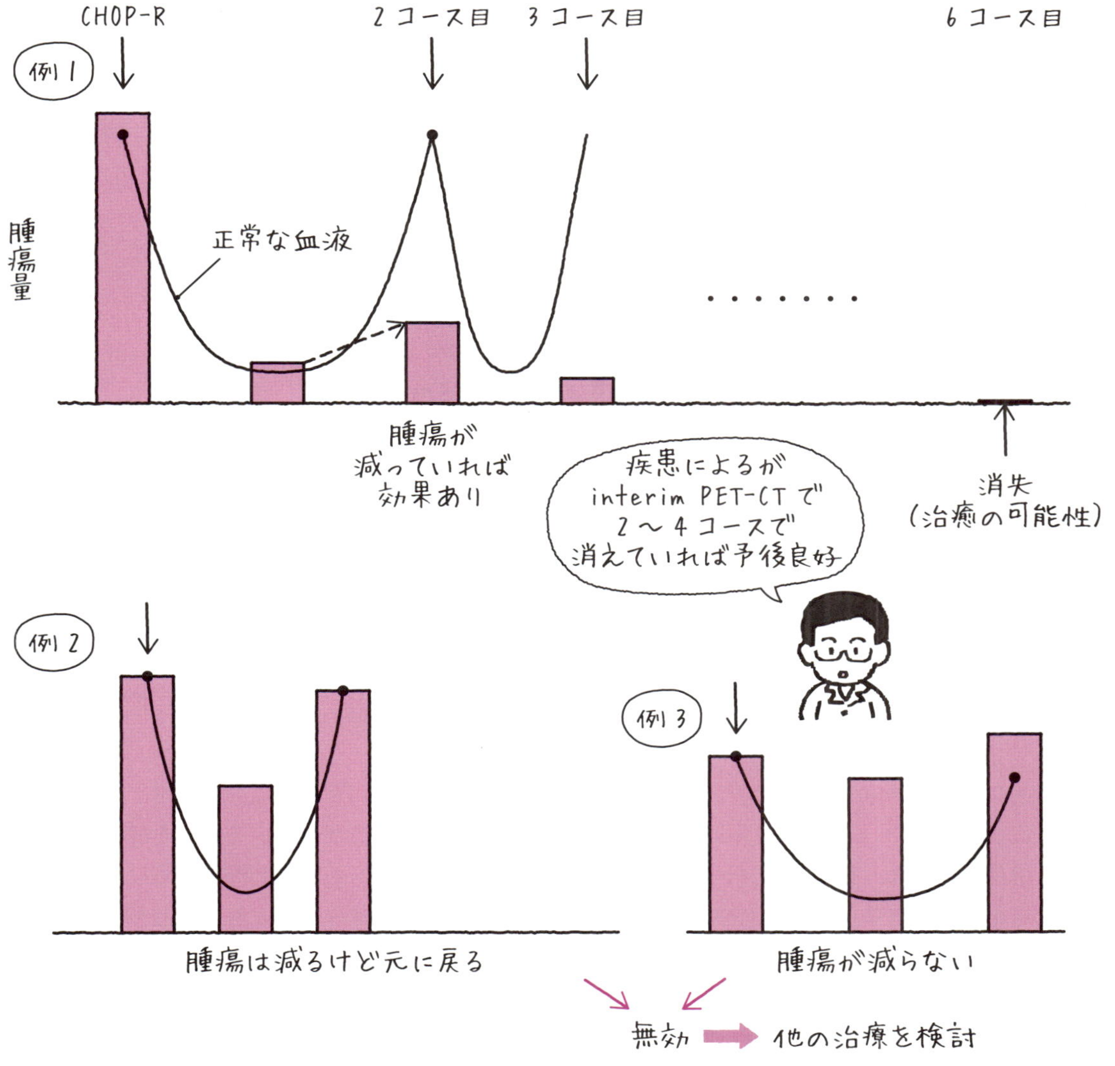

に，1回目の治療の前よりも腫瘍が減ったかどうかが重要になります．

急性白血病であれば，正常造血が回復し（副作用も含めて改善），骨髄中の芽球が5%未満になった時を「完全寛解」と定義して，2回目の治療（地固め療法）に入ることになります．悪性リンパ腫も多発性骨髄腫も「次の治療」が行える段階で，前の治療よりも腫瘍が減少している＝有効…と考えて治療を継続します．悪性リンパ腫や慢性骨髄性白血病では**治療初期の反応性がよいと予後もよい**ことが知られています．

一方，前の治療から回復した時にほとんど改善が認められない場合は，体にダメージを与えているだけですので，その治療の有益性は乏しいと判定します．当たり前ですが，副作用の大きな治療を行っているからこそ，治療の効果判定が非常に重要になります．

044 放射線治療（放射線免疫療法を含む）

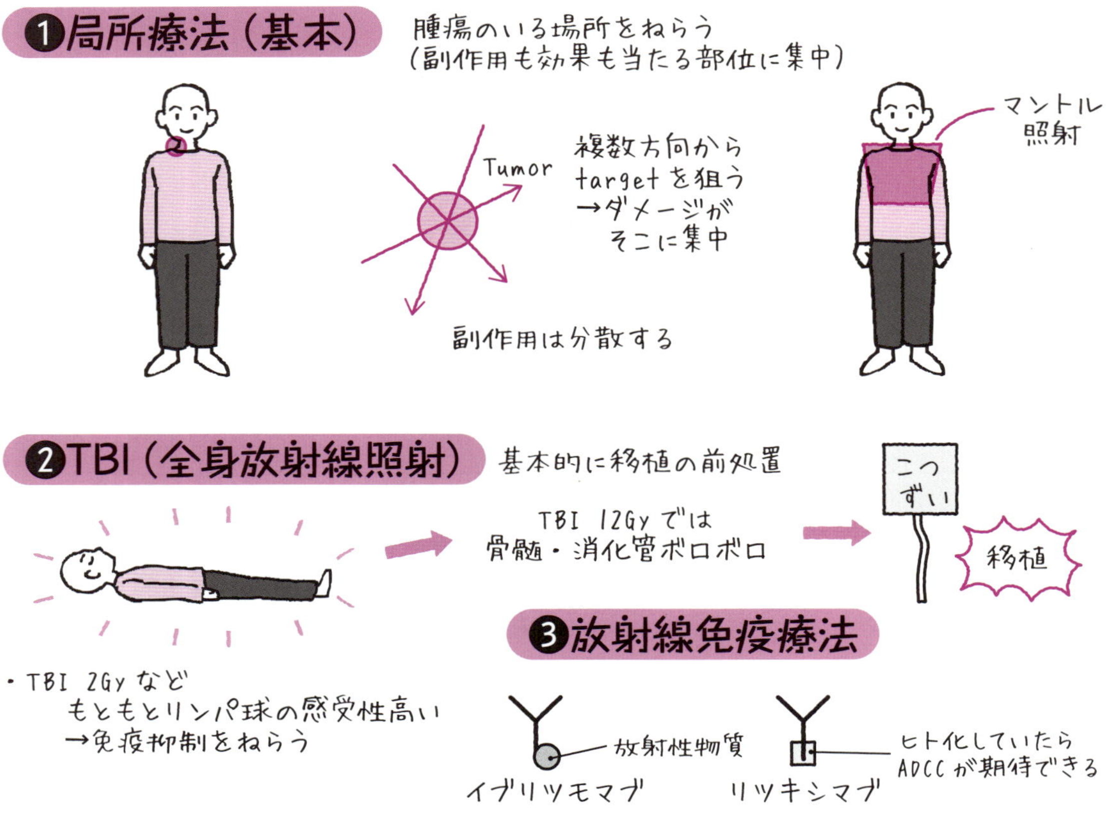

一般的な**放射線治療**は**悪性リンパ腫の限局期**や**多発性骨髄腫の骨病変の治療**などで役に立ちます．基本的には**局所療法（involved field irradiation）**であり，全身に広がっている病変を抑えるという考えではありません．有名なマントル照射野（Mantle field，頚部・腋窩・肺門・縦隔リンパ節への照射）などもあります．放射線治療は細胞分裂が盛んな臓器へのダメージが大きいことから，細胞分裂の少ない「脳」などで発生する「中枢神経原発悪性リンパ腫」などでも治療選択肢に上がることが多いです．

放射線治療のやり方に「造血幹細胞移植」の時の**「全身放射線照射（TBI）」**などもあります．これは殺腫瘍・殺細胞効果もありますが，リンパ球の放射線感受性が高いことから「免疫抑制」も狙っています．また，病棟実習などで低用量のTBI，例えば「TBI 2Gy」などを足している場合は「拒絶」を予防するために，患者さんの免疫を抑制する狙いがあります．リンパ球だけをターゲットにする場合は，全リンパ節照射（TLI）というものもありますが，照射部位を聞かれることはないと思います．

放射線治療の変わったものとして，**放射線免疫療法**があります．抗CD20抗体に放射線同位元素を結合させたもので，イブリツモマブ チウキセタン（Ibritumomab tiuxetan：ゼバリン®）は覚えておきましょう．リツキシマブはヒトキメラ抗体なのでADCCが期待できますが，イブリツモマブはヒト化していないので免疫による効果はありません．代わりに放射線で治療をします．医師国家試験には投与回避基準は出ないと思います（治療できる施設が限られるので）が，病棟実習などで聞かれたら勉強しましょう．

045 免疫抑制療法の考え方

❶副腎皮質ステロイド：リンパ球をアポトーシス

（リンパ腫・骨髄腫では抗腫瘍効果）

Point Ⓑにも Ⓣにも効く
- 自己抗体が関与する温式 AIHA，ITP，TTP などで使用
- 免疫抑制が強いので移植後 GVHD の治療で使用

❷リツキシマブ：B 細胞特異的

AIHA，ITP，TTP では免疫抑制剤風に使用

❸カルシニューリン阻害薬 （シクロスポリン，タクロリムス）

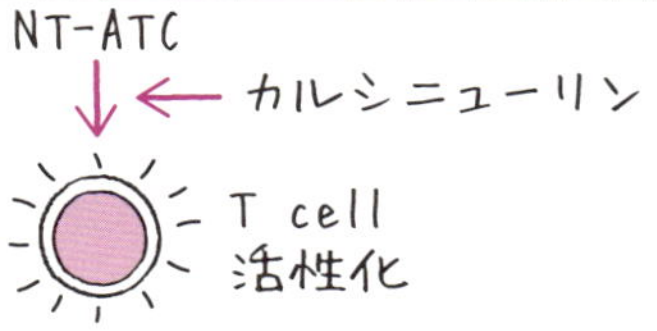

カルシニューリンは IL-2 などの遺伝子を活性化し，T 細胞を活性化する

Point T 細胞だけ抑える
→再生不良性貧血など

❹ATG：T 細胞特異的，血清病予防にステロイド

（ウサギ ATG，昔はウマ） → 異種蛋白なので

血液内科領域でもよく出てくる治療法の 1 つに免疫抑制療法があります．自己免疫的なメカニズムで起きている病気の治療法ですが，血液内科では**ステロイド剤，カルシニューリン阻害薬（タクロリムスやシクロスポリン），メトトレキサート（MTX），抗胸腺細胞免疫グロブリン（ATG）**があります．他に，最近ではリツキシマブを免疫抑制剤として使用することもあります．

ステロイド剤は炎症を抑える作用の他に，好酸球，B 細胞，T 細胞をアポトーシスさせます．この**B にも T にも効く**ということを覚えていてください．ステロイド剤は抗体産生が問題になる自己免疫性溶血性貧血（AIHA）や特発性（免疫性）血小板減少性紫斑病（ITP）などで主な治療薬になります．

カルシニューリン阻害薬は IL-2 の抑制などを介して，**T 細胞**特異的に免疫を抑えます．治療は細胞性免疫が主因になる再生不良性貧血や赤芽球ろう，移植後の移植片対宿主病（GVHD）などです．**ATG も T 細胞**を抑えるもので再生不良性貧血や GVHD の治療薬です．MTX はリンパ球に対する殺細胞効果ですが，関節リウマチなどの治療薬として有名です．血液内科領域では GVHD の予防などでも使用しますが，量を増やせば B 細胞リンパ腫や急性リンパ性白血病の治療薬として活躍します．

リツキシマブは B 細胞特異的に働きますので，抗体が関係する難治性疾患，難治性 ITP や血栓性血小板減少性紫斑病（TTP）などで使われます．

一般的な免疫抑制剤とはいえないかもしれませんが，キャッスルマン病や関節リウマチで使うトシリズマブも覚えておきましょう．

046 輸血療法，ヒト血液由来成分の補充療法

❶輸血

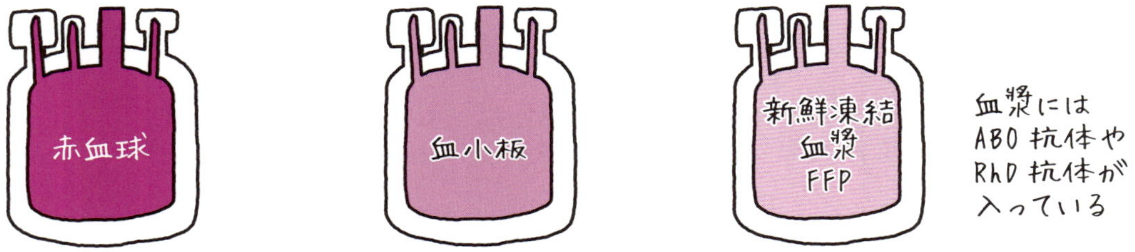

- Hb 7g/dL 基準
- 使用期限 献血 21 日
- 血漿成分 少

- Plt 1 万 /μL（抗癌剤）
  0.5 万 /μL（造血不全）
- 使用期限 採血後 4 日
- 血漿混入 多い

- 凝固因子の補充
- 1 年くらい
- 血漿

輸血副作用

〈1〉非溶血性副作用
- アレルギー反応など（発熱・じんましん）が生じる
  時に呼吸困難・血圧低下など アナフィラキシーも生じる
- 感染；HBV，HCV，HTLV-1，HIV，梅毒など
  血液感染するものは検査しているが，年 40 件ほど報告があるとされる

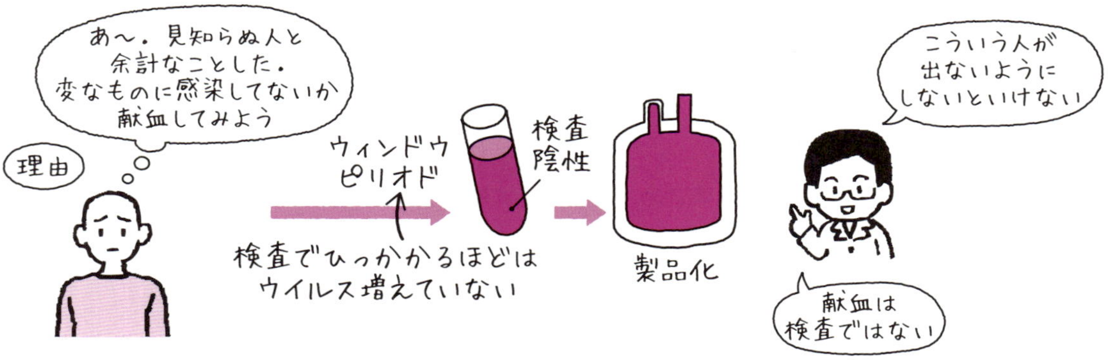

血液内科の治療の 1 つに足りないものを補う治療として，輸血療法などがあります．輸血は一般には成分輸血で，赤血球が足りない時は赤血球を，血小板が足りなければ血小板を補います．血液内科領域では**Hb 7 g/dL を目安に赤血球輸血**を，抗癌剤治療中ならば**血小板 1 万/μL** を下回らないように血小板輸血をします．再生不良性貧血や骨髄異形成症候群など「骨髄不全」が原因の場合の血小板輸血は，血小板数 5000/μL を目安にします．輸血の中に新鮮凍結血漿（FFP）がありますが，これは凝固因子の補充を目的に輸血します．**FFP はフィブリノゲン 100 mg/dL 未満，PT-INR 2.0，APTT は施設基準 2 倍以上**の場合輸血をします．

他に使用する血液由来成分はアルブミン，免疫グロブリン，ハプトグロビンなどがあります．血友病などの場合は第Ⅷ因子や第Ⅸ因子などを投与しますし，後天性血友病などでは**「バイパス療法」として第Ⅶ因子など**を投与することもあります．

JCOPY 498-22510

〈2〉溶血性副作用（ABO ミスマッチなどは致死的）

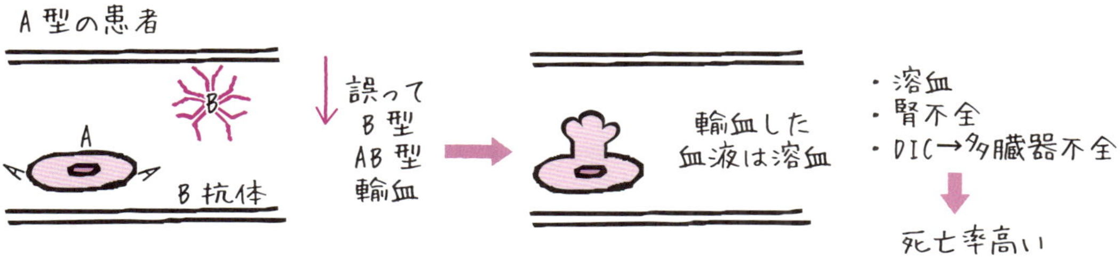
A 型の患者
A
B
B 抗体
誤って
B 型
AB 型
輸血
輸血した
血液は溶血
・溶血
・腎不全
・DIC→多臓器不全
死亡率高い

◎溶血性副作用を防ぐために

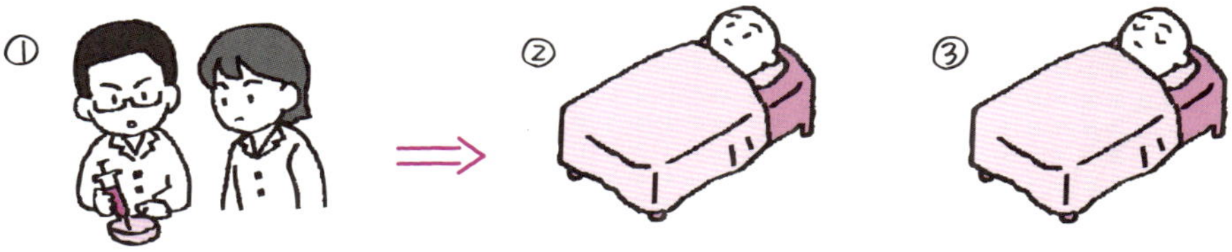

① 2 人以上で
ダブルチェック
（血液製剤を受領する
患者に入れる前）

② ・5 分間は状況を
確認
・15 分までゆっくり
→15 分後の状況を
確認する

③ 輸血前との
変化がないか
気をつける

〈3〉その他

・TRALI；輸血後の非心原性呼吸障害
　輸血後 6h 以内
　抗好中球抗体の関与
・TACO；輸血による心負荷による心不全

❷血液由来成分 （アルブミン，免疫グロブリン）

ねらい
・アルブミンなどの補充によりそれぞれの症状を改善する

副作用
・非溶血性副作用の可能性はある
・ウイルス感染はそれぞれ処理しており輸血より低い

輸血の投与に際し，血液型を合わせると思います．これは溶血性副作用を起こさないようにするためです．溶血性副作用は 15 分以内〜24 時間に発生することがありますが，ABO 血液型不適合や RhD 不適合では致死的です．副作用として他にアレルギー反応（発熱，じんましんなど），感染症（HBV，HCV，HIV），TRALI や TACO などがあります．

国家試験でも**輸血の副作用は聞かれます**．輸血の基準は病態や状況に合わせてのため，聞かれることは少ないかもしれませんが，医師としては必須の知識なので覚えておきましょう．

047 サイトカイン療法

❶G-CSF, M-CSF

抗癌剤治療による好中球減少時の回復
自己末梢血幹細胞採取のための幹細胞動員

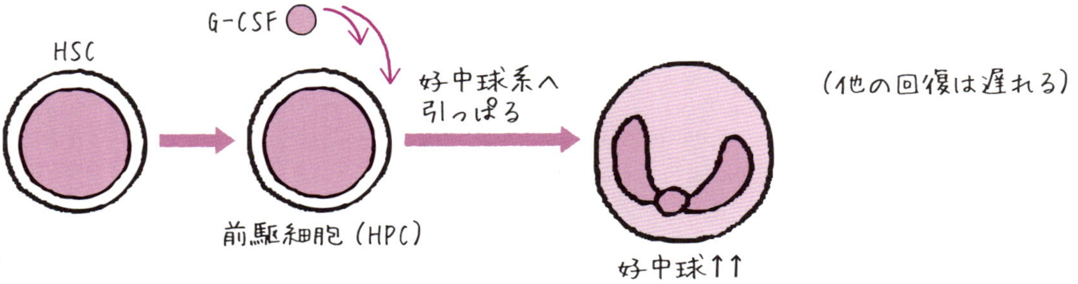

❷EPO

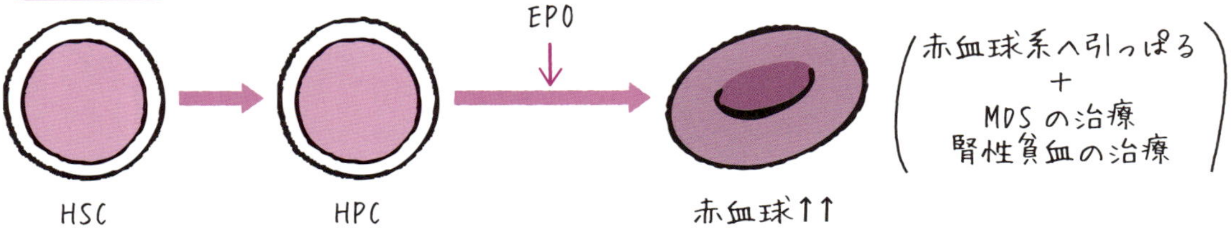

❸TPO-R 作動薬

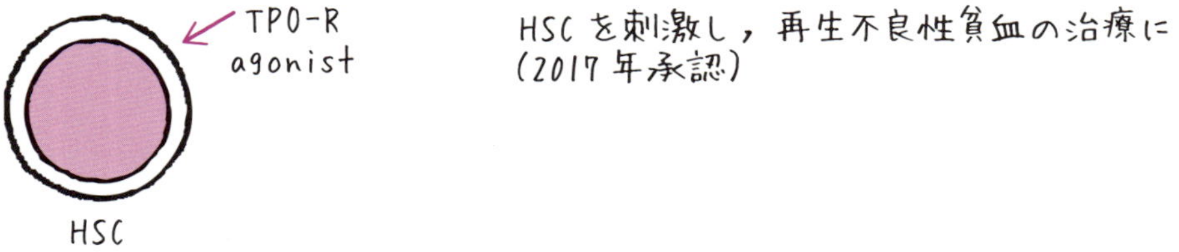

血液内科領域でサイトカインは非常に重要な役割をもちます．まず，よく使用するサイトカインは**G-CSF，M-CSF，EPO**になります．G-CSF，M-CSF は抗癌剤治療中の好中球減少が起きた際や造血幹細胞移植時に，**好中球の回復を早める**ために使用します．G-CSF は他に末梢血幹細胞採取の際に**末梢血への幹細胞の動員**のために使用します．他，再生不良性貧血や骨髄異形成症候群の好中球減少でも G-CSF を使用することがあります．

一般には G-CSF や M-CSF は抗癌剤と同時に使用することはありません．好中球の細胞回転が早まるため，好中球減少などが強く発生するからです．しかし，抗癌剤の感受性が悪い，ゆっくりしか増えない急性骨髄性白血病では CAG 療法や AVG 療法などの方法で併用することもあります．移植前に G-CSF で細胞回転を上げて抗癌剤治療を開始するような方法もありますが，国家試験には出ないので病棟でやっていたら覚えましょう．

EPO は腎性貧血以外に骨髄異形成症候群の治療薬としても使用されます（ダルベポエチン）．これはまた別に記載したいと思います．

サイトカインではありませんが，**TPO 受容体作動薬が ITP の治療や再生不良性貧血の治療（2017 年承認）**で使われています．

JCOPY 498-22510

おまけ 5 抗体医薬あれこれ

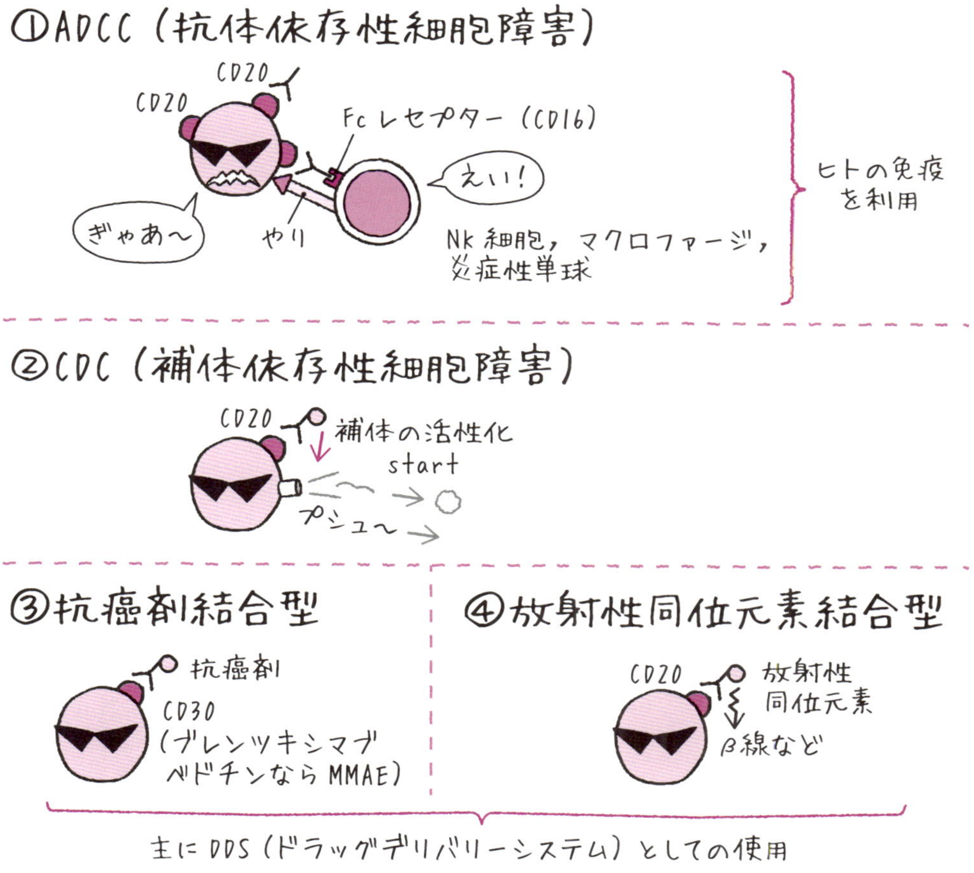

リツキシマブが登場してから，B 細胞リンパ腫の予後は改善しました．リツキシマブは B 細胞（リンパ腫）表面にある CD20 に結合する可変領域はマウス，定常領域がヒトになっているキメラ抗体です．**定常領域（Fc 部分）がヒト**ということはどういうことかというと，そこを NK 細胞などが認識し攻撃することができるということです．これを**抗体依存性細胞障害（ADCC）**といいます．抗体には補体の活性化作用もありますので，**補体による細胞障害（CDC）**も生じます．ちなみに ADCC 活性を上げるためにフコース（糖鎖の一種）を減少させたモガムリズマブなどもあります．

他に薬や放射性同位元素を腫瘍に届かせるための**ドラッグ デリバリー システム（DDS）**として使用しているものもあります．例えばブレンツキシマブ ベドチン（抗 CD30 抗体に抗癌剤をつける）やイブリツモマブ チウキセタン（抗 CD20 抗体に放射性同位元素）があります．抗癌剤としては上の 4 つの機序が中心ですが，他にも**中和抗体**としてエクリズマブ（抗 C5 抗体），免疫細胞に作用するニボルマブ（抗 PD-1 抗体，PD-1 は免疫細胞に発現）などもあります．

血液疾患以外ではサイトカインに対する抗体や IgE に対する抗体などいろいろあります．

048 感染症治療と予防(発熱性好中球減少症を中心に)

好中球は対細菌感染の主役!

❶通常時

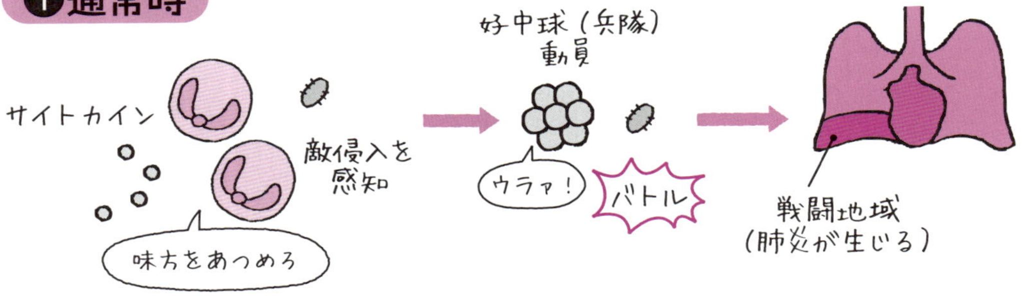

❷好中球減少時

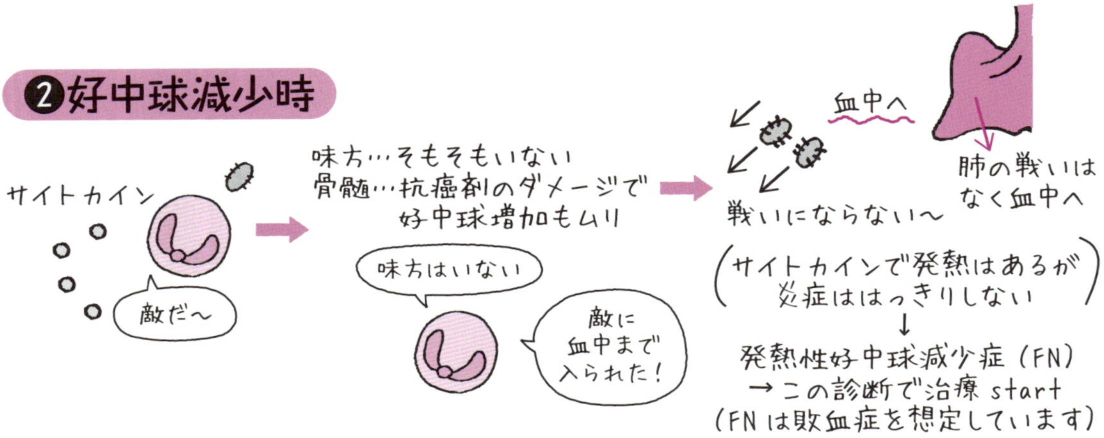

❸CD4リンパ球減少(リンパ腫の治療など)

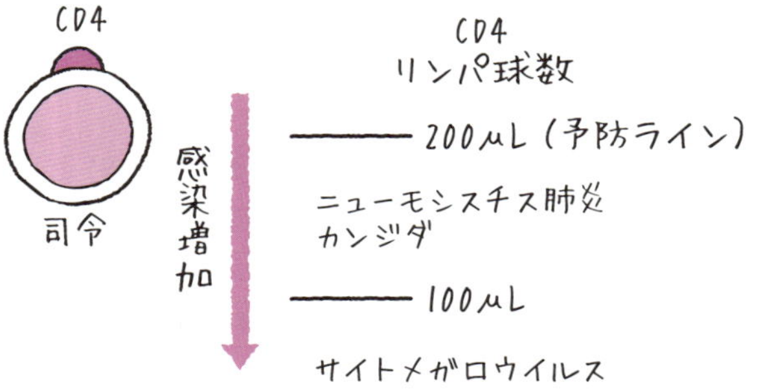

❹液性免疫の低下

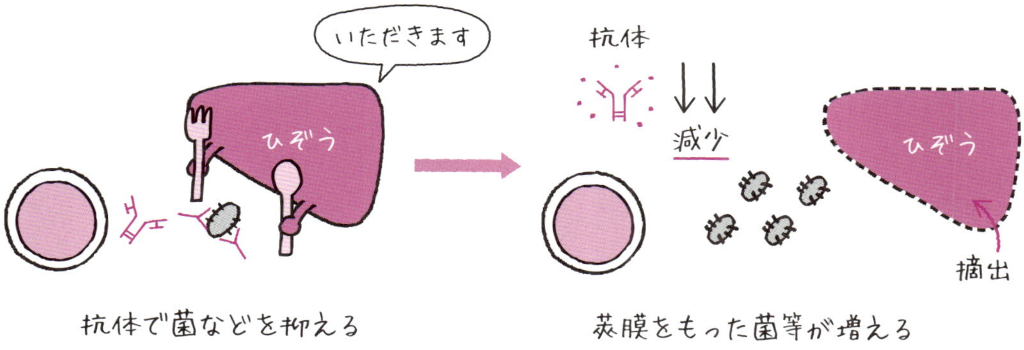

血液内科の抗癌剤治療は好中球が非常に減っていることが多いのが特徴です．急性白血病の治療はもちろん，状況によっては悪性リンパ腫の治療でも好中球 500/μL 未満になります．**好中球が 500/μL だと易感染状態**であり，当初は特に細菌感染が問題になります．好中球が回復するまではこの状況は続きますが，1 週間から 10 日以上だと真菌感染が問題になります．そのため好中球減少期間が 1 週間から 10 日を超える場合は，無菌管理（カビ対策，抗菌薬の予防投与など）を行います．

それでも腋窩温で 37.5℃以上，もしくは口腔温で 38.3℃以上の発熱，もしくは 1 時間以上継続する 38.0℃以上の発熱が発生することがあります．この時に**適切な治療を行わないと死亡率が非常に高い**ことがわかっています．そのため，好中球減少＋発熱（明らかな感染巣が不明）の段階で「**発熱性好中球減少症（FN）**」という診断名を与えて治療を開始します．治療は抗緑膿菌活性をもつ広域抗菌薬を使用します．FN は敗血症を念頭に治療を行っています（好中球が少なすぎて，炎症すら起こらずに敗血症になったという考え方）．

他，リンパ系腫瘍や同種移植の時には **CD4 リンパ球が著減**していることがあります．この時，**ニューモシスチス肺炎の予防に ST 合剤**を使用したりします．B 型肝炎ウイルスの既感染では HBV のモニタリングや抗ウイルス薬による治療が必要になることもあります．同種移植ではアシクロビルによるヘルペスウイルスの予防が必須ですし，免疫回復後の予防接種なども必要になります．

液性免疫が低下すると莢膜をもつ細菌感染などが問題になります．先天性では呼吸器感染が増えるといわれています．必要に応じて**免疫グロブリンの補充**を検討します．

049 造血幹細胞移植の考え方

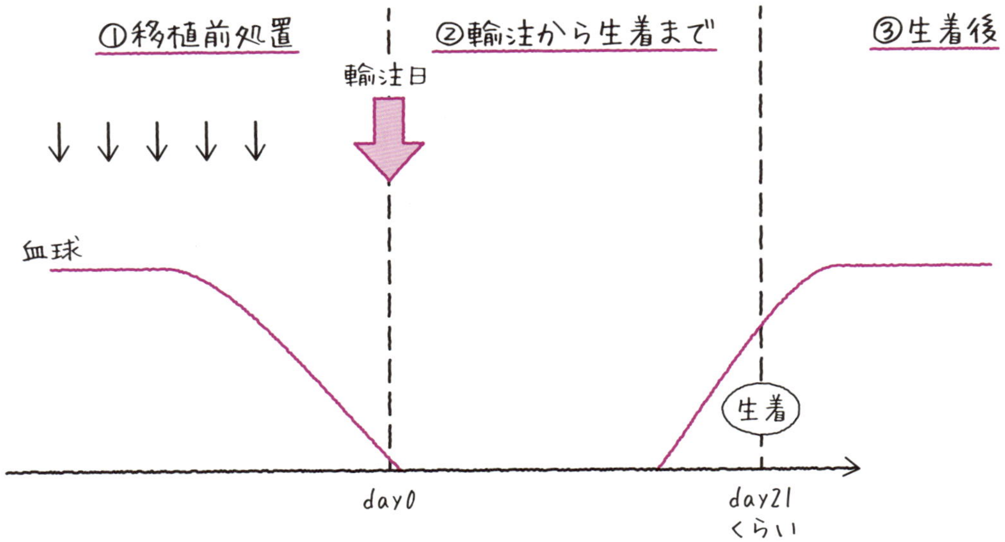

①前処置の目的
1. 骨髄細胞を減らす
2. 患者の免疫を抑える（拒絶の防止）
3. 残っている癌細胞を減らす

②生着まで
1. 感染症との戦い
2. 抗癌剤副作用との戦い
3. 生着前の免疫反応など

③生着後
1. GVHDとの戦い
2. カビ・ウイルスとの戦い
3. 移植後の免疫再構築
晩期合併症など

治療の最後は**造血幹細胞移植**です．造血幹細胞移植には簡単に書くと 3 つの段階があります．

1 つ目は**前処置**といわれる段階です．抗癌剤や放射線治療で腫瘍細胞をできるだけ減らし，患者さんの免疫を抑え，ドナーの造血幹細胞が入ってくるスペースを作ることが目的です．通常の抗癌剤治療では血液毒性（骨髄抑制）が用量制限毒性になりますが，同種移植や自家移植では気にする必要がありませんので，それ以外の毒性で命に関わらなければ投与量は増やせます．

2 つ目は**輸注日（Day 0）から生着まで**です．生着は通常は好中球の生着日をいい，3 日以上連続で好中球 500/μL 以上になった最初の日をいいます．生着するまでは抗癌剤や放射線治療の影響が出ている可能性が高い時期であることと，感染症のリスクが高い時期という特徴があります．末梢血幹細胞移植（自家移植含む）では 2～3 週間，同種骨髄移植では 3 週間前後，臍帯血移植では 4～6 週間くらいが生着までの目安です．

3 つ目は**生着後**の段階ですが，自家移植では大きな問題はあまりありません．同種移植の場合は急性移植片対宿主病（GVHD）や慢性 GVHD などが問題になる時期です．同種移植は免疫療法としての利点がありますが，GVHD が大きな問題になります．GVHD が起きるとそれを抑えるための治療をする必要があるため，感染症のリスクなども上昇します．この 3 つの段階を考えながら，前処置は何か，GVHD の予防は何をしているか，感染症対策は何か…などを勉強してみてください．

050 自家移植と同種移植（ドナーソースも併せて）

❶自家移植と同種移植

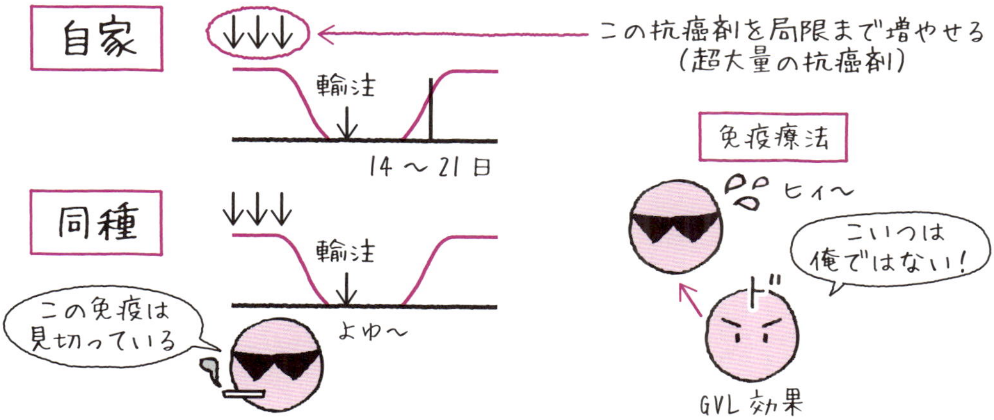

❷ドナーソース

	生着	ウイルス	GVHD
骨髄	普通	普通	普通
末梢血	速い	普通	多い傾向
臍帯血	遅い	多い	少ない（リスクは）

❸MAC と RIST

RIST：前処置軽減
（患者の免疫を抑えて生着させる）

前処置 ｛ 副作用少なめ
高齢者でも Ok

自家移植と同種移植は何が違うかといわれれば，自分由来 or 他人由来…が最も違うことです．

自家移植は一般には自分の末梢血幹細胞採取を行い，それを凍結保存しておきます．そして後日，**自家末梢血幹細胞移植併用大量化学療法**を行います．あえて「大量化学療法」と書きましたが，自家移植では抗腫瘍効果は**抗癌剤の効果**しかありません．そのため，抗癌剤の効きが悪い腫瘍では行いません．また，癌細胞の混入などの可能性がありますので，一部を除いて急性白血病でも行いません．自家移植は一般には**悪性リンパ腫**か**多発性骨髄腫**の患者さんで実施される抗癌剤を「骨髄抑制以外の理由で減らす必要のある」**極限まで増やした「抗癌剤メイン」の治療**になります．

同種移植は「免疫療法」としての効果が期待できます．他の人の造血幹細胞をもらうにあたり，**骨髄・末梢血幹細胞・臍帯血**の 3 つがあります．それぞれ，生着までの日数や GVHD の頻度，ウイルス感染などの頻度などに違いがあります．ただ，これは医師国家試験には出ないと思いますので，病棟などで見た時には勉強するようにしてください（大学によっては同種移植していないところもありますので）．

同種移植には「骨髄破壊的」な前処置（MAC）と「非破壊的前処置」（RIST）があります．前者を一般的なものとしますと，後者は**抗癌剤の量を抑える代わりに「免疫抑制」を強める（拒絶されないようにする）**ことで，高齢者などでも実施できるようにしたものです．RIST には様々な前処置がありますが，概念だけは理解しておきましょう．ハプロ移植もありますが，国家試験には出ない（まだ臨床試験中）と思いますので，病棟などで勉強する機会があれば指導医に聞いてみてください．

051 急性 GVHD と慢性 GVHD

❶急性 GVHD

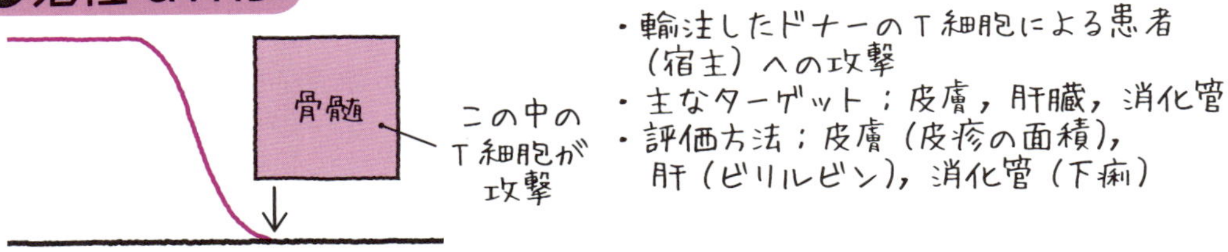

❷慢性 GVHD

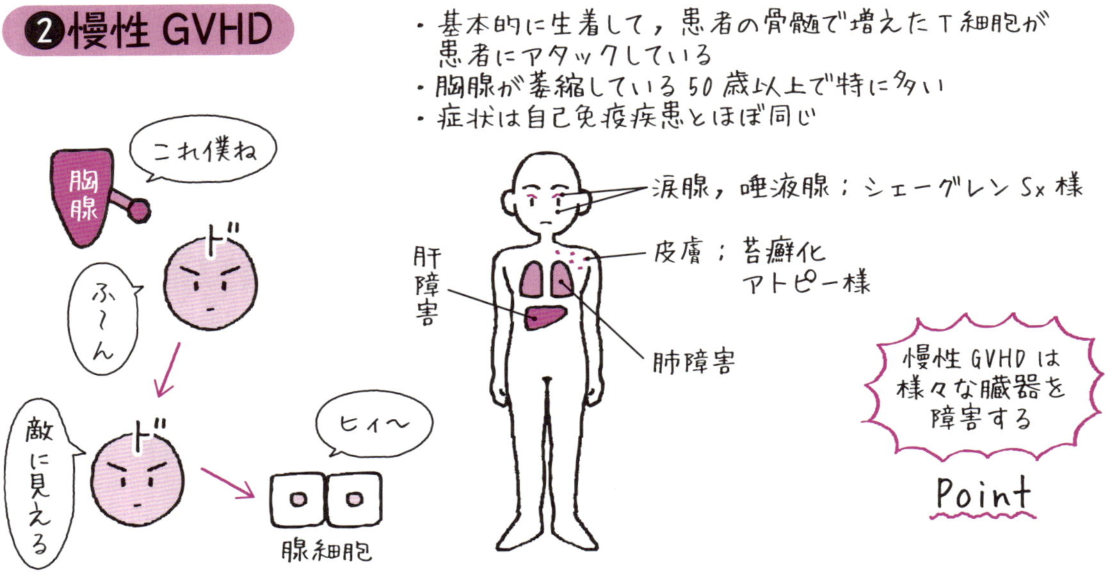

移植の最後です．**GVHD は同種移植特有**（輸血でも起き得ますが，普通はありません）の合併症です．一般に急性 GVHD と慢性 GVHD があります．**急性 GVHD** は輸注した時に一緒に入ってきたリンパ球によるもので，**皮膚・消化管・肝臓**が主なターゲットになります．抗癌剤治療でダメージを受け，サイトカインなどが出ている患者さんの体内にやってきた T リンパ球などが，自分と異なる様々な細胞（非自己ですから）を敵と認識して攻撃を仕掛けるのが急性 GVHD というわけです．通常はカルシニューリン阻害薬や MTX を用いて予防をしています．この予防だけで十分に抑えられればよいのですが，免疫反応として攻撃を始めるとより強い治療を行います．一般的にはステロイド剤の投与や ATG などを投与します．

慢性 GVHD は移植後 100 日以降に発生するとされていますが，基本的には**患者さんの体内で分化・成長したリンパ球が起こす免疫反応**です．本来は胸腺で自己と非自己を勉強するわけですが，高齢者では特に**胸腺は萎縮**していっています．そうすると新たな「自己」として認識しなくてはいけない細胞を認識できずに攻撃したりします．慢性 GVHD は膠原病をはじめとした**自己免疫疾患に似た症状**を出してきます．涙腺や唾液腺に攻撃を仕掛ければシェーグレン症候群と同じ症状ですし，筋炎を起こすこともあります．皮膚の病状はアトピー性皮膚炎にそっくりです．治療はステロイドやカルシニューリン阻害薬が基本になります．

JCOPY 498-22510

052 鉄欠乏性貧血の診断

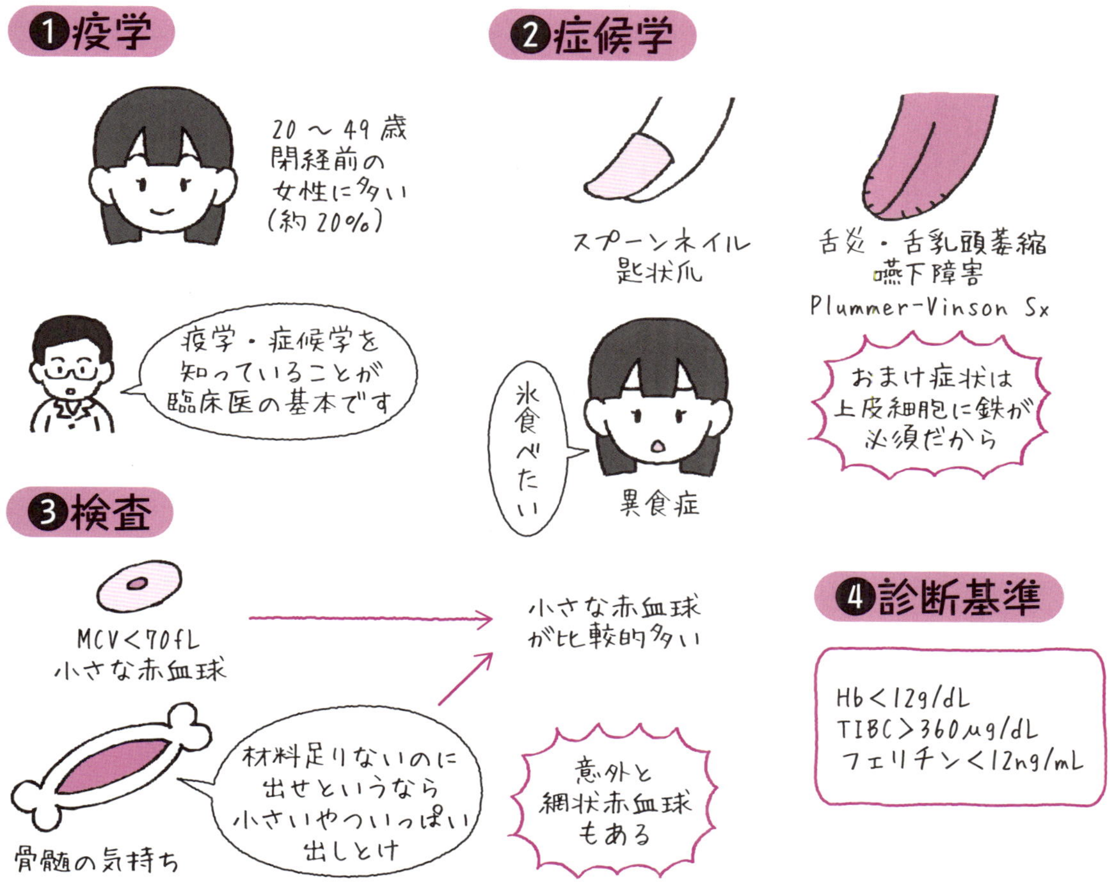

鉄欠乏性貧血を含め，診断のためには疫学，症候学，検査結果，診断基準を知る必要があります．**鉄の体内動態は閉鎖**系のため，出血がない限りは鉄欠乏になることは稀です．**20〜49歳の女性の20%に鉄欠乏性貧血**があることを知っておく必要があります．そのため若年女性の貧血であれば鉄欠乏性貧血を念頭に置きます．

次に鉄欠乏を示唆する他の所見，国家試験的には**匙状爪，異食症**（氷が有名ですが，様々なものを食べます），舌乳頭の萎縮，口角炎などです．舌炎・嚥下障害を合併した鉄欠乏性貧血を **Plummer-Vinson症候群**と呼びますが，症状の理解と併せて国家試験対策に覚えておきましょう．ちなみに貧血以外の症状が起きる理由は，鉄が**上皮細胞を維持する酵素の補酵素**の一部であり，これが足りなくなることから爪や舌，口腔粘膜，食道粘膜などが障害されます．

血液検査は小球性貧血，特に **MCVは70 fL未満**が多く，網状赤血球は貧血に比較すれば少ないながら，比較的保たれています．それは赤血球を産生する能力には問題ないからで，Hbだけが不足しているからです（MCV＝ヘマトクリット/赤血球数）．Hbは細胞質に存在するため，細胞質が小さくなります．その他，鉄が欲しい体の状態を反映して，TIBCが増加し，鉄欠乏を反映してフェリチンが低下します．

診断基準は **Hb＜12 g/dL（MCV＜80 fL），TIBC＞360 μg/dL，フェリチン＜12 ng/mL** です．

053 鉄欠乏性貧血の原因と治療

❶原因

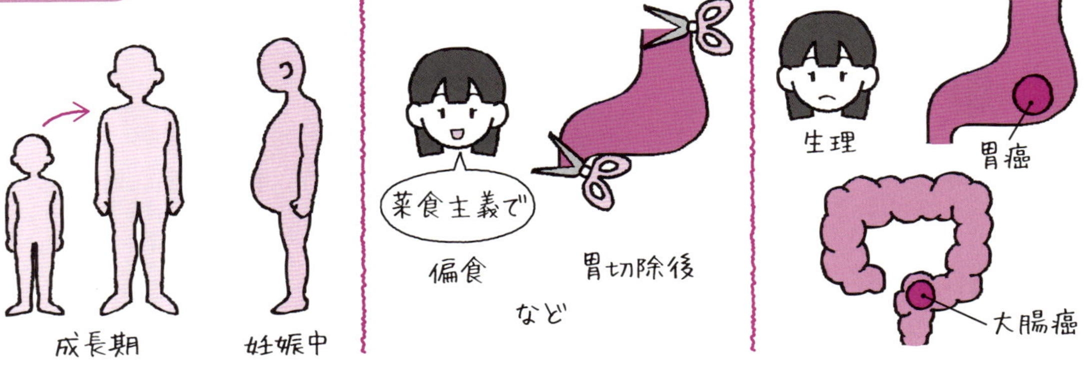

❷治療…鉄の補充

・基本は内服
- 50～200mg/日
- 1～2週で　網状赤血球↑
- RDW（大きさの幅）↑
- 1～2カ月　貧血改善
- 5～6カ月　鉄の補充完了

・内服できない鉄剤の点滴
- 点滴ではフェリチンが貯蔵鉄と無関係に高値になる
- →最初から量を計算

鉄欠乏性貧血の診断はできるようになりました．鉄欠乏性貧血で重要なことは，原因検索です．若年女性では月経による慢性出血（月経過多の原因もあるかもしれません）が原因として多いわけですが，**閉経後の女性や男性**ではいろいろな**原因を考える**必要があります．鉄欠乏性貧血で命に関わることはほとんどありませんが，**原疾患によっては命に関わります**．

原因として忘れてはいけないのは**悪性腫瘍**です．特に胃癌や大腸癌などの**消化管悪性腫瘍の検索**は重要です．見逃せば訴訟にあっても仕方がないです．悪性腫瘍だけでなく，胃潰瘍や十二指腸潰瘍なども原因になります．これらは出血による影響なので，鉄喪失の増大が原因になります．他に鉄の吸収が低下した場合にも，鉄欠乏になります．例えば偏食・ダイエットによる影響です．他に胃酸が吸収に関与しますので，**胃切除後の患者さんでは吸収が低下**します．吸収部位である十二指腸の病変や切除も影響します．また，小児期や思春期，妊娠中などは「鉄の需要が増える」ことで鉄欠乏になることがあります．これらの鑑別が終わりましたら，女性であれば婦人科受診も検討してください．子宮筋腫など過多月経の原因などを確認する必要があります．

治療は鉄剤の補充です．基本は内服治療になります．鉄剤を投与すると**1週間程度で網状赤血球が上昇**します．他に赤血球粒度分布幅（RDW）が広がってきます（小さなものばかりから正常なものが混じるようになるので）．Hb が回復してからも数カ月は継続投与して，貯蔵鉄を補充する必要があります．フェリチンが改善して，貯蔵鉄 700～1000 mg が補充された頃が終わりです．消化器症状が強い場合は，食直後に内服してもらいますが，内服がどうしてもできない患者さんは静脈注射を行います．この場合は計算式で投与量を計算して実施します（中尾の式）．

054 小球性貧血の鑑別と鉄代謝マーカー

❶小球性貧血

細胞質にある Hb 合成に支障
- Hb 産生がもともとダメ
- サラセミア
- 材料の鉄が何らかの理由でこない
- →慢性炎症に伴う貧血，無トランスフェリン血症

〈1〉鉄欠乏性貧血

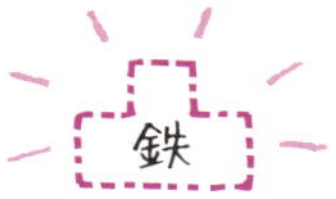

鉄

材料がないので
つくれない

〈2〉慢性炎症に伴う貧血（CAD）

・無トランスフェリン血症

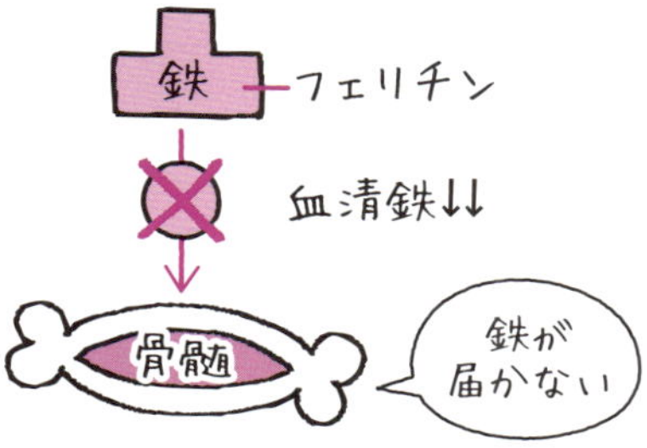

〈3〉サラセミア

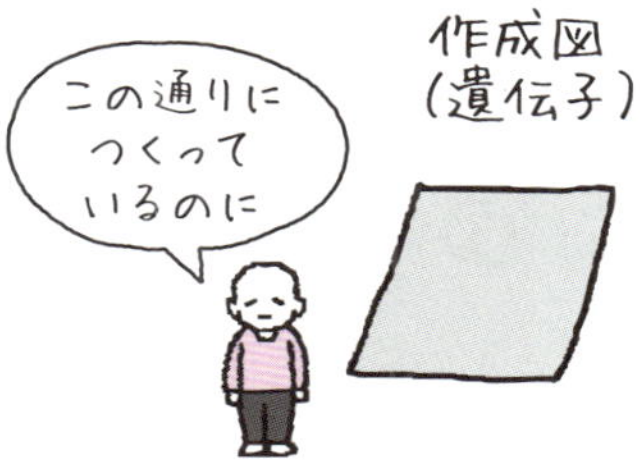

この通りに
つくって
いるのに
作成図
(遺伝子)

〈4〉鉄芽球性貧血

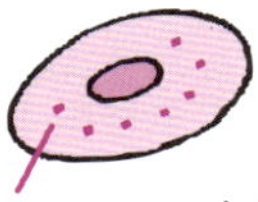

鉄がうまく使えず
ミトコンドリア内に！

❷マーカーの動き

	血清鉄	TIBC	フェリチン
鉄欠乏性貧血	↓	↑↑	↓
CAD	↓	↓	↑
サラセミア	→ or ↑	↓	→ or ↑

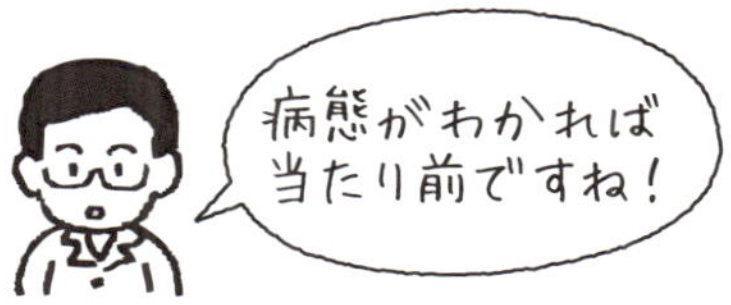

小球性貧血になる疾患として国家試験にも出題されるものは**「サラセミア」と「慢性炎症に伴う貧血」**です．サラセミアはヘモグロビン産生異常が原因で，慢性炎症は「鉄の輸送」に異常があり鉄をうまく利用できないという原因があります．それを鉄代謝マーカーで見てみると上のようになります．

サラセミアはα鎖の異常かβ鎖の異常かで分かれますが，重症になるのはα鎖の異常です（αサラセミア）．β鎖の産生異常（産生低下含む）をβサラセミアといいますが，日本ではこちらが多くなっています（1000 人に 1 人）．一般には軽症が多く，健診や他の病気で採血した際に小球性貧血を見て紹介されてくることが多いです．

慢性炎症についてですが，生体防御の 1 つとして「細菌」にとって重要な「鉄」を使わせないようにするシステムがあります（鉄ホルモン：「010 鉄代謝とヘプシジン」参照）．炎症が起きると鉄を血中から下げ，組織にフェリチンの形で蓄えようとします．そのため慢性炎症ではフェリチンが上昇し，血清鉄は低下します．

多くはありませんが，**無トランスフェリン血症**では鉄が骨髄に届かないため，小球性貧血になりますし，**鉄芽球性貧血**はミトコンドリア内に鉄がたまり，細胞質に行かないので小球性貧血になります．

055 巨赤芽球性貧血の症候と診断

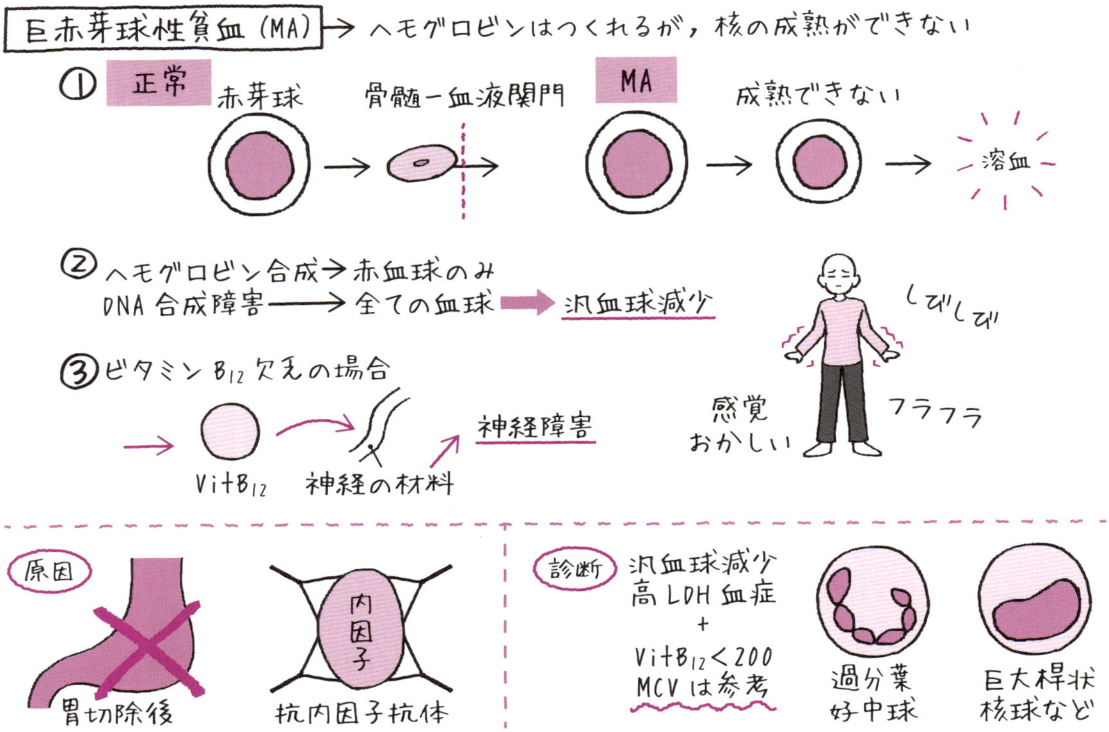

巨赤芽球性貧血は鉄欠乏性貧血と異なり，Hb を作る材料ではなく，**DNA 合成に影響する「ビタミン B_{12}」や「葉酸」の欠乏**で起きるものです．そのため，細胞の核が成熟することができないものの細胞質は普通に作られていくために細胞質が大きな「巨赤芽球」が作られます．名前は巨赤芽球性貧血ですが，**DNA は白血球にも巨核球にもありますので，汎血球減少**が生じます．巨赤芽球よりも過分葉好中球や巨大な好中球の方が疾患特異性は高いです．

ビタミン B_{12} が不足するとどのようなことが生じるでしょうか？　神経障害の治療薬としてビタミン B_{12}（メチコバール®）が有名ですが，**ビタミン B_{12} 欠乏性貧血では神経障害**が起きます（文献的には 30%）．手足のしびれや感覚鈍麻，Romberg sign 陽性などが起こります．消化器症状として食欲不振や嘔気などが出ることもありますが，慢性胃炎などに伴うものかは不明です．国家試験的には痛みを伴う舌乳頭の萎縮を特徴とする Hunter 舌炎が有名です．あと，白髪が増えます．

葉酸欠乏は頻度も少なく，神経症状のない巨赤芽球性貧血としかいえません．アルコール中毒の患者さんや妊婦などで葉酸欠乏が起こり得ます．状況が限られすぎており，国家試験的にも出しにくいものかもしれません．

診断のポイントは**「汎血球減少」と著明な「高 LDH 血症」**（溶血を反映します．500〜2000 IU/L が多いです），MCV の値（国家試験的には MCV＞120 fL）で疑います．臨床現場では MCV の特異性は低いのですが，基本的に大球性貧血になります．ビタミン B_{12}＜200 pg/mL で診断感度 97%です．実臨床では行いませんが，**抗内因子抗体**（感度は低いが，特異度は高い）や抗壁細胞抗体（感度は高いが，特異度は低い）も覚えて起きましょう．**抗壁細胞抗体の特異度が低い**のは「慢性胃炎」でも陽性になるからです．

056 ビタミン B_{12} 欠乏性貧血の治療と経過観察

❶ビタミン B_{12} 欠乏性貧血

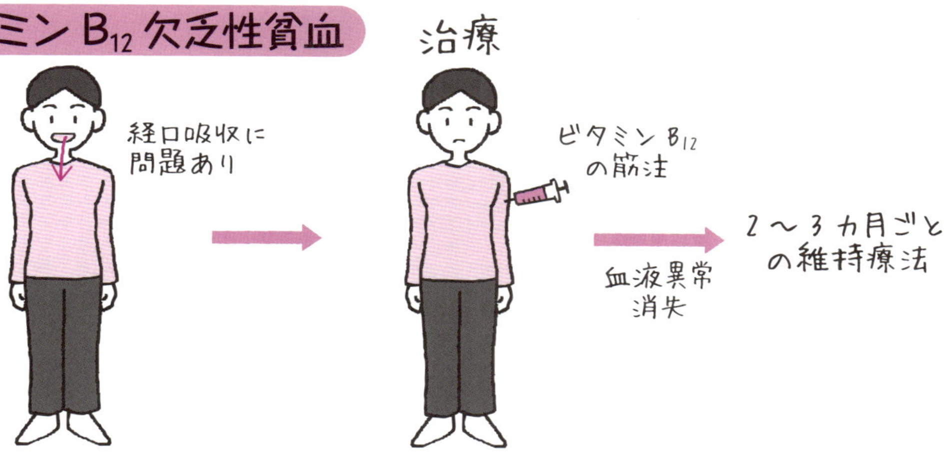

❷国試では×

・ビタミン B_{12} の経口投与でも
　1%ほどは吸収
・ビタミン B_{12} の1日必要量 2〜3μg

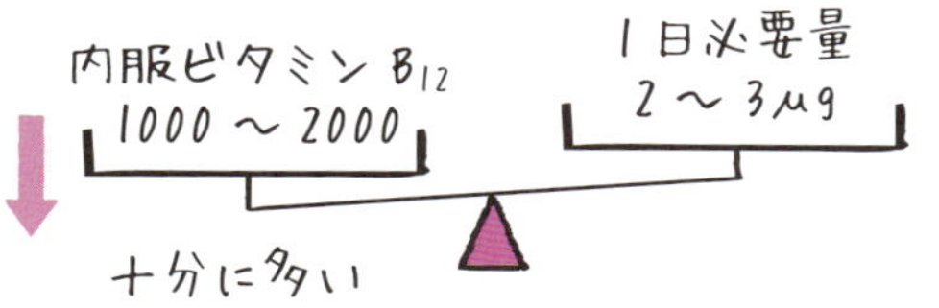

❸経過観察

・ビタミン B_{12} の投与を継続
・胃癌の発生が多いので内視鏡を！
　(日本人はもともと欧米より
　胃癌が高頻度)

ビタミン B_{12} 欠乏性貧血の治療は当然ながら不足しているものを補うことです．ビタミン B_{12} 欠乏が起きる原因としては**抗内因子抗体，慢性胃炎**（抗壁細胞抗体含む）などによる吸収障害，**胃全摘後**，blind loop 症候群などによるものが考えられます．偏食によるものも可能性としてはあります．原因にもよりますが，胃が何らかの影響で内因子を出せなくなり，**ビタミン B_{12} の吸収障害が起きる**ことが多いです．

口からの吸収が低下しているので，一般には**ビタミン B_{12} を筋肉注射**します．教科書により投与方法にも違いがありますが，ビタミン B_{12} を連日注射（文献により投与量などいろいろです）し，症状や検査値異常が改善してから維持療法（2〜3 カ月に一度）に切り替えるのが一般的です．

しかし，内因子がなくても 1%程度は吸収されるため，足が悪くて通院が困難な患者さんなどでは内服治療（ビタミン B_{12} 1000〜2000 mg/日）を維持療法として行うことがあります．**国家試験的には間違い**なので，将来医師になった時に覚えておいてください．

ビタミン B_{12} 欠乏性貧血では欧米では 6 倍，日本でも 2 倍の頻度で**胃癌を発症する**患者さんがいます（日本の胃癌の頻度がもともと高いので，倍率は低いが明らかに増える）．そのため，消化管内視鏡検査も経過観察では重要です．一般的にはビタミン B_{12} の投与を継続しているはずなので，**年に 1 回程度は上部消化管内視鏡検査**を行いましょう．

057 溶血性貧血とその診断

赤血球が破壊されて貧血が進行する疾患

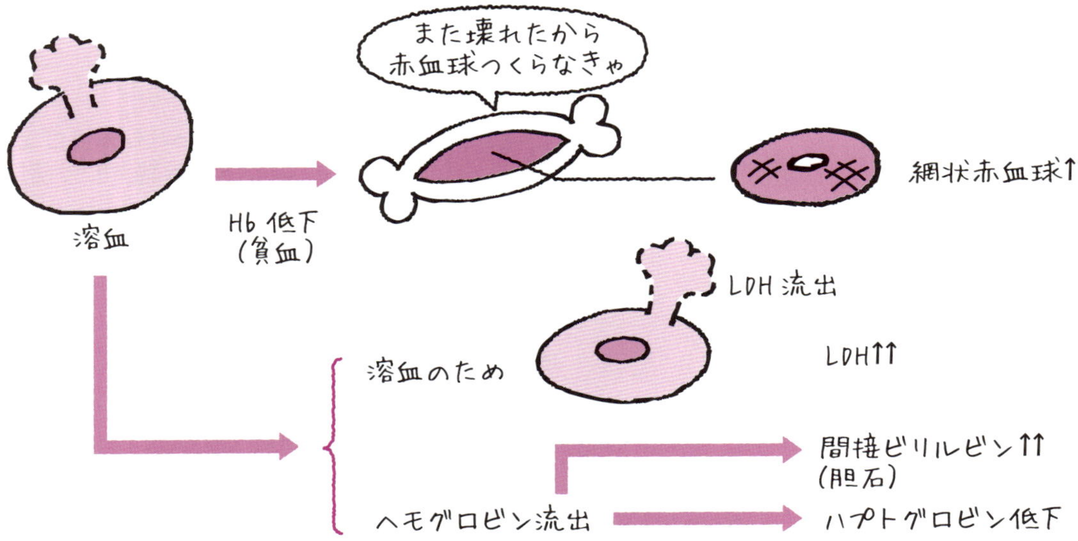

診断には

①貧血
②網状赤血球増加
③ハプトグロビン低下

が必須

貧血の原因は**産生障害と破壊の亢進，出血**の 3 つの機序が考えられます．溶血性貧血は赤血球の破壊が亢進したことによる貧血の総称になります．

赤血球を作ることはできますので，壊されていく赤血球を補うために赤血球産生が亢進します．そうすると若い赤血球である網状赤血球（血液中に出てきて 2 日）が増加します．また，産生に異常はないため正球性正色素性貧血が基本形です．時に大球性貧血になることもあります．

赤血球の破壊が亢進していることによって起きる症状や検査値異常があります．最も重要なものは**貧血**です．それ以外に溶血を反映した **LDH 上昇や間接ビリルビン増加**があります．間接ビリルビンが増えることで，**黄疸**を呈したり，**胆石**（ビリルビン結石）が発生したりします．赤血球が壊れるとヘモグロビンが血液中に遊離します．ヘモグロビンは腎臓をはじめとした臓器に悪影響を与えますので，これを回収する**ハプトグロビン**があります．溶血で発生した大量のヘモグロビンを回収するためにハプトグロビンが消費されます．ハプトグロビンは感度未満が多いのですが，ハプトグロビン<25 mg/dL で溶血に対する感度が 83%，特異度が 96%とされています．

実臨床で診断に必須の検査データは「貧血」「網状赤血球増加（4%以上)」「ハプトグロビン低下」であり，他の検査はその診断確率を上昇させるものといえます．

JCOPY 498-22510

おまけ 6 NF-kB シグナル

NF-kB；炎症性サイトカインやケモカインなどの発現に関与する
骨髄腫，リンパ腫で大事

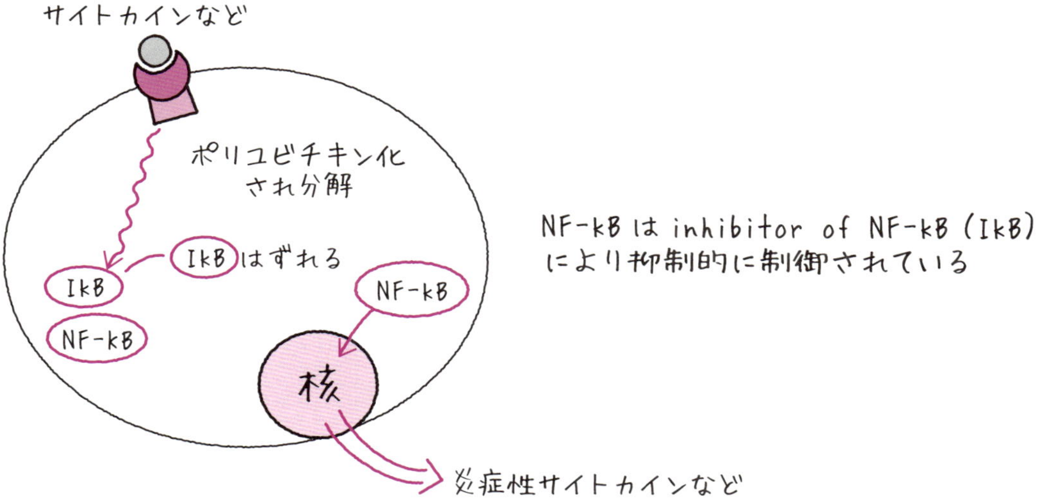

NF-kB は炎症性サイトカインや LPS（リポポリサッカライド：エンドトキシン）などの刺激で活性化され，**様々な免疫反応**を引き起こします．

NF-kB は細胞内では **IkB（inhibitor of NF-kB）**と呼ばれるものと結合しており，抑制的に制御されています．炎症刺激などが細胞内に伝わると，IkB はポリユビキチン化され分解されます．そして NF-kB が核内に移行して様々な遺伝子を活性化させます．通常は炎症を起こす反応を高めるため，**白血球系の活性化やサイトカイン分泌**を起こします．しかし，そのままでは炎症が暴走するため，IkB の遺伝子発現も遅れて高くなり，炎症は制御されます．NF-kB の異常は白血球系の異常につながるため，血液腫瘍では重要です．国家試験的には多発性骨髄腫やリンパ腫ですが，MDS や AML でも発現が高まっています．

058 溶血性貧血の病型診断

溶血性貧血は 2TYPE

❶免疫性溶血性貧血

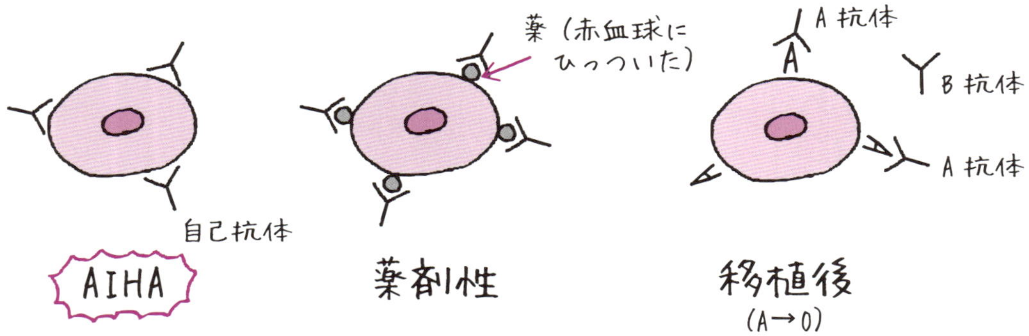

❷非免疫性溶血性貧血

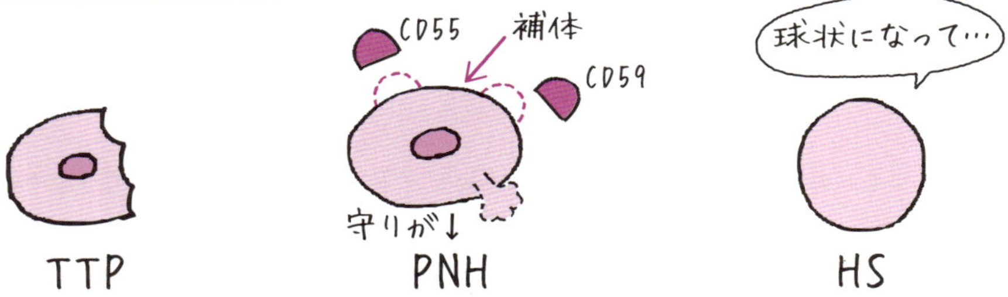

溶血性貧血については前項で理解できたと思います．次のステップはその病型診断です．一般には最初に**「免疫性」か「非免疫性」か**を判断します．

免疫性とは「抗体が関与しているかどうか」という話で**直接クームス試験**を行います．直接クームス試験は患者さんの赤血球に抗グロブリン抗体を加えて凝集するかどうかを見ます．赤血球に抗体がついていることはこれで証明できますので，直接クームスが陽性ならば免疫性ということになります．診断ではありませんが，**間接クームス試験**は患者さんの血清にコントロールの血清を加えて凝集するかを見ます．間接クームス試験が陽性であれば抗体が多いことが推測できますし，冷式抗体や不規則抗体などの可能性も考えられます．

直接クームス試験が陰性であれば，基本的には非免疫性溶血性貧血です．次に血液像を確認します．血液像で破砕赤血球など「**機械的な溶血**」を疑う所見があるか，球状赤血球などの所見があるかを確認します．機械的溶血があれば血栓性血小板減少性紫斑病（TTP）などを考えますし，先天性溶血性貧血を疑う所見があれば追加検査を行います．

血液像でも異常がなければ**発作性夜間血色素尿症（PNH）**やクームス陰性自己免疫性貧血（覚えなくてよいです．そういうのもあります），**赤血球酵素異常症**などを考えます．

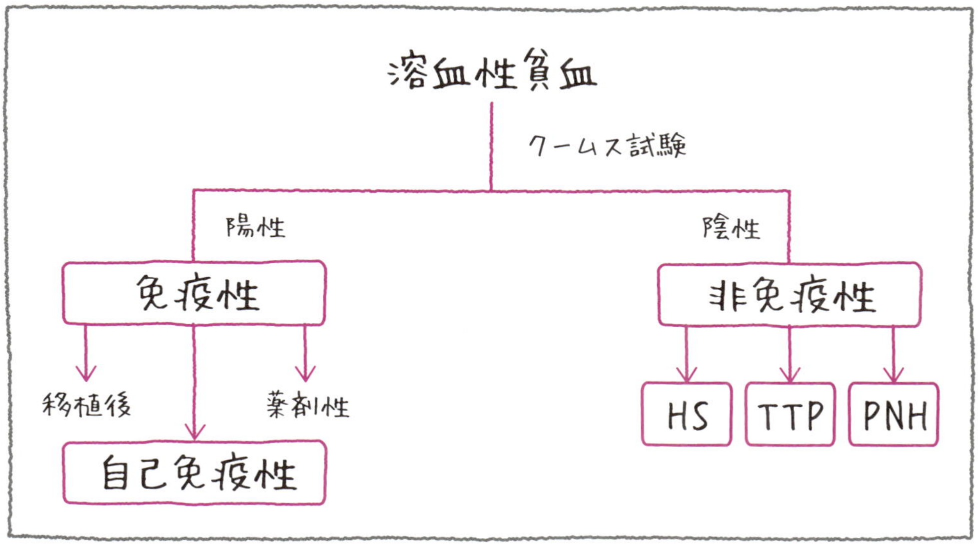

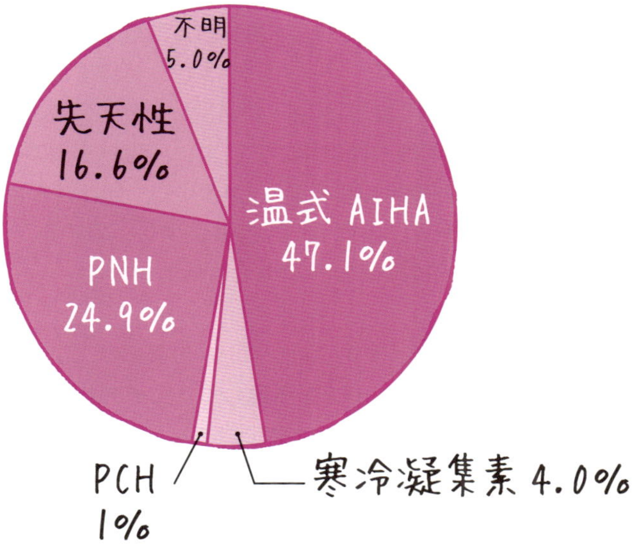

(自己免疫性溶血性貧血 診療の参照ガイド〔平成26年度改訂版〕より)

溶血性貧血の病型ごとの頻度は免疫性が約50%，PNHが25%，先天性溶血性貧血が16〜17%，その他が5〜6%程度となっており，免疫性のほとんどは温式自己免疫性溶血性貧血（温式AIHA）です．

059 自己免疫性溶血性貧血（AIHA）の特徴と治療

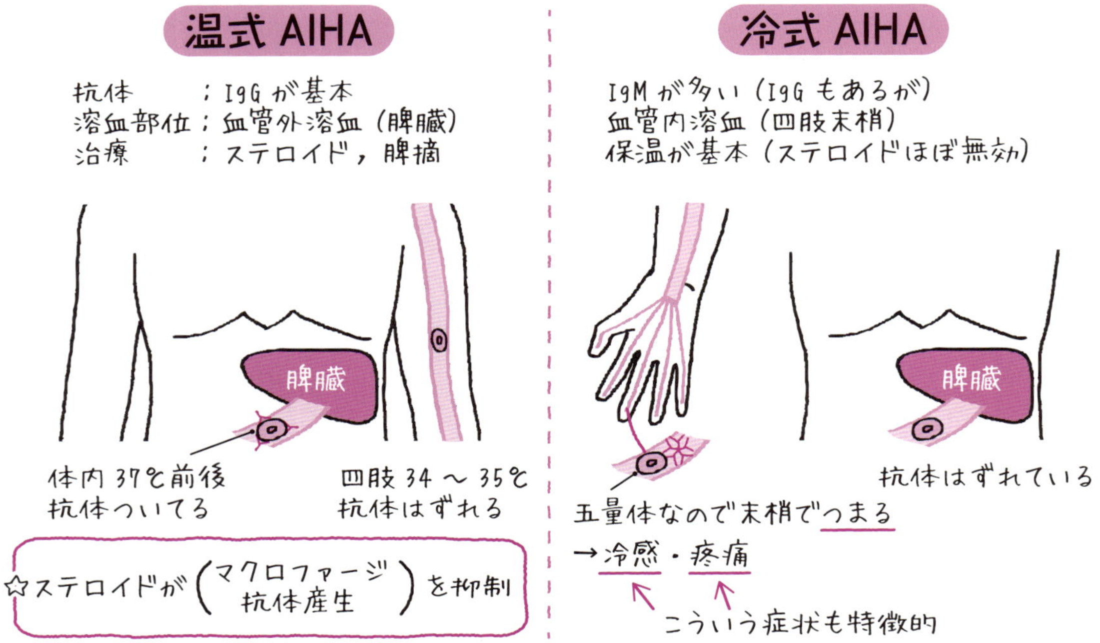

免疫性溶血性貧血にも種類はありますが，学生レベルでは **AIHA** だけを覚えておけばよいと思います．AIHA には温式と冷式があります．**温式 AIHA は IgG 抗体**によるもので，37℃前後で赤血球と結合するため，主に壊される場所は赤血球と IgG が結合したためにうまく通過できなくなった**脾臓で壊されます**．**冷式 AIHA** は 37℃前後では乖離してしまい，**四肢末梢の温度が低いところ**で赤血球と結合します．冷式 AIHA の 8 割が寒冷凝集素症（CAD）で，発作性寒冷ヘモグロビン尿症（PCH）は冷式 AIHA の 2 割しかありません．冷式 AIHA 自体が少ないので PCH を見ることは稀です．国家試験対策では **CAD は IgM 抗体**，**PCH は IgG 型の Donath-Landsteiner 抗体**が陽性になるということは覚えておきましょう．

治療も温式と冷式では大きく違います．**温式 AIHA の基本はステロイド**になります．ステロイドは T 細胞だけでなく，B 細胞のアポトーシスを誘導します．そのため自己反応性の B 細胞を除去するのに使用します．抗体が関与する病気の治療はステロイドが入ることが多いです．温式 AIHA ではステロイドが効かない時には破壊している脾臓を取ることで貧血が改善します．難治例には B 細胞を強力に除去する**リツキシマブ**が有効といわれておりますが，基本は**ステロイドと脾摘**と覚えておきましょう．

冷式 AIHA はステロイドが効きにくく，脾臓を取っても意味はありません．そのため**保温が治療の中心**となります．温式 AIHA と冷式 AIHA では治療が全然違うことは覚えておいてください．実臨床では特発性と続発性とで予後がかなり違うことが問題になります．

JCOPY 498-22510

おまけ　温式 AIHA の生存曲線

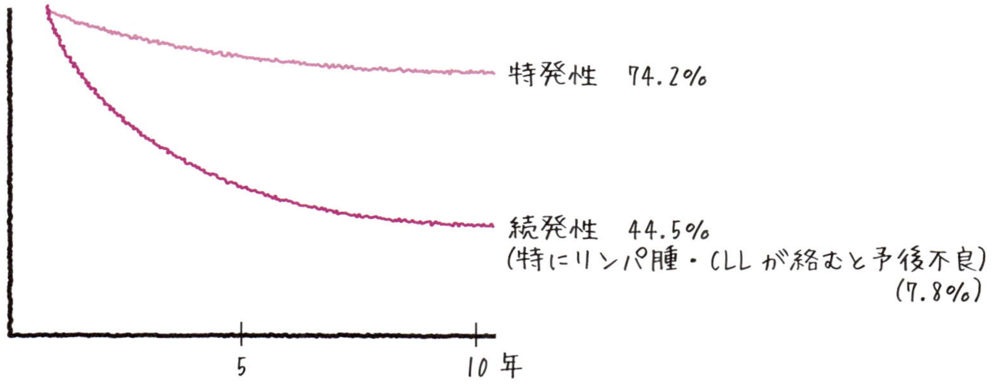

060 溶血性貧血＋血小板減少（Evans 症候群か TTP か）

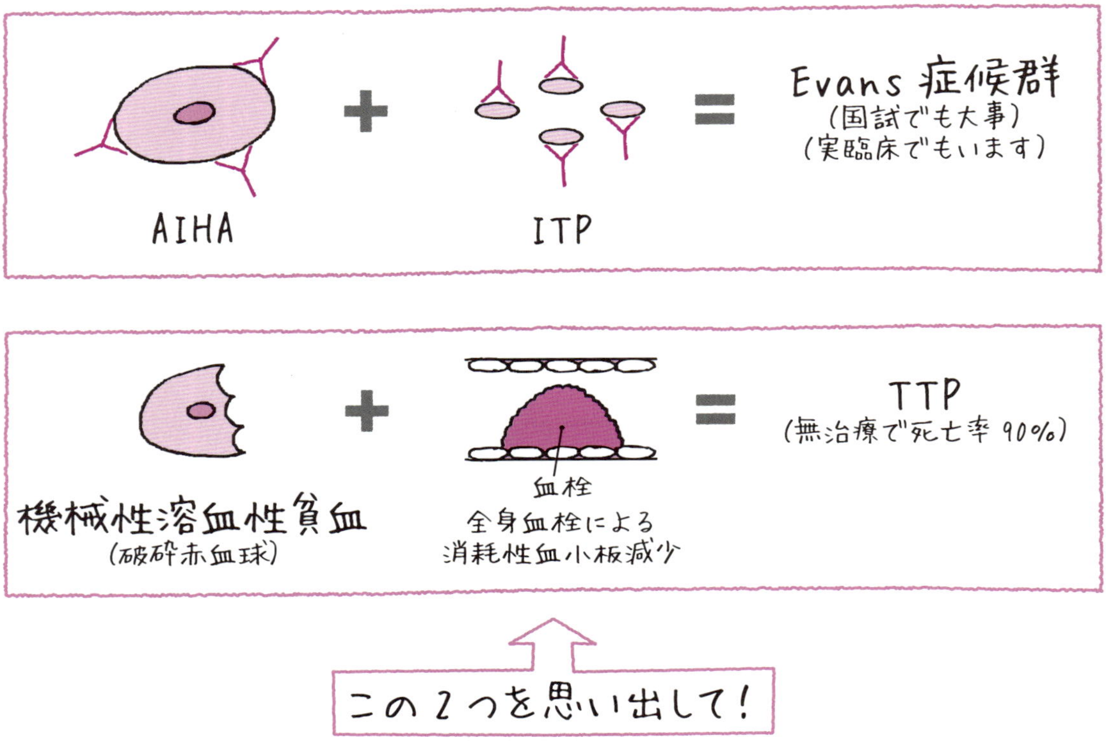

さて，AIHA の勉強をしたところで，国家試験的に有名な **AIHA＋特発性（免疫性）血小板減少性紫斑病（ITP）が合併した Evans 症候群**というものがあります．溶血性貧血＋血小板減少という病態を示す疾患で，特発性 AIHA の 10～20%の頻度といわれています．

ここから先は基本的に「血小板減少」の項目で記載しますが，**溶血性貧血＋血小板減少を示す疾患**があります．その最も重要な疾患は**血栓性血小板減少性紫斑病（TTP）**です．予後不良な上に進行が早いため，溶血性貧血と血小板減少を見たら注意が必要です．TTP の 5 兆候が出揃うことは稀です（出揃うまで待っていたら，患者さんの救命はできません）．今では ADAMTS13 の活性やインヒビターを確認できます．また，TTP の疑いは**機会性溶血性貧血＋血小板減少を認める**ことが開始地点なので，溶血性貧血＋血小板減少を見たら臨床的には TTP も念頭に検査を進める（TTP ではないという確証が得られるまで，絶対家に帰さない）必要があります．

国家試験では溶血性貧血＋血小板減少をきたす疾患を聞かれたら，この 2 つは書けるようにしておきましょう．臨床医としてはこれを見たら血液内科へ紹介です．

JCOPY 498-22510

061 発作性夜間血色素尿症（PNH）の原因と診断

PNH

・補体制御蛋白がなくなり，溶血する
・骨髄不全型（日本に多い）による汎血球減少
・血栓症などの症状も出る

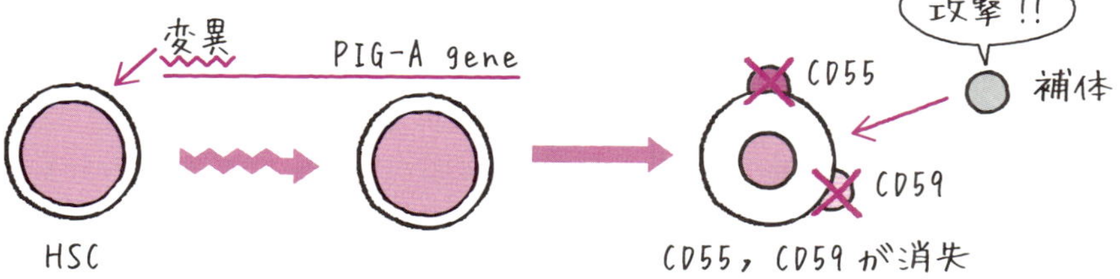

診断

フローサイトメトリーでCD55，CD59欠損赤血球を検出する

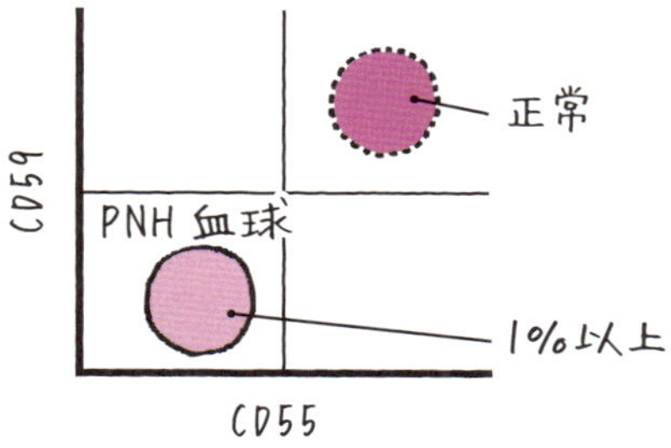

診断ステップ

1. クームス陰性溶血性貧血の確認
2. Hamテストなどで疑い
3. PNH血球を調べる

Hamテスト

（Sugar-Waterも同じ）

PHが酸性に傾くと補体が活性化し溶血

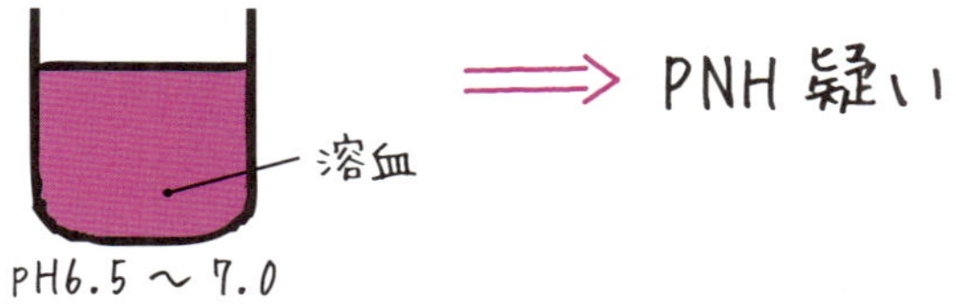

PNHは赤血球の**補体に対する防御能力が低下**して，溶血してしまう病気です．原因遺伝子もわかっていて，**PIGA遺伝子の突然変異**により血液細胞の**GPIアンカー型膜蛋白**といわれるものがなくなります．これには補体が細菌などの細胞膜を破壊する反応を抑える**CD55やCD59**といった補体制御蛋白が含まれており，補体を抑えられなくなって溶血します．そのため診断には溶血性貧血であり，クームス試験が陰性や血液像の異常がないことを確認して，CD55やCD59を欠損した赤血球を確認することが必要です．

なぜ，夜間に溶血が進むのか．夜寝ている間は呼吸が少なくなります．そうすると二酸化炭素が蓄積し，少し酸性に傾きやすくなります．**酸性になると補体は活性化**するので，溶血します．このメカニズムを使ったのが国家試験的に有名な**Hamテスト**です．Hamテストは pH 6.5〜7.0の溶液に患者血球＋血清を加えて溶血するかをみます．**砂糖水試験**も補体を活性化させるという意味では同じです．この2つは今ではフローサイトメトリーでCD55やCD59を簡単に確認できるので，あまり行われなくなりました．

062 PNHの症状と治療

PNHの3症状

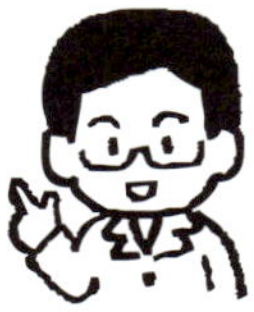

- 血管内溶血；補体制御不能で溶血
- 造血不全；再生不良性貧血からの移行も多い
- 血栓症；動脈血栓・静脈血栓共に生じ，死因の40～67%といわれる

治療

- エクリズマブ；C5抗体で補体の反応を抑える
  効果…溶血と血栓症に劇的効果
  デメリット…値段が高い．髄膜炎菌感染増加
- ステロイド；軽症に対し，補体産生，C1sを抑えて溶血をコントロール
- 造血幹細胞移植；造血不全型でよく使われる
  唯一，完治の可能性あり

PNHの原因と診断過程は理解できたと思います．PNHのエピソードとしては，朝起きた時に**ワイン色の尿**が～というのが有名ですが，頻度としては初発症状の33%と高くはありません．この病気の主な症状・兆候は3つです．**血管内溶血，造血不全，血栓症**です．

欧米では血栓症が多いのですが，日本では血栓症の頻度は低いです．先行病変として再生不良性貧血（後述）が37%と多いのですが，**造血不全**が症状として多いことは知っておいてください．

治療については造血不全型には**免疫抑制剤や同種移植**が行われることが多いです．原因は造血幹細胞の遺伝子異常ですから，根本的な解決には同種移植が選択肢に入るわけです（再生不良性貧血に準じる形）．

治療のもう一つ大きなものに**エクリズマブ**があります．溶血や血栓症の改善に劇的な効果があります．補体の活性化は古典経路や代替経路などがありますが，最終段階はC5-C9で形成される膜侵襲複合体で細胞に穴を開けます．この最初の**C5を抑える**ことができれば，以後の活性化は起きなくなります．**エクリズマブは補体C5を阻害することで，補体の活性化を抑えます**．なお，C5以降の補体が欠損すると髄膜炎菌感染が増えることがわかっていますので，注意が必要です．エクリズマブを使用しないで補体を抑える方法として**ステロイド**があります．ステロイドは肝臓や網内系での補体産生を抑える効果に加え，C1sを抑えることで補体を制御するのに使用されます．

JCOPY 498-22510

063 遺伝性球状赤血球症（HS）とは

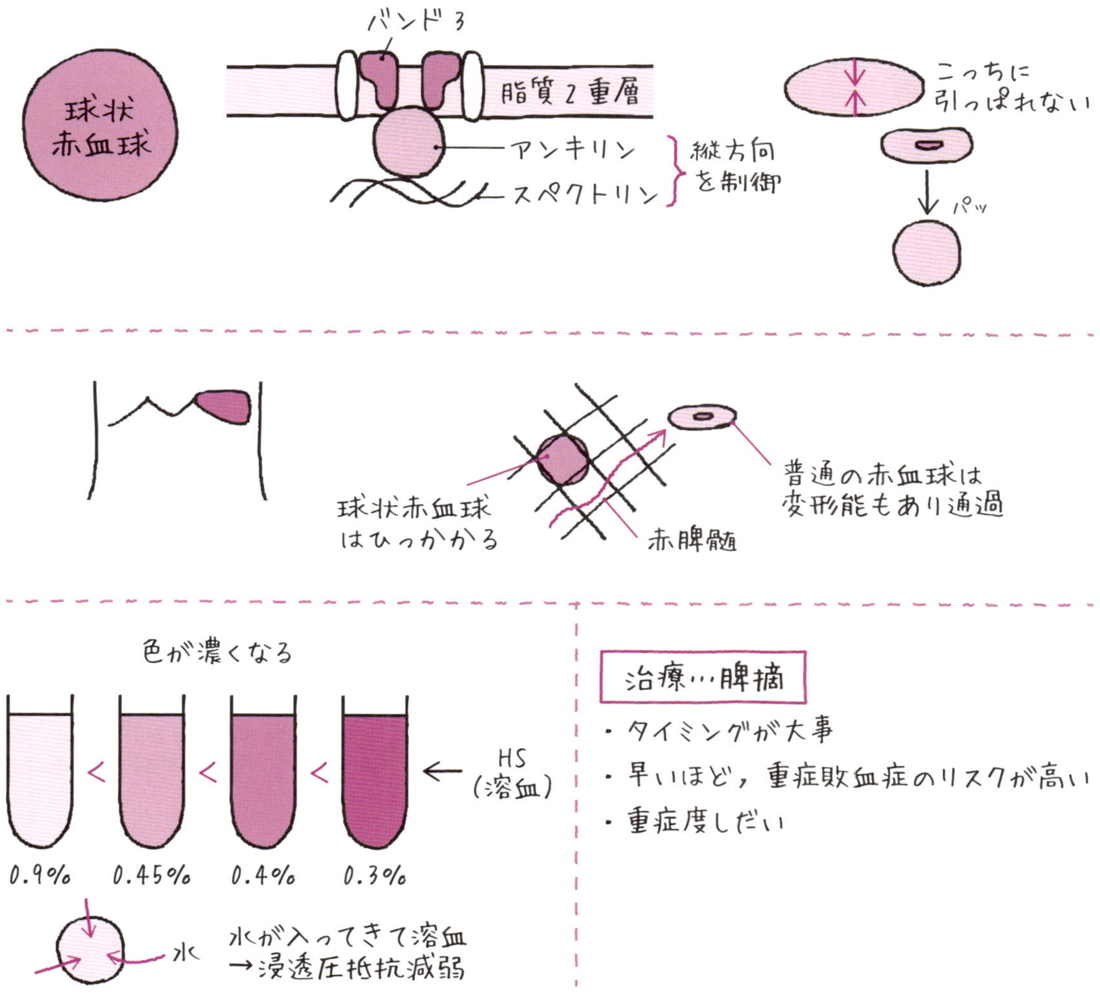

日本国内の溶血性貧血の3大要因の1つ，**HS**について説明します．HSは遺伝性疾患のため，基本的には小児科領域で見つかりますが，たまに若年成人でも診断することがあります．

HSに限らず膜変形が関与する貧血は**「変形能」の低下**することが原因です．脾臓で早期にトラップされて溶血する血管外溶血です．HSの原因遺伝子は**アンキリン，スペクトリン，バンド3**ですが，国家試験対策に名前だけ覚えておきましょう．

診断として丸くなっているので浸透圧変化に弱く，0.9%食塩水（生理食塩水）から濃度を下げていくと，正常な赤血球よりも早く溶血します（**食塩水浸透圧抵抗が減弱**）．赤血球エオシン-5-マレイミド（EMA）結合能が低下するというのもありますが，余裕がなかったら覚えなくてよいです．一部の小児科医しか使わないと思います（専門で診療している小児科に依頼します）．

この病気の治療は**脾摘**ですが，タイミングが重要で可能であれば**「6歳以降」**に行うことが推奨されています．**若年であればあるほど重篤な敗血症を起こす**からです．脾摘の2週間前に「**肺炎球菌ワクチン**」を投与するのもポイントです．

064 その他の国試対策用の遺伝性溶血性貧血

❶鎌状赤血球症

・HbS による
・血栓症起きやすい
・マラリア耐性
　→マラリアが多いアフリカなどでよくみられる

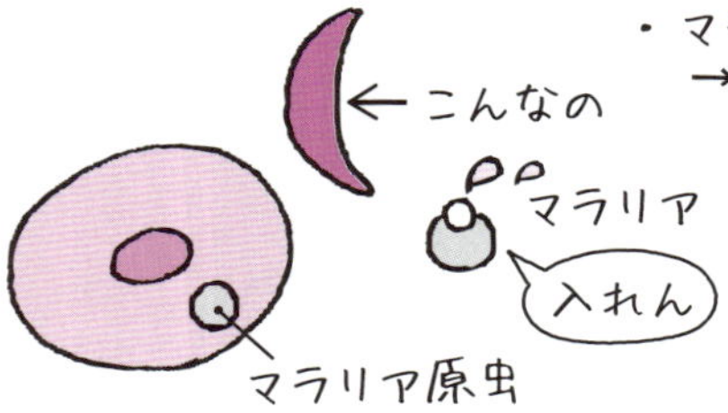

❷G6PD 異常症

・世界ではマラリアの多い地域で有病率 10%超えも
・ペントースリン酸経路の酵素異常で活性酸素に弱くなる
・そら豆・アスピリンなどで溶血

❸ポルフィリン代謝異常

・ヘムの合成異常
・ALAS2 が X
　→ビタミン B_6 大量投与が時に有効

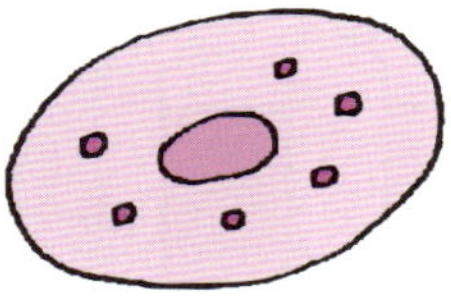

まず，**鎌状赤血球症**を覚えましょう．異常ヘモグロビン症（HbS が増える）で，溶血性貧血を呈します．鎌みたいになっているので，脾臓だけでなく様々な血管が通過しにくく，**血栓症**を起こします．感染を契機に発見されることも多いです．特徴として**マラリアに抵抗性**のため，マラリアが多い地域では患者数が多い特徴があります．

マラリア抵抗性で有名なものとして赤血球酵素異常症である「**グルコース-6-リン酸脱水素酵素（G6PD）異常症**」があります．こちらは X 染色体上に原因遺伝子があります．世界では多く認められる遺伝病で，**有病率が 10%以上の国もあります**が，日本では 0.1%と低いです．これはペントースリン酸経路の異常ですが，酸化ストレスに弱くなります．そのため，薬剤や感染で溶血を起こします．国家試験的には**そら豆，アスピリン**などです．ちなみに**抗マラリア薬**や ST 合剤などでも起きます．**ピルビン酸キナーゼ欠損症**は解糖系の異常でエネルギー不足になり，溶血が起きます（既出）.

患者はまず見ない（74 家系）ので覚えなくてもよいですが，ヘム合成経路異常として「ポルフィリン代謝異常」があります．X 染色体上にある**アミノレブリン酸合成酵素（ALAS2）の異常でミトコンドリアに鉄**が溜まっていきます．ミトコンドリアに鉄…鉄芽球性貧血です．ALAS2 の補酵素である**ビタミン B_6** の大量投与などが行われます．

ちなみにイソニアジド（抗結核薬）もビタミン B_6 を阻害することで鉄芽球性貧血を起こしたりします．一緒に覚えちゃいましょう．

065 造血不全の疾患

❶造血不全

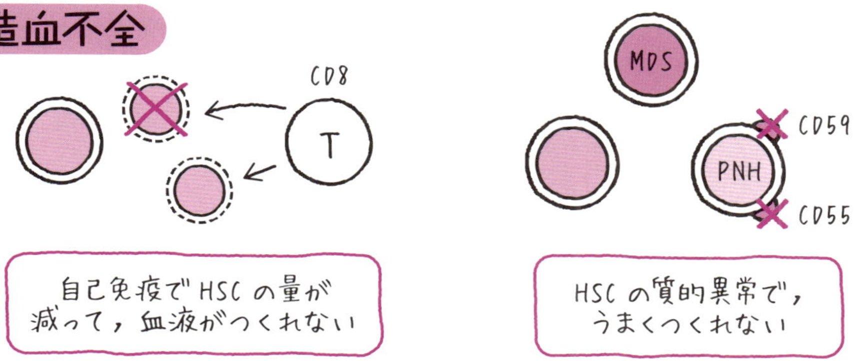

❷造血不全の関係性

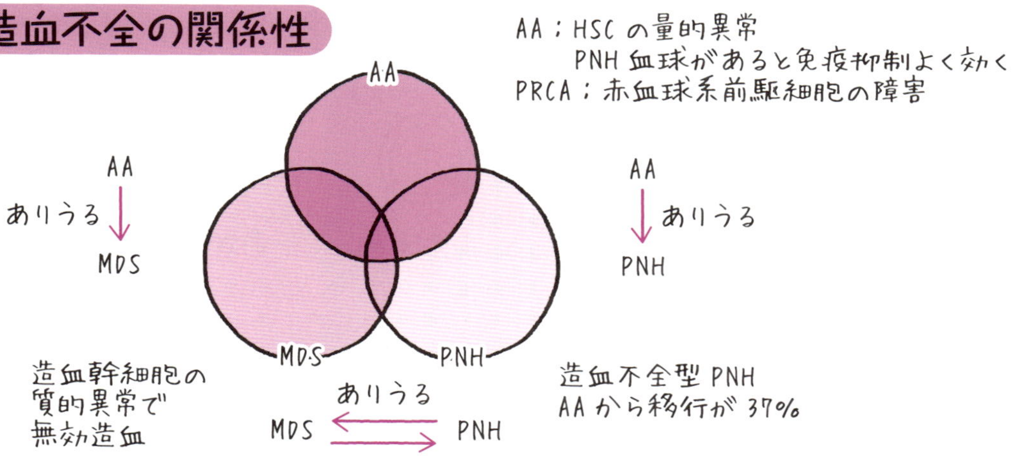

貧血の原因として出血を除けば，**「造れない」か「造っているけど壊される」**かのどちらかであると書きました．作っているけど壊される疾患は溶血性貧血で，この診断や治療については前出です．

ここからは造れなくなる疾患「**造血不全**」を説明します．ただし，白血病や多発性骨髄腫などの疾患は後ほど記載し，**再生不良性貧血（AA），赤芽球ろう（PRCA），骨髄異形成症候群（MDS）の3つ**をこれからやっていきます．

造血不全を特徴とする疾患はすでに出てきましたが，覚えていますでしょうか？　日本人ではAAを先行病変でもつ頻度が高い疾患PNH（発作性夜間血色素尿症）です．PIGA遺伝子変異によるアンカー蛋白の欠如で溶血が起きる病気でした．

造血不全の病態は簡単に書くと2つです．血液の大元である**造血幹細胞の量が足りなくなるか，質が悪くなるか**です．造血幹細胞の量が足りなくなる病気をAAといい，質が悪くなって「無効造血」になる病気がMDSです．PRCAは造血幹細胞レベルではなく，もう少し分化した「赤血球系前駆細胞」が減少します．

MDSで質が悪くなる原因は「遺伝子異常」が中心ですが，どのような遺伝子が悪くなるかは代表的なものだけ覚えて起きましょう．治療に関係するので．

AAやPRCAで造血幹細胞が減る原因は自己免疫が中心ですが，いくつかの原因があります．単純化して理解し，覚えてしまいましょう．

066 赤芽球ろうとは

❶機序

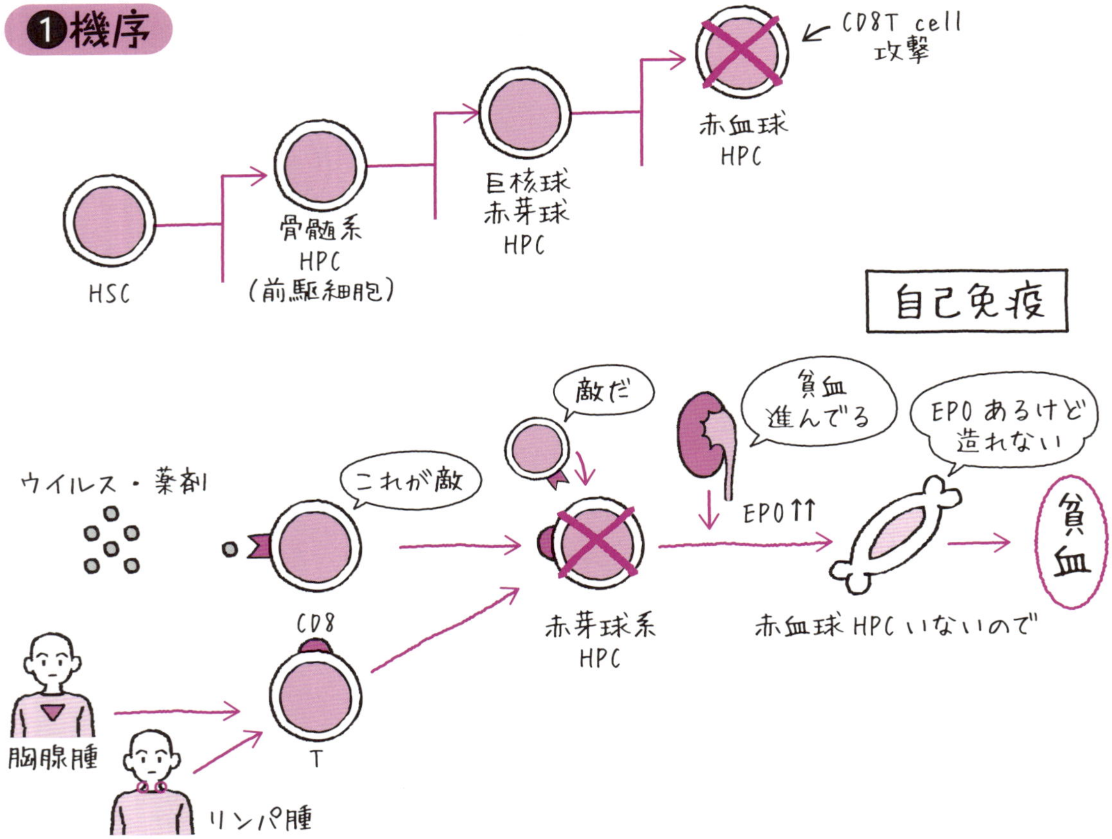

❷検査所見

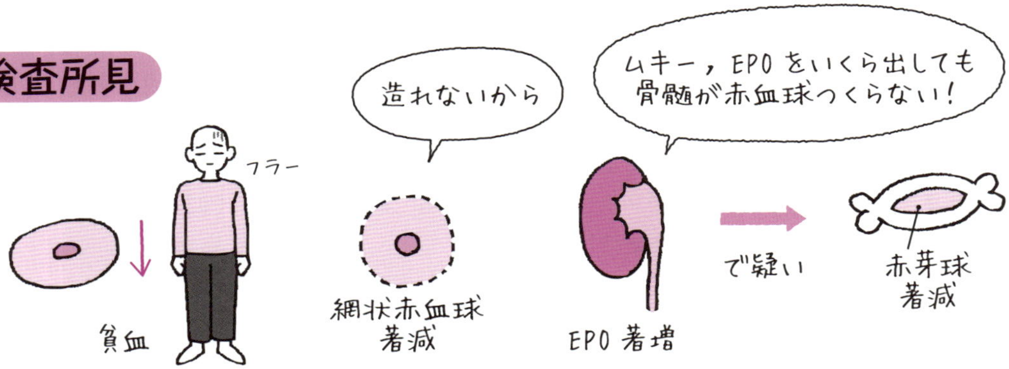

JCOPY 498-22510

❸原因別

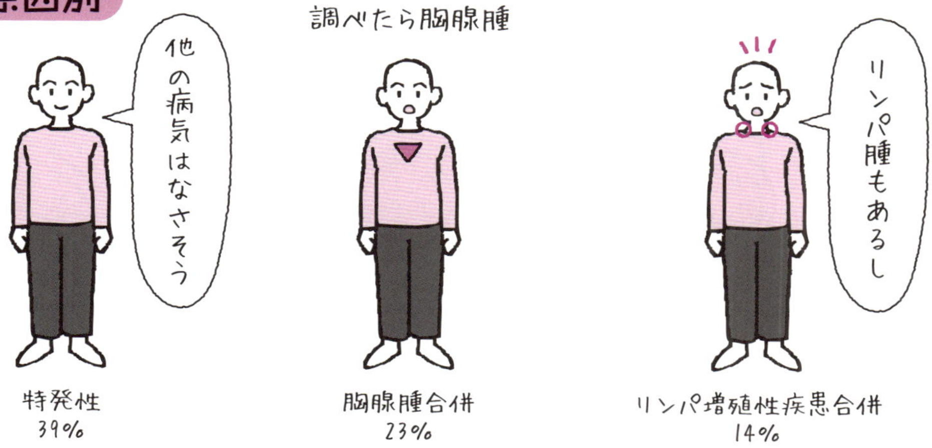

❹分ける理由：治療の効きが違う

	シクロスポリン	ステロイド	シクロホスファミド
特発性	74%	60%	—
胸腺腫関連	95%	46%	—
リンパ増殖性疾患	25%	0%	75%

赤芽球ろう（PRCA）は 100 万人あたり 0.3 人と大変稀な疾患で，**赤血球系前駆細胞がウイルス，薬剤，自己免疫などが原因で障害される病気**です．基本的に赤血球系のみが産生できなくなり，白血球系や巨核球系は正常です．赤血球系と巨核球系は共通の前駆細胞を経て，赤芽球前駆細胞になることを覚えておくと，他の病気の理解もしやすいかもしれません．

診断基準は「貧血とその症状は認めるが，易感染性や出血傾向は認めない」「原則として白血球数，血小板数は正常」という**赤血球以外は正常**という項目と，「骨髄中の赤芽球の著減，網状赤血球の著減を認める」という**赤血球の産生のみが障害**されているという 2 つの要素があります．

加えて，「病歴から先行感染や原因薬剤の有無を確認」「血清エリスロポエチン（EPO）著増」などを確認します．PRCA らしいということがわかれば，**胸腺腫やリンパ腫などの原因疾患の検索**を行います．

血液内科医以外が診断することは稀だと思いますが，国家試験的には特発性が 39%，胸腺腫合併が 23%，リンパ腫やリンパ増殖性疾患合併が 14%と質問しやすいポイントがあります．治療は**シクロスポリン**やステロイドなどの免疫抑制剤が効きます．また，胸腺腫合併例では**胸腺摘出＋シクロスポリンが基本**になります．

たぶん，血液内科を志す人以外はこれだけで十分だと思います．

067 再生不良性貧血（AA）の病態

❶AAとは

造血幹細胞の量の減少により，汎血球減少になる

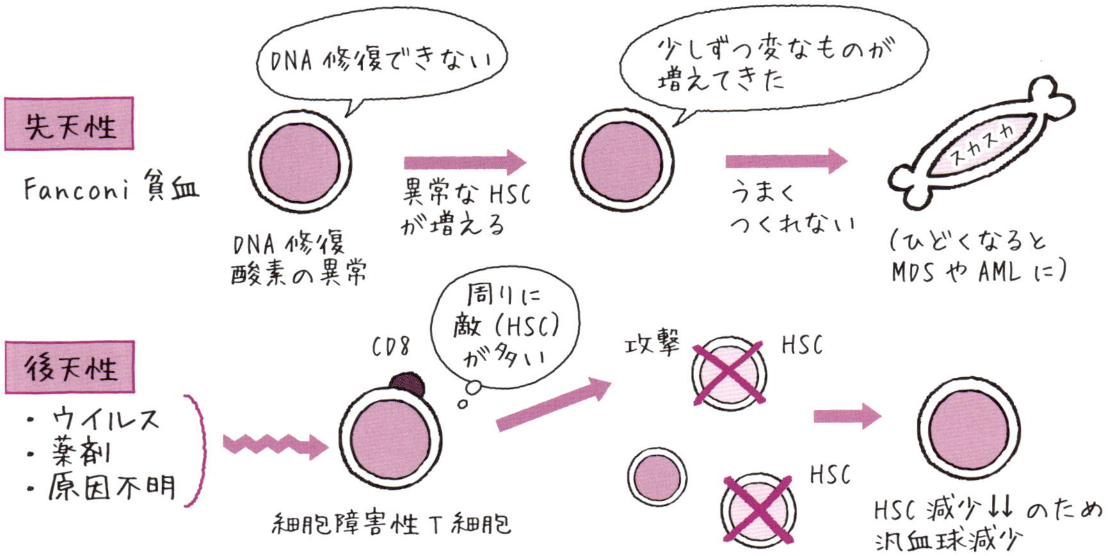

❷骨髄低形成と脂肪随

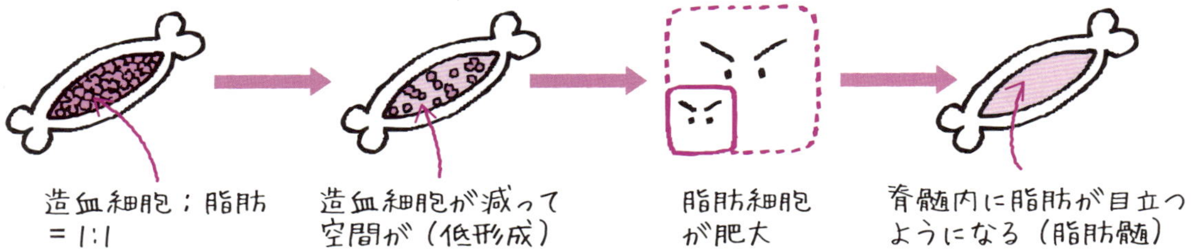

AA は 100 万人あたり 5.5 人と稀な疾患で，**造血幹細胞の量が減少**したことにより，全ての血液細胞が減っていく病気です．造血幹細胞の量が減少する原因は様々ですが，先天性と後天性があります．

先天性は **Fanconi 貧血**（常染色体劣性遺伝）が有名です．国家試験的には**多指症**などの骨格奇形や低身長などは覚えましょう．DNA 修復酵素の異常のため遺伝子異常が蓄積しやすく，再生不良性貧血から MDS や急性白血病になることがあります．

後天的な再生不良性貧血の原因には特発性，薬剤性，肝炎後などがあります．しかし，メカニズムとしては**自己免疫**の関与が多いと考えられています（ニッチなど骨髄環境も造血には重要ですが）．

こうして造血幹細胞が減り，骨髄中の血液細胞が減ります（骨髄低形成）．昔，「脂肪髄が原因で骨髄低形成になります」といった学生さんがいました．質問をしていくと「脂肪髄ができていくので，造血幹細胞が減ります」といわれたので，「造血幹細胞が減ったことの結果が脂肪髄（骨髄低形成）だよ」と答えました．多くの場合は**自己障害性 T 細胞が造血幹細胞を攻撃した結果が造血不全**につながっています．自己免疫による造血不全であることがわかれば，治療法は免疫抑制療法が基本であることは推測可能ですね．

JCOPY 498-22510

068 AA の診断と重症度

❶診断ステップ

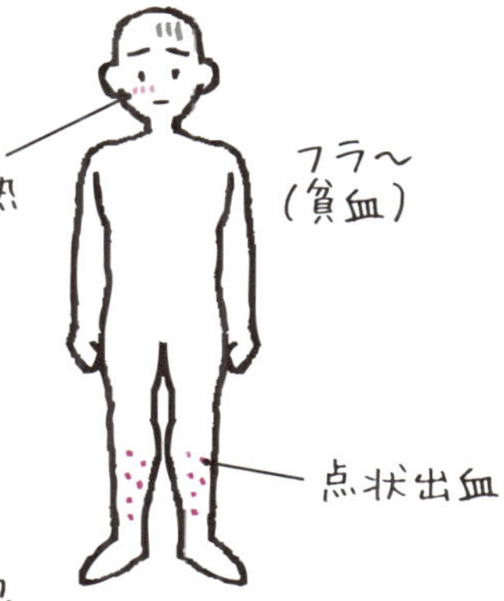

〈1〉2つ以上の血球低下から start

(1項目だけだとPRCAをはじめ
1系統の造血不全疾患になります)

〈2〉他の汎血球減少を起こす疾患でないことの確認

骨髄 { 穿刺 —— 白血病・MDSなどではない，線維化などもない
　　 { 生検 —— 骨髄低形成で，脂肪髄・リンパ球比率増加，など

〈3〉他の診断を補強する検査（骨髄MRIなど）

❷重症度

	好中球数	網状赤血球数	血小板数	※各々2項目以上を満たす
Stage 5	<200/μL (必須)	<2万/μL	2万/μL	
Stage 4	<500/μL	<2万/μL	2万/μL	
Stage 3	<1000/μL	<6万/μL	5万/μL	輸血依存
Stage 2	<1000/μL	<6万/μL	5万/μL	
Stage 1	上の規準を満たさない			

Hb 7g/dLで網状赤血球
6万/μLならギリギリ維持できる

AAの診断の基本は「貧血，出血傾向，易感染性」状態であることです．具体的には以下の**3項目のうち2項目**を満たすところから診断が始まります．

①ヘモグロビン<10 g/dL

②好中球数<1500/μL

③血小板数<10万/μL

これを満たした後，他の汎血球減少をきたす疾患ではないことを確認します．そのために骨髄穿刺や骨髄生検が必須の検査です．骨髄中に異常な細胞がなく，骨髄系細胞が少なく，**リンパ球や肥満細胞などの比率が多い**ことが骨髄穿刺の特徴で，骨髄生検ではみんなが覚えている「骨髄低形成（脂肪髄）」の初見があります．

ただ，時々「造血が残っているところ」を偶然検査することもありますので，胸腰椎MRIなどで脂肪髄の増加を確認します．

重症度は**好中球数，網状赤血球数，血小板数**で決まり，輸血頻度が「中等症」と「やや重症」を分けます．

069 AA の治療

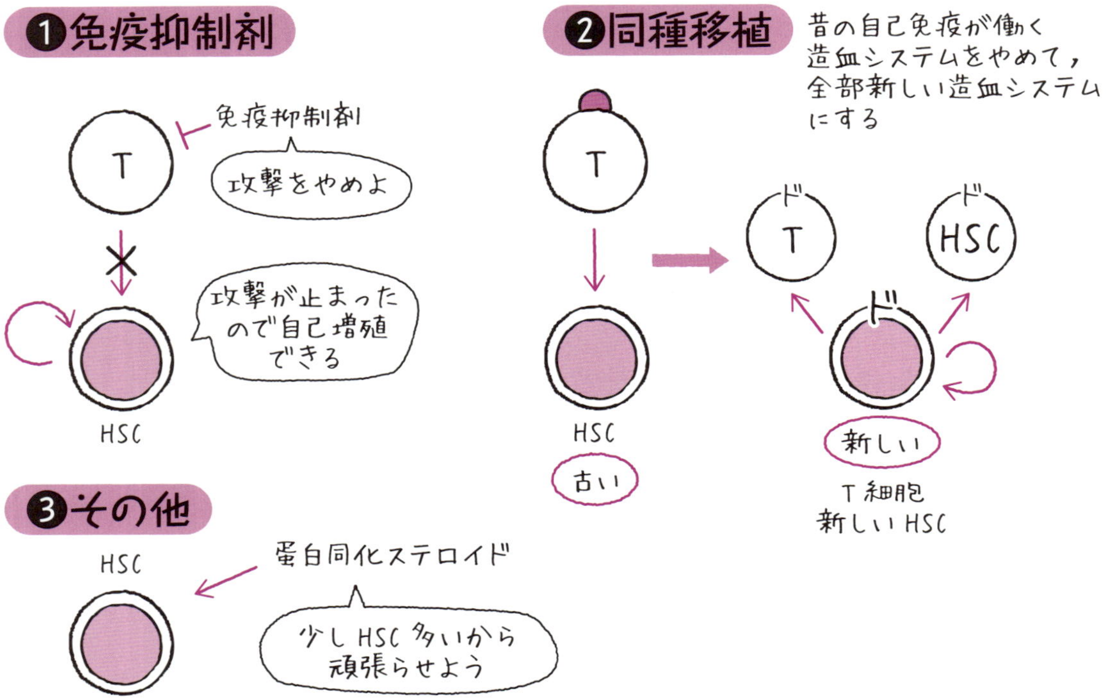

AA の治療の基本は**免疫抑制療法と同種移植**になります．

自己障害性 T 細胞による自己免疫が病態の基本のため，T 細胞を抑えればよいことになります．シクロスポリンは T 細胞を抑える免疫抑制剤であり，中等症ではよく使われます．重症度が上がると**抗ヒト胸腺細胞グロブリン（ATG）を併用した免疫抑制療法**を行います．若年重症患者や免疫抑制療法が効かなかった移植可能な患者では「同種骨髄移植」を行います．

同種移植と免疫抑制療法では 40 歳未満であれば 5 年生存率は両者で差はなく，移植では完治が期待できるのに対し，免疫抑制療法では再発があり得ます．そのため **40 歳未満で血縁ドナーが得られる場合は，同種移植**を選択します．40 歳を超えると同種移植の死亡率が上昇します．そうすると **40 歳以上の初回治療は免疫抑制療法**が選択されます．基本的にはフローチャートを用いて判断します．免疫抑制療法が効きやすい患者さんとして，微少 PNH 血球などがあります．PNH 型の血球は免疫の攻撃対象になりにくく，**PNH 血球の割合が多い場合は自己免疫機序**が関与するといわれています．また，蛋白同化ステロイドも造血作用をもつため使用されることがありますし，2017 年 8 月からは **TPO 受容体作動薬のエルトロンボパグ**が使用できるようになりました．

他に足りないものを補う輸血や顆粒球コロニー刺激因子（G-CSF）などのサイトカイン療法，鉄過剰症に対する除鉄療法などがあります．輸血は造血不全では高い値を維持しようとすると，輸血頻度が頻回になり副作用も多くなるため，ギリギリの数字を狙います．ヘモグロビン値は 7 g/dL を目安にしますが，症状がなければもっと低くてもよいですし，血小板数は 5000/μL を目安にします．サイトカインは感染の対応などで使用します．除鉄療法については赤血球輸血後の鉄過剰症（ヘモクロマトーシス）の予防・治療です．

再生不良性貧血診療の参照ガイドを改変（学生向けに簡略化）

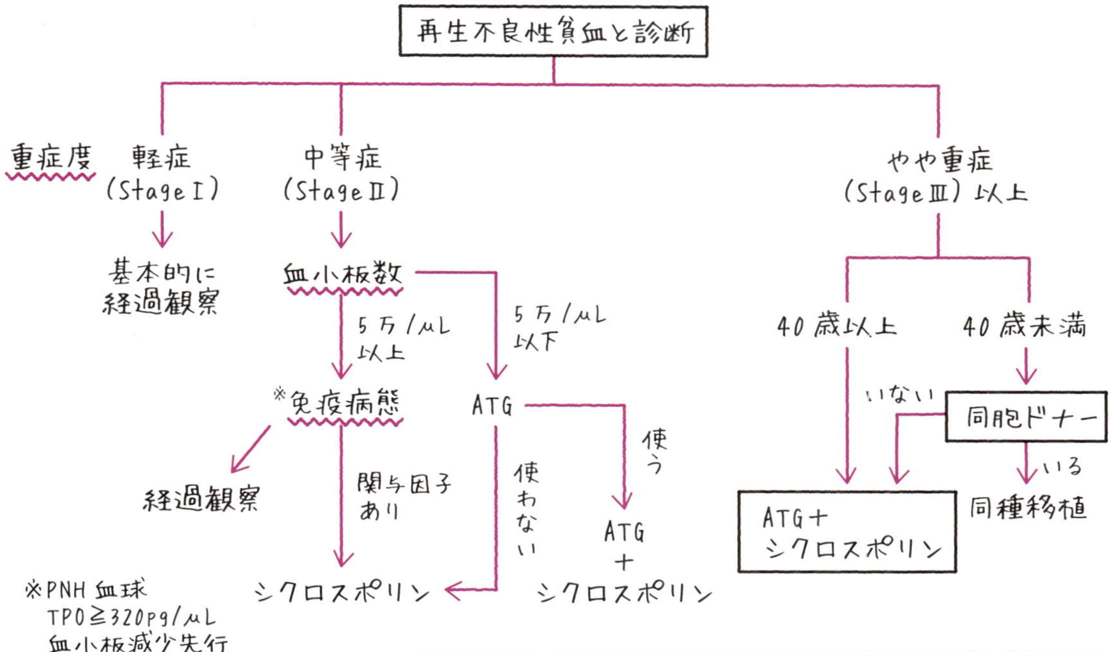

おまけ 2017年8月～　エルトロンボパグが認可（TPO-R作動薬）それを考えるとATG＋CyAがうまくいかなくても移植にいくかは選択

移植のデータ（イメージ）

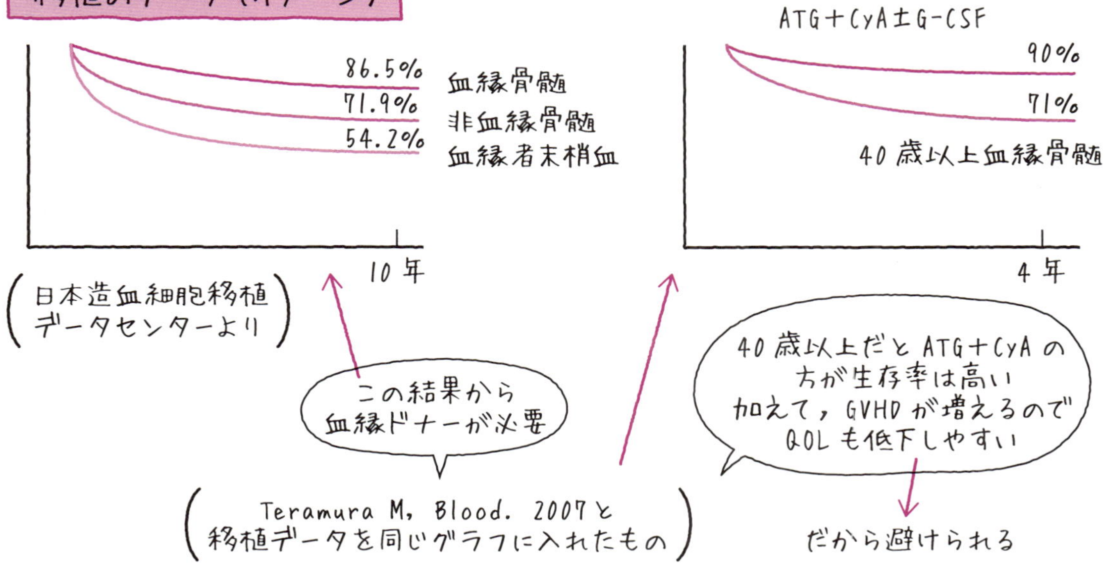

総論
症候学・診断学
治療
赤血球系
白血球系
止血血栓

070 骨髄異形成症候群（MDS）とは

- HSC の遺伝子異常によるクローン性腫瘍
- 血液形態の異形成と汎血球減少，高い白血病移行率が特徴

❶無効造血による汎血球減少

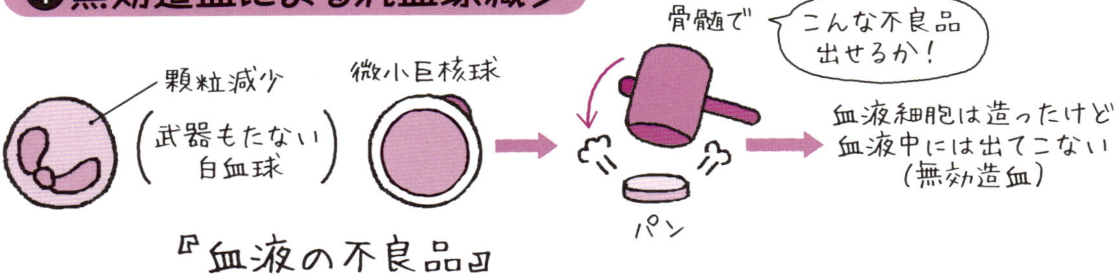

❷前白血病状態

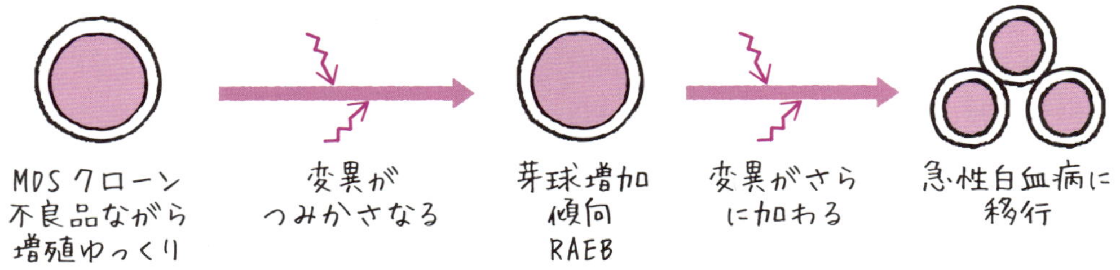

MDS は造血幹細胞の質の問題で造血不全が進行する病気です．疾患頻度は人口 10 万人あたり 3 人とされていますが，65 歳以上では 10 万人あたり 20 人以上（報告によって様々で最近のものほど多い）とされています．端的にいって，医師をし続けていればどこかで診ます．

病態ですが**造血幹細胞の質が悪くなると，血液の不良品ができる**ようになります．出荷元の工場の骨髄としては気に入らないわけです．作っては壊し，作っては壊し…と造血しているのに血液中に作った血液が出てこない**無効造血**になってしまいます．MDS の特徴の 1 つは「**無効造血による汎血球減少**」です．

MDS の特徴の 2 つ目は「**前白血病状態**」であることです．MDS では造血幹細胞は様々な遺伝子異常があることがわかっており，クローン増殖を示す「腫瘍性疾患」になります．ただ，分化能が保たれていること，無効造血になるように腫瘍細胞が一定の割合で死んでいくので，**細胞増殖よりは血球減少が目立ちます**．ここに遺伝子異常が加わっていきますと，分化能が失われたり，増殖能が亢進したりして**「急性白血病」に進行**（もしくは移行）してきます．たまに学生さんが急性転化という人がいますが，慢性白血病ではないので急性転化ではありません．大腸ポリープと大腸癌は違う疾患であるようなものです．

最後に MDS は症候群であり，多様な疾患の集合体であることは感覚としてもっておくとよいです．

071 MDS の症候と診断

❶症候

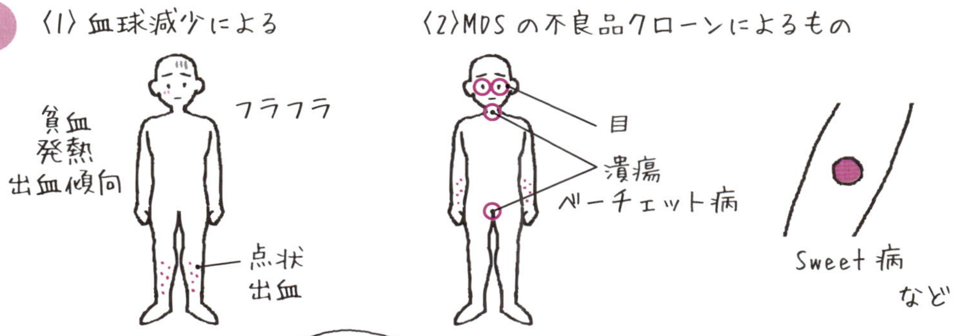

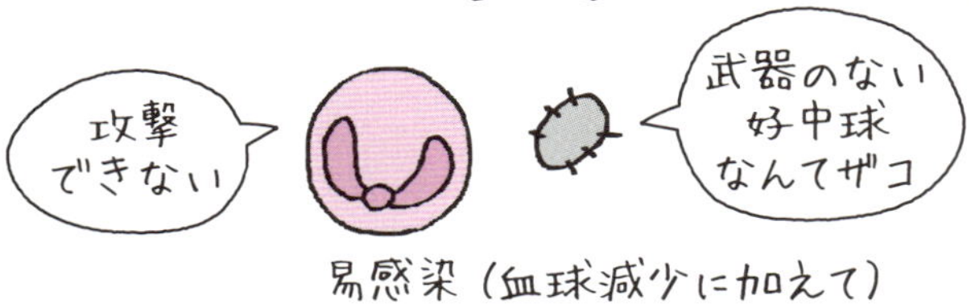

❷診断ステップ

〈1〉1 系統以上の血球減少がスタートライン
↓
〈2〉他の血球減少を生じる疾患（特に白血病）でないこと（芽球＜20%）を確認
↓
〈3〉特徴的な異形成や P 染色体異常をもつ

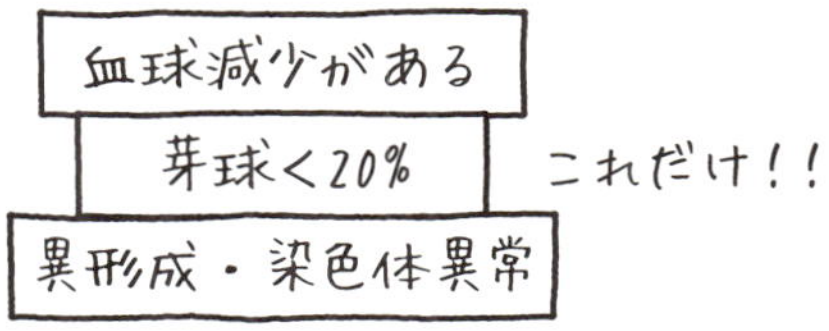

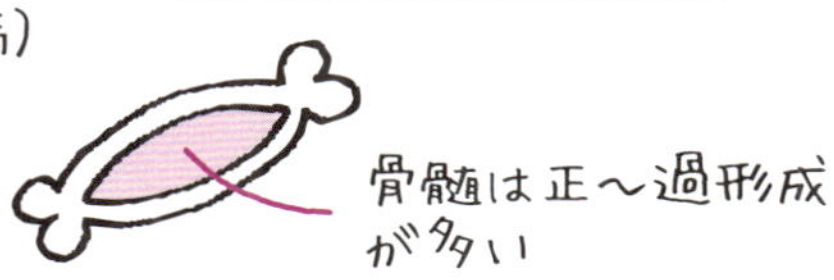

MDS は無効造血による汎血球減少が 1 つの特徴です．そのため**貧血による息切れや動悸，白血球減少による感染，血小板減少による出血**などが主な症候です．まずはそれだけ覚えてください．他にもいろいろなことが起きます．覚える必要はないですが，MDS そのもので発熱（腫瘍熱）もありますし，ベーチェット病や Sweet 病などの合併（論文では MDS の 10%に自己免疫疾患様の病態があると書かれています）もあります．肺では感染性の肺炎ではない，器質化肺炎や肺胞蛋白症なども起こします．

診断のためには血球減少など末梢血検査から MDS を疑い，骨髄検査で診断を確定します．**MDS の診断のためには 1 系統以上の血球減少と特徴的な形態異常（異形成）があることが必要**で，急性白血病にはなっていないと示す必要があります．

①Hb＜10 g/dL，好中球数＜1800/μL（AA と数値が違う），血小板＜10 万/μL の 1 つ以上を認める
②血液中及び骨髄中の芽球は 20%未満
③他の血液疾患の除外が可能（単球＜1000/μL，特徴的な遺伝子異常がないなど）
④1 系統以上の異形成を認める（10%以上）．MDS 特有の染色体異常をもつ

ちなみに骨髄は AA と異なり**正形成から過形成**が基本となります（作られているけど壊される病気なので）．

072 MDSの病型分類

基本的に「白血球減少の数」「芽球の割合」「環状鉄芽球」「5q⁻の有無」を見る

WHO分類

（　）内はWHO2016改訂

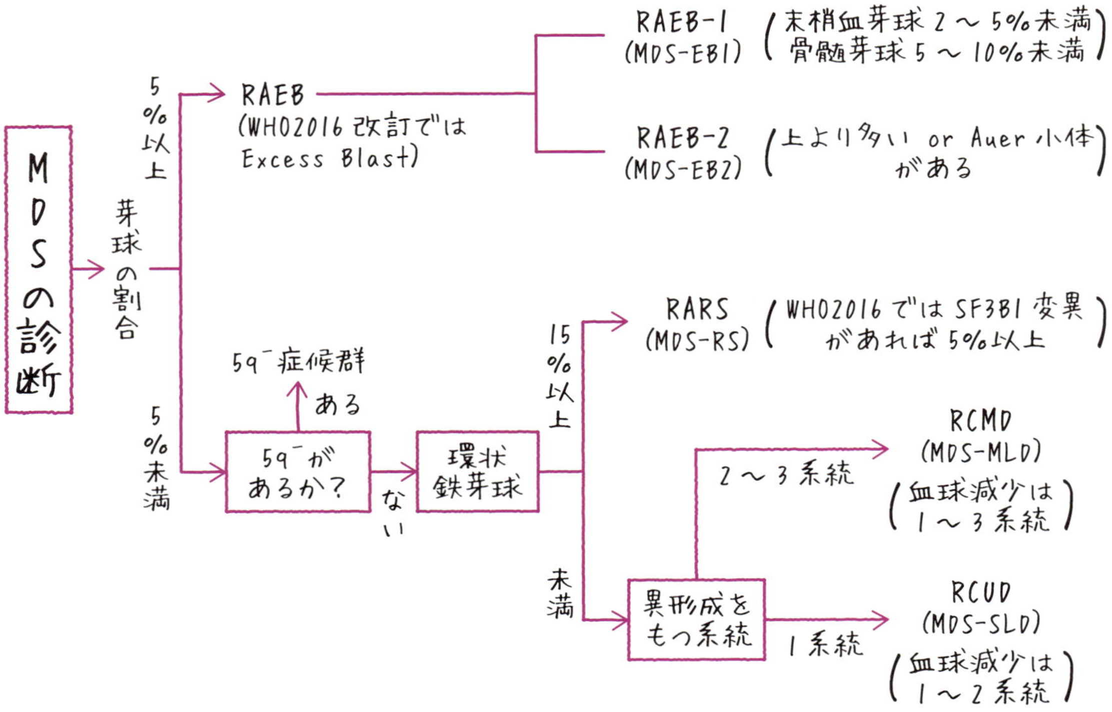

MDSは症候群なので多くの病気が集まった集合体であると書きました．そのため，各病気の特徴を確認する必要があります．なぜ分類するかといえば，**①予後が違う，②治療が違う**からです．未来も同じ，治療も変わらないならば，特徴が違っていても同じ病気とされていたのでしょうけど…そうはいかないみたいです．

MDSを疑った（血球減少がある）のであれば，最初に見るのは**芽球の割合**です．とりあえず，末梢血の芽球と単球の数を確認しましょう．末梢血に芽球が出ていたら血液疾患はほぼ確定です．MDSを疑った時点で必ず骨髄検査をしますが，ここでも最初にチェックは芽球です．骨髄の芽球が5%を超えていたら「芽球が増えている」と判断します．骨髄中の芽球が5～10%か10～20%かで診断名が変わりますが，どっちにしても白血病へ移行する可能性が高そうですね．**芽球が20%以上ならば汎血球減少をきたしている急性白血病**です．

次にMDSに特徴的な異形成があるかどうかです．学生が知っておくべき異形成だけ，次ページでポンチ絵みたいなものを描いてみます．環状鉄芽球の割合もこの時に確認してください．

最後に染色体や特徴的な遺伝子異常がないか確認しましょう．簡単ですよね？

分類は上図を参考にしてください．

おまけ 7

Clonal Hematopoiesis of Indeterminate Potential (CHIP)

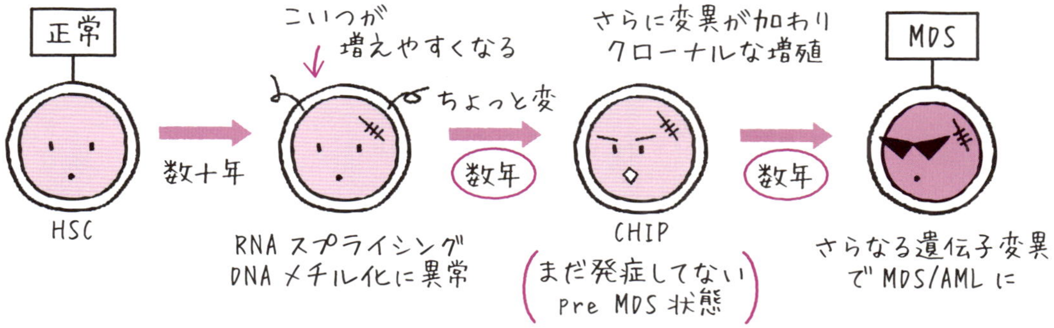

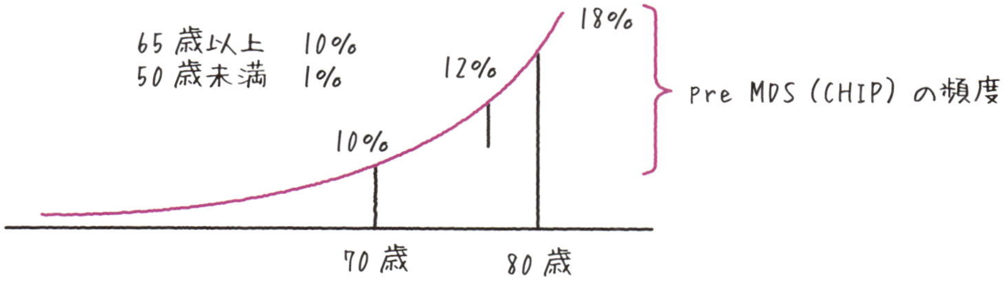

CHIP は簡単に書きますと，pre MDS の状態のことです．**「癌」が年寄りに多いのは「遺伝子変異の蓄積」によって起きるから**…と聞いたことがあると思います．そのことを証明したというものです．

アメリカとヨーロッパでそれぞれ若年〜高齢者まで血液疾患と診断されていない健常人の血液をとり，MDS などで異常を認める遺伝子変異を「次世代シークエンサー」で確認しました．その結果，血液疾患と診断されていない，**造血異常がない健常人にも遺伝子異常が認められ**，一部腫瘍性増殖を認めていたというものです．

健常な造血幹細胞（HSC）が数十年の経過で RNA スプライシング機能や DNA メチル化関連などの異常が起きます．これは特定の遺伝子発現を低下させたり（メチル化），RNA スプライシングがおかしくなることで正常な mRNA が作られなくなったりします．これらは**正常な HSC より生き残りやすく，さらなる変化が加わると腫瘍性増殖（clonal hematopoiesis）**を起こしてきます．この頻度は 50 歳まではほとんどありません（1％未満，先天性異常主体）が，**65 歳からは頻度が増加**し，MDS ではなくても pre MDS 状態の人が 10％以上存在すると言われています．そんな話です．

073 MDSに特徴的な異形成（カテゴリーAの異形成を中心に）

最重要：芽球がわかる

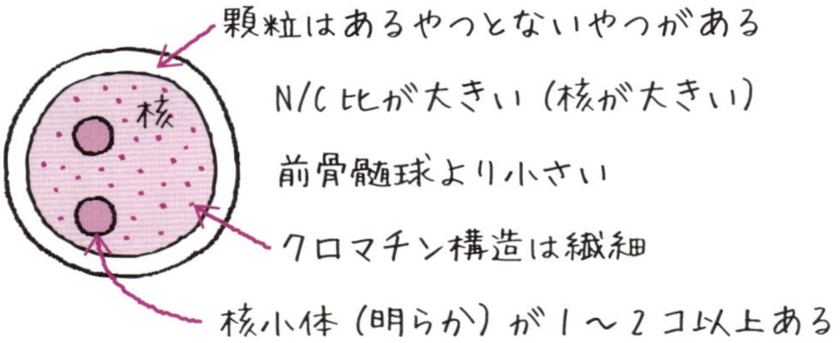

カテゴリーA：MDSに特徴的

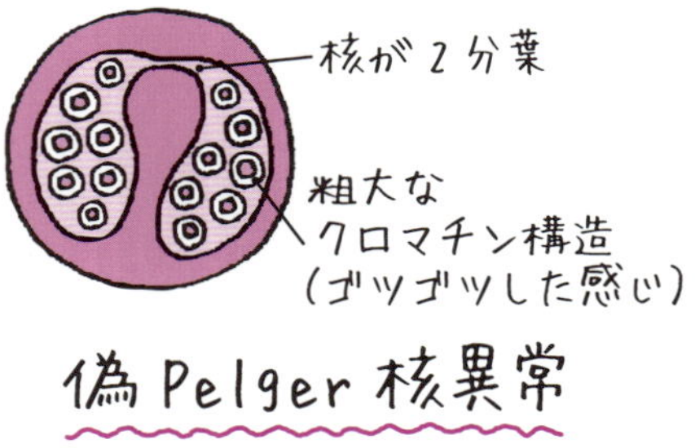

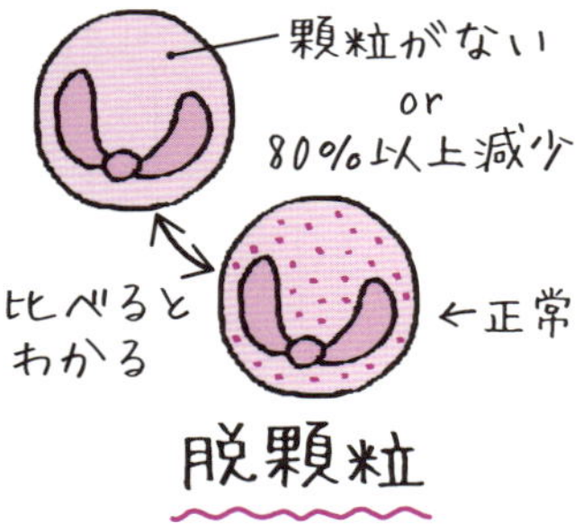

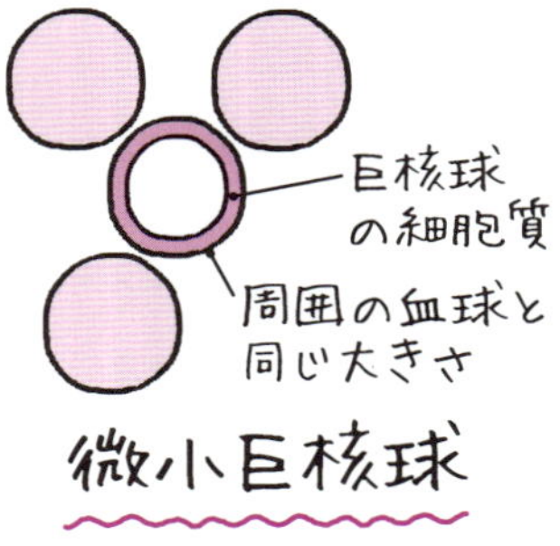

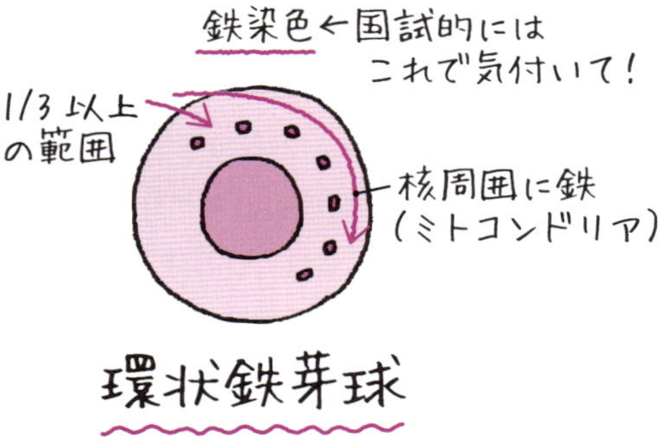

JCOPY 498-22510

カテゴリーB：MDSでなくても出ることあり

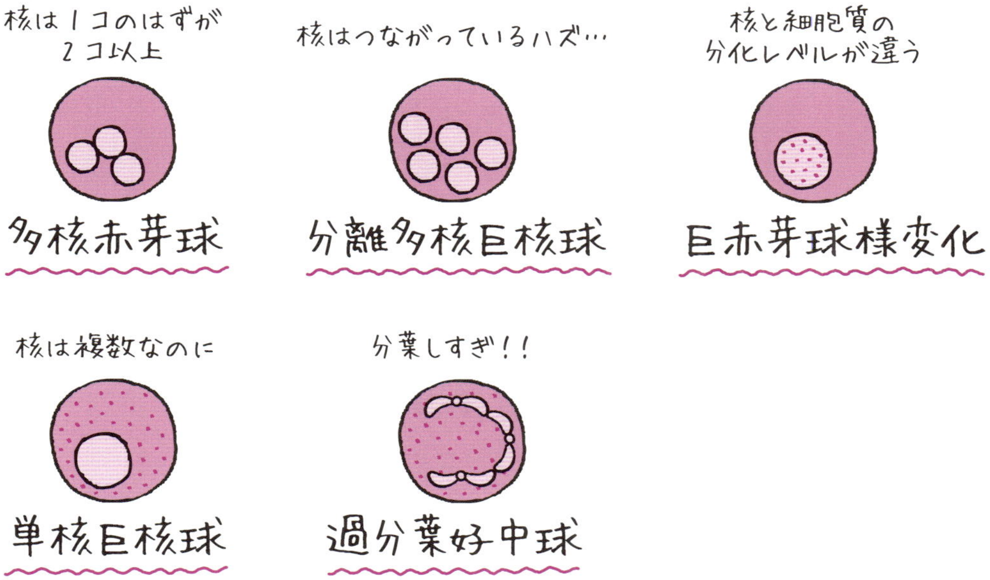

MDSは質的異常を反映して，**骨髄中に「異形成」のある細胞が10%以上**いることが基本になります．末梢血中は関係ないですよ．骨髄で壊されている（無効造血）ので，壊される前の不良品が1系統あたり10%以上あることを確認します．1系統というのは赤血球系統，白血球系統，巨核球系統です．

さて，骨髄像が出てきたら，最初に行うのは**芽球の割合**チェックですので芽球を確認します．芽球はN/C比（核と細胞質の比率）が高い（核が大きい），核のクロマチンが細かい細胞です．まずは芽球がわかるようになれば70%はOKです．

ついで異形成ですが，異形成で重要なものはカテゴリーAの異形成です．学生が知っておくべき異形成はまずこれです．カテゴリーBはMDS以外でもみられる異形成になります．

カテゴリーAは白血球（好中球系）では**偽Pelger核異常と脱顆粒（顆粒減少）**です．偽Pelger核異常は核の分葉が2つまでで核の形は同じような「円形」か「楕円形」でクロマチン（内部の黒い部分）が粗大なものをいいます．ちなみに先天性のPeleger核異常はクロマチン濃縮がもっと強いとされています．脱顆粒好中球は正常な好中球と比較すればわかりやすいですが，武器をもっていない好中球が増えている状況です．巨核球系では**微小巨核球**（大きさが前骨髄球くらい），**赤芽球は環状鉄芽球**です．

残りはカテゴリーBですが試験に出しやすいのは**分離多核巨核球や多核赤芽球**です．みたら明らかですから…．たまに細胞の大きさほどの巨大な血小板もヒントに出したりします．骨髄像を試験で出すと嫌う学生がいますが，わかりやすい問題しか出ないのでこの本に出るポイントだけ覚えておくと，国家試験でも点は取れると思います．

074 MDS に特徴的な染色体異常と遺伝子異常

染色体異常

<table>
<tr><td>Trisomy 8</td><td>頻度：10%</td><td>異形成の確認必要</td><td></td></tr>
<tr><td>-7 or del(7q)</td><td>頻度：10%</td><td rowspan="2">染色体異常だけで
MDSといえる</td><td>予後不良</td></tr>
<tr><td>-5 or del(5q)</td><td>頻度：10%</td><td rowspan="3">予後良好</td></tr>
<tr><td>del(20q)</td><td>頻度：5〜8%</td><td rowspan="2">異形成も必要</td></tr>
<tr><td>-Y</td><td>頻度：5%</td></tr>
</table>

遺伝子変異

エピゲノム関連が多い

TET2	脱メチル化に関与
SF3B1	環状鉄芽球
ASXL1	クロマチン制御
SRSF2	CMMLに多い
DNMT3A	脱メチル化に関与
RUNX1	骨髄球の分化 21番染色体上にある

MDS の診断には芽球の割合，異形成，そして染色体異常や遺伝子異常の確認と書きました．最後に染色体異常などを書きましたが，最近は染色体や遺伝子の異常が重要視されています．例えば **5q 症候群**（MDS with isolated del〔5q〕）とか，**環状鉄芽球を伴う不応性貧血**（RARS）などでは WHO 2016 改訂で **SF3B1 遺伝子変異**があれば環状鉄芽球は 5%でよいとされています．今後，さらに遺伝子異常などが深く知られるようになり，そこから新しい薬などが発見されるかもしれません．

さて，MDS で覚えておくべき染色体異常ですが，学生としては 7 番染色体異常（予後不良の代表），del(5q)，del(20q)，-Y（3 つとも予後良好の代表），Trisomy 8（頻度が高い）は覚えましょう．このうち，**7 番と 5 番の染色体異常は MDS に特徴的**とされています．逆に Trisomy 8 や del(20q)，-Y があっても異形成が 10%以上なくてはなりません．

続いて遺伝子変異です．今では MDS と関連がある遺伝子変異について 20 以上のものがわかっています．頻度としては TET2，SF3B1，ASXL1，SRSF2，DNMT3A，RUNX1 などが 10%以上の高頻度の異常になります．うち SF3B1 は環状鉄芽球と関連があり（ここは確定），SRSF2 などは CMML に多いなどいくつかはわかっています．学生が知っておくべき知識はエピゲノム関連（DNA やヒストンのメチル化修飾酵素や RNA スプライシング関連の変異）の頻度が多いことでしょう．細胞増殖に関与する異常（チロシンキナーゼ関連）もありますが，頻度は低いです．MDS は増殖が亢進している疾患ではないことから推測可能ですよね．

メチル化関連が多いことは「**アザシチジン（脱メチル化薬）**」の登場に関与します．

おまけ 8 MDSのドライバー変異

RNA スプライシング
- SF3B1 (20～30%) MDS-RS→予後良好
- SRSF2 (10～20%) CMML など
- U2AF1
- ZRSR2
- DDX41　家族性 MDS/AML

DNA メチル化
- TET2 (20～35%)
- DNMT3A
- IDH 1/2

ヒストン修飾
- ASXL1 (10～25%)
- EZH2

細胞増殖
- RAS の系路
- チロシンキナーゼ (JAK2 など)

転写
- RUNX1 (5～15%)
- CEBPA
- NPM1

CEBPA, NPM1 → AML でも大事

ドライバー変異

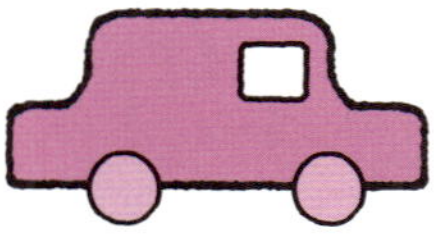

→ MDS になる きっかけの変異です

癌化のアクセルを踏む遺伝子異常

MDS のドライバー変異についてです．ドライバー変異は「癌の発生」に関わる遺伝子変異のことです．**癌抑制遺伝子**は「家族性腫瘍」の原因になりますが，一般的には背景因子です．**癌化するのを止められない，ブレーキがない**ものをいい，こういうものを「**パッセンジャー変異**」といいます．一方，**がん化のアクセルを踏む**きっかけになるものを「**ドライバー変異**」というわけです．

MDS のドライバー変異は CHIP の話でも出てきた「**RNA スプライシング**」「**DNA メチル化**」の 2 つが主体ですが，他にも「ヒストン修飾」や「転写因子」などもあります．RNA スプライシングの中で **SF3B1** が環状鉄芽球を伴う MDS との関係が強く，予後良好です．DNA メチル化は **TET2** が有名ですが，これは他の腫瘍でも出てきます．ドライバー変異の意味と一緒に覚えておいてください．

075 MDS の予後

❶IPSS

	0	0.5	1.0	1.5	2.0
骨髄中芽球	<5%	5~10%		10~20%	>20%
核型異常	Good	Int	Poor		
血球減少	0~1系統	2~3系統			

核型異常

Good：正常，-Y，del(5q)，del(20q)
Int：Good でも Poor でもない
Poor：7番目の異常 複雑核型

[リスク群]	[点数]	[生存期間中央値]	[25%AML 移行期間]
Low	0	5.7 年	4.4 年
Int-1	0.5 ~ 1.0	3.5 年	3.3 年
Int-2	1.5 ~ 2.0	1.2 年	1.1 年
High	2.5 以上	0.4 年	0.2 年

❷IPSS-R

	0	0.5	1.0	1.5	2.0	2.5	3.0
核型	Very good		Good		Intermediate	Poor	Very poor
骨髄芽球	≦2		2~5		5~10	≧10	
Hb (g/dL)	≧10		8~10	<8			
Plt (万/μL)	≧10	5~10	<5				
好中球数(/μL)	≧800	<800					

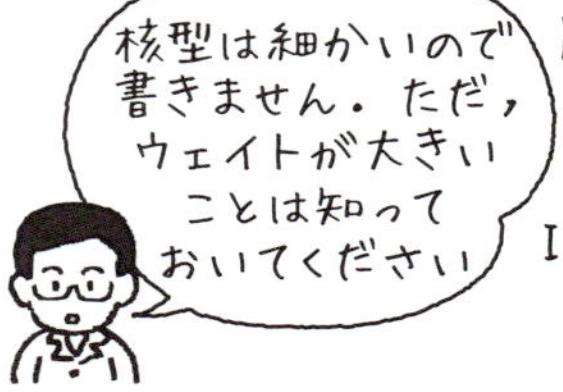

核型は細かいので書きません．ただ，ウェイトが大きいことは知っておいてください

[リスク分類]	[点数]	[生存期間]	[25%AML 移行期間]
Very low	1.5 以下	8.8 年	到達せず
Low	1.5 ~ 3 以下	5.3 年	10.8 年
Intermediate	3 ~ 4.5 以下	3.0 年	3.2 年
High	4.5 ~ 6 以下	1.6 年	1.4 年
Very high	>6	0.8 年	0.73 年

MDS の診断過程は理解できたと思います．次に予後を確認しましょう．MDS の予後は**①血球減少の状態，②芽球の割合，③染色体異常**で概ね分類します．これを用いているのは国際予後スコアリングシステム（IPSS）と改訂版（IPSS-R）です．WHO 分類を元にした WPSS という予後指標もありますが，IPSS と IPSS-R を覚えておきましょう．概ねこの 2 つを念頭に治療なども決めていきます．

IPSS で Low，Int-1 を低リスク，Int-2，High を高リスク MDS と表現することがあります．IPSS-R の場合，Very low，Low リスクは低リスク，High，Very high は高リスクとすることは問題ないのですが，Intermediate が追加検査（LDH やフェリチンなど）によってどちらと判断するか検討することが可能と NCCN ガイドラインでは示されています．また，NCCN ガイドラインでは Intermediate リスクの患者を低リスクに準じて治療して，反応がなかった場合は高リスクの治療に準じること，との記載もあります．

学生が覚えるのは MDS の治療方針を決めるのに予後指標が重要であることです．治療はこの後，理解しながら覚えちゃいましょう．

おまけ 9 エピジェネティック，RNA スプライシングなど

①一般に

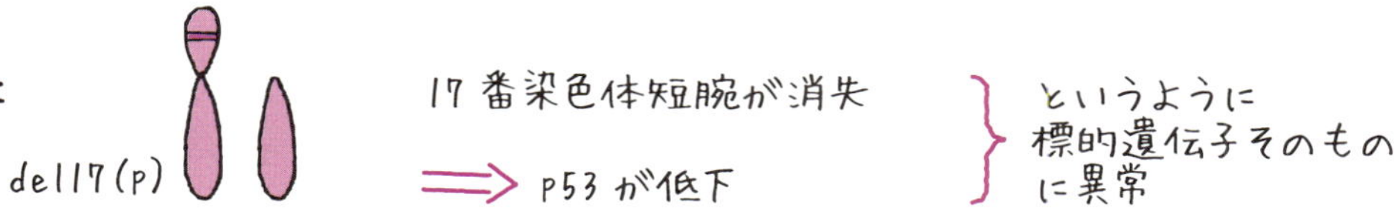

②エピジェネティック → DNAメチル化や脱メチル化に関与するものが異常

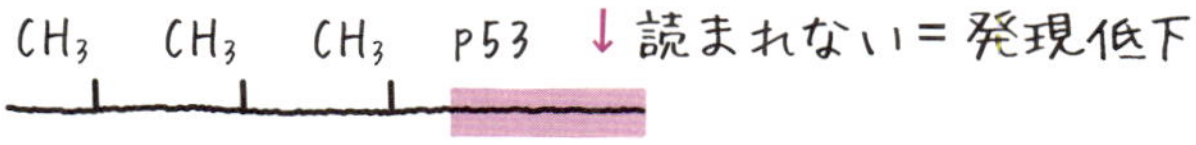

③RNAスプライシング

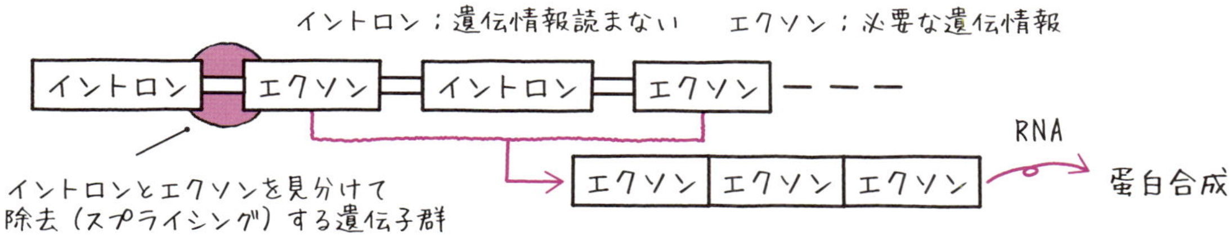

④コヒーシン複合体

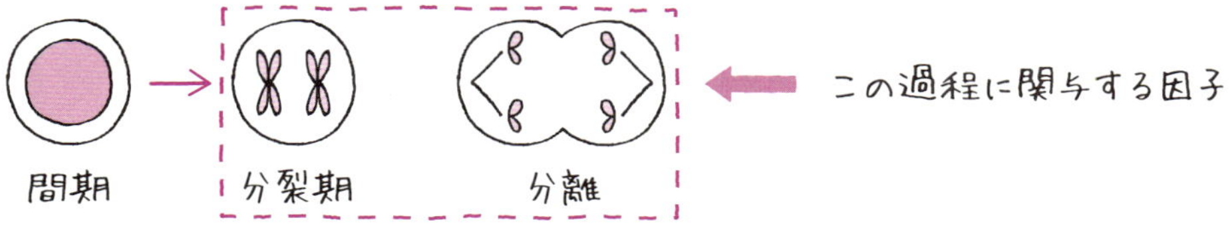

今回は遺伝子変異に関して記載します．エピジェネティックとか言われても…と思われる学生さんがいるかもしれませんが，一般に遺伝子変異とは「標的遺伝子」があって，それが異常になれば「その遺伝子の役割」に異常をきたします．エピジェネティック変異は**遺伝子制御などを行う遺伝子群**の異常です．**DNAのメチル化**（遺伝子を抑える）や脱メチル化で遺伝子発現を制御していますが，脱メチル化がうまくできない（TET2）変異やメチル化が起きやすくなる（DNMT3A）変異が生じて，遺伝子が機能しなくなり癌化が促される．**癌抑制遺伝子が不活性化**されて，修復がうまくいかない…とかですね．機能低下ということは，癌遺伝子のように機能が高まって癌化に導く遺伝子ではなさそうですよね．**RNAスプライシング**は遺伝子産物が蛋白質になる過程で，うまくエクソン（必要な場所）とイントロン（不要な場所）を切り分けられなくて，変な蛋白質ができます．普通は機能低下になりそうですよね．もう１つコヒーシン複合体というのも重要ですが，これは娘細胞になる細胞分裂をうまく行わせる遺伝子です．MDSの遺伝子変異として有名ですが，そういうことかと理解できればと思っています．

076 MDSの治療の基本

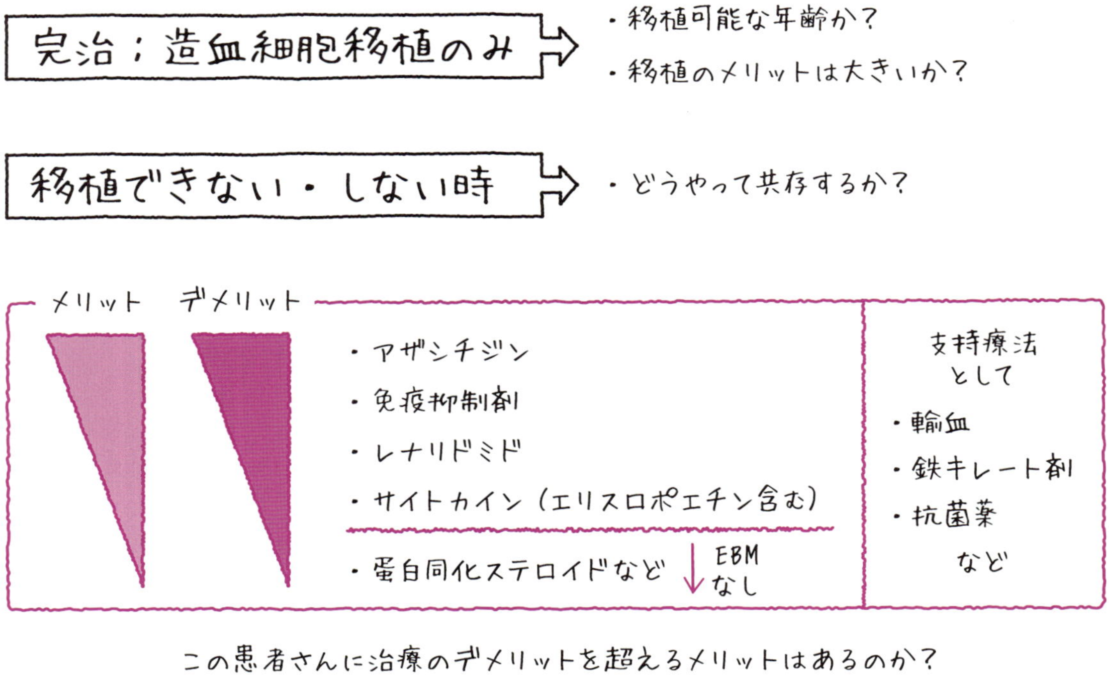

さて，MDSの治療の基本ですが，第一に知っておくべきことがあります．それは**完治**させる方法が**「同種移植」**しか現在は存在しないことです．薬で簡単に治り，副作用はほとんどなく延命可能であれば治療はあまり困りません．完治させるには危険を伴う治療しかないこと．それがMDS治療の難しさでもあり，やりがいでもあります．

高リスクMDSであり，同種移植が可能であれば，移植を検討するはずですから治療選択肢には困りません．同種移植（完治）ができない高齢者に多い疾患ということもそういう意味では難しいところです．

完治できないのであれば治療を開始するかどうか…ということも検討課題になります．症状がなく，本人が困っていないのに副作用の強い治療を行えば，**病気を見て患者さんを診ていない**ということになります．高リスクMDSであれば普通は血球減少がある（症状もある）はずですが，低リスクMDSと診断したものの好中球は1000/μL以上あり，貧血の症状もなく，血小板も8万/μLくらいあるので出血リスクも低い．ここで何らかの治療を開始して，患者さんに副作用が出たら信頼関係を失うことになるかもしれません．**患者さんの症状はどうか，予後はどうか，それを含めて標準治療はどうなるのか**を示しながら，患者さんと治療をどう行っていくか決定すること（個々の患者さんに合わせる）が重要です．

MDSの治療は「MDSそのものに対する治療」と輸血や抗菌薬治療などの「支持療法」に分かれます．ガイドラインを参考にしながら，患者さんにとって最良の治療を行っていくことが大事だと思います．

支持療法 ＝症状などに対しての治療

貧血など → 輸血で症状を改善

出血・血小板<5000/μL → 血小板輸血

鉄過剰症

赤血球2単位（200 mL由来）には200μgの鉄（200日分）

→ 鉄を捨てる機能がないのでたまる

↓

心不全
糖尿病 など
肝障害

【鉄キレート剤】

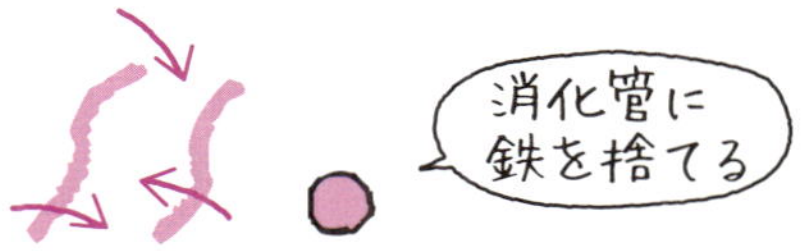

デフェラシロクスなど

↓

［鉄過剰改善］

たまに血球が改善することも

【抗菌薬】感染時に治療

総合して

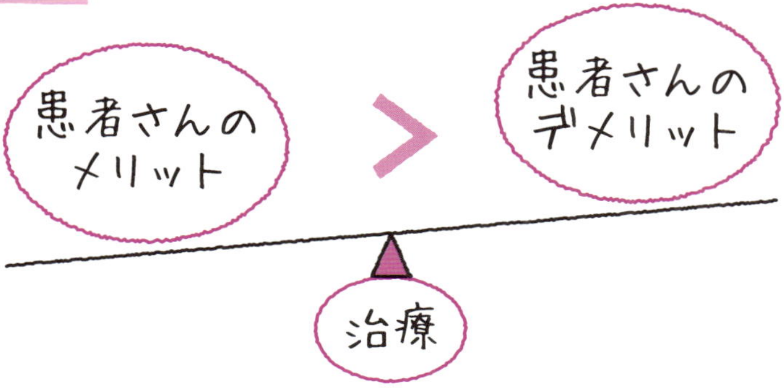

このページは概念的なもので，国家試験には出ません（おそらく）．ただ，臨床医としての考え方の基本的なものだと思っています．参考になれば嬉しいです．

077 低リスク MDS の治療

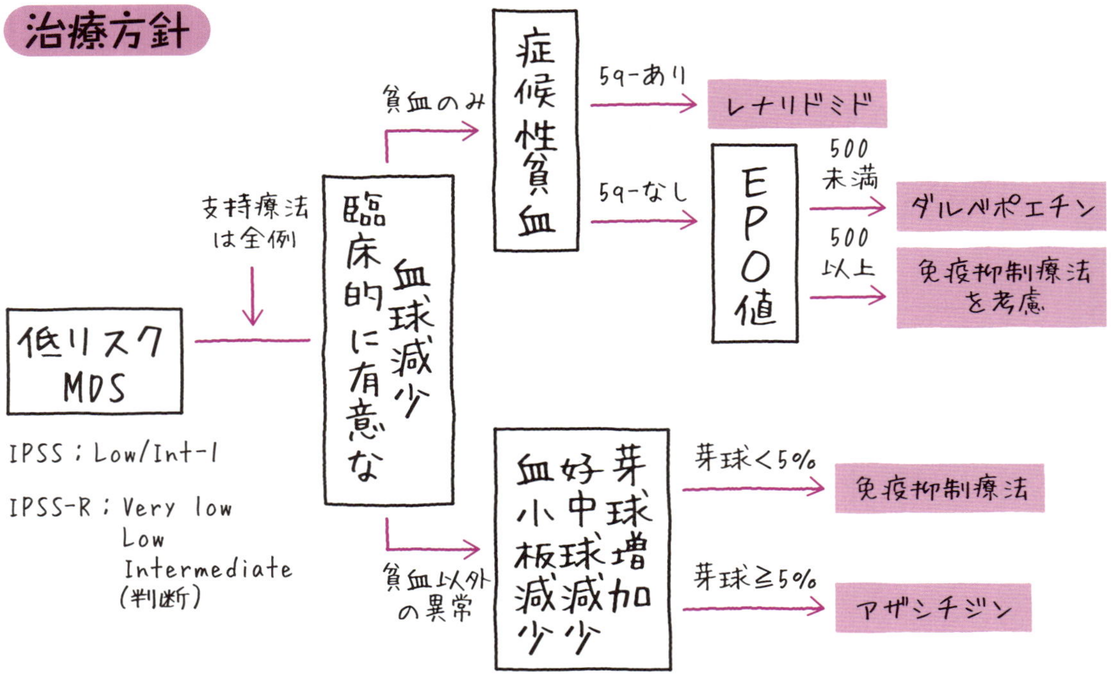

低リスク MDS は併存症なども考慮に入れながら，どのタイミングでどのような治療を行うかがポイントになってきます．前ページにも書きましたが，しばらくは様子を見る（経過観察）も検討材料です．

上図は，それも含めて低リスク MDS と診断した時の治療方針決定の手順になります．低リスク MDS で del(5q) がある **5q-症候群ではレナリドミド**が第一選択になります．一般には貧血主体の疾患で，レナリドミドの有効性（貧血改善効果）が示されています．

症状があって，5q-症候群でない場合にチェックしておくものは「エリスロポエチン（EPO）」値です．EPO 値が 500 以上であれば，頑張って刺激しているのに骨髄が反応しないので，それ以上 EPO を加えても効果は乏しいことがわかっています．逆に **500 未満の場合は EPO 製剤（ダルベポエチン）**を開始します．これは外来でやっていますので，入院患者ばかりだと学生さんが見る機会は少ないかもしれません．

次の手が NCCN ガイドラインや一般臨床では**免疫抑制療法**になります．低形成 MDS（AA と鑑別が必要な感じ）で，いくつかの基準を満たすと使用したりします．日本は保険では認めていないので，試験には出さないかもしれません．免疫抑制療法は欧米では「血球減少の改善効果はあるが，**白血病への移行を抑制しない**」ということが示されていますので，芽球の増加を認めている患者では不可になります．

全ての患者さんで対症療法としての**輸血**がありますが，赤血球輸血を続けると鉄過剰症になります．鉄過剰症は生命予後に影響するため，**鉄キレート剤**を使用します．代替療法として**蛋白同化ステロイドや漢方薬**などいろいろありますが，質の高い臨床研究として効果が示されたものはありません．

JCOPY 498-22510

❶5q-症候群（レナリドミド）

- 貧血主体で，血小板数は正常が多い
- レナリドミドは貧血の改善だけでなく，細胞遺伝学的効果（5q-の消失）も認める

❷ダルベポエチン

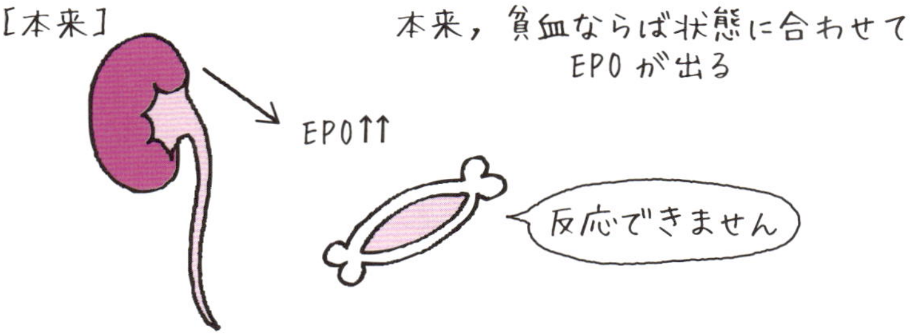

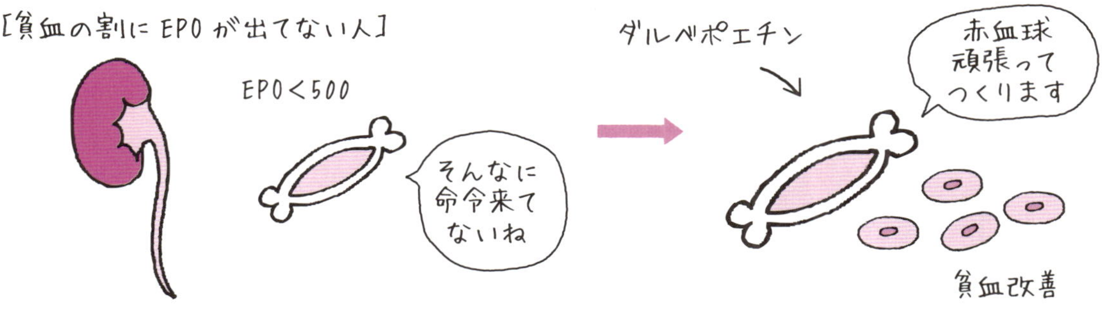

❸免疫抑制剤

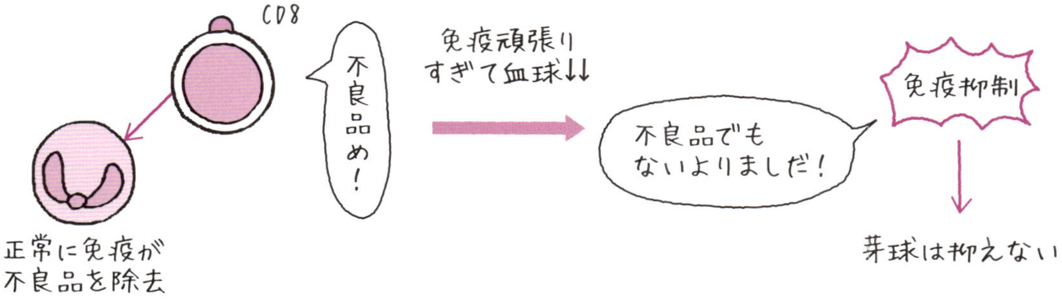

078 高リスク MDS の治療

治療方針

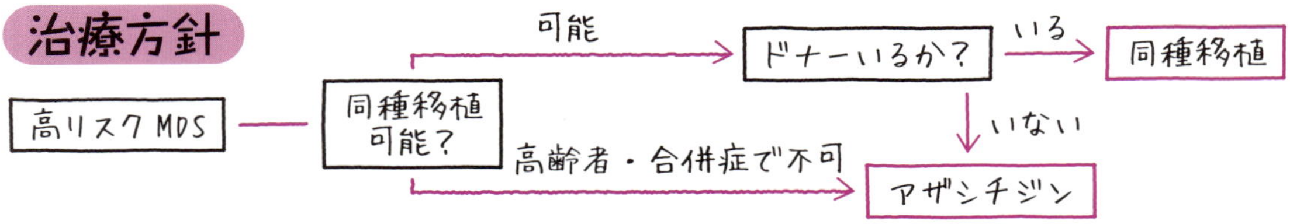

アザシチジン

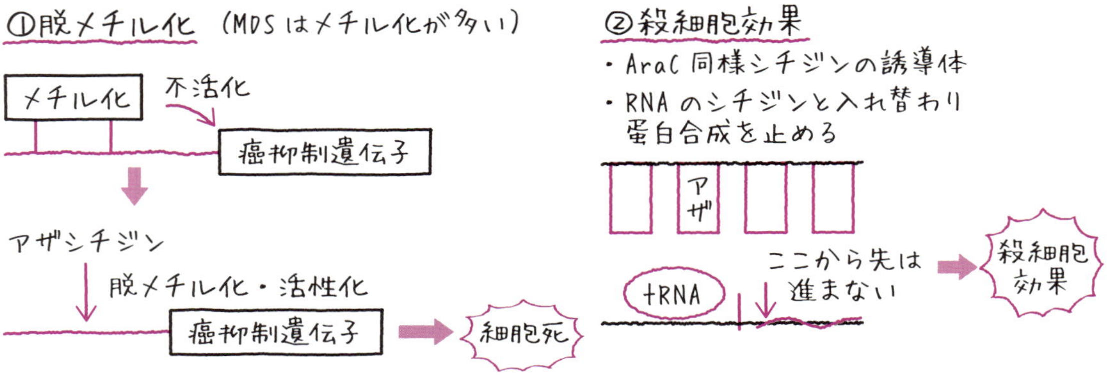

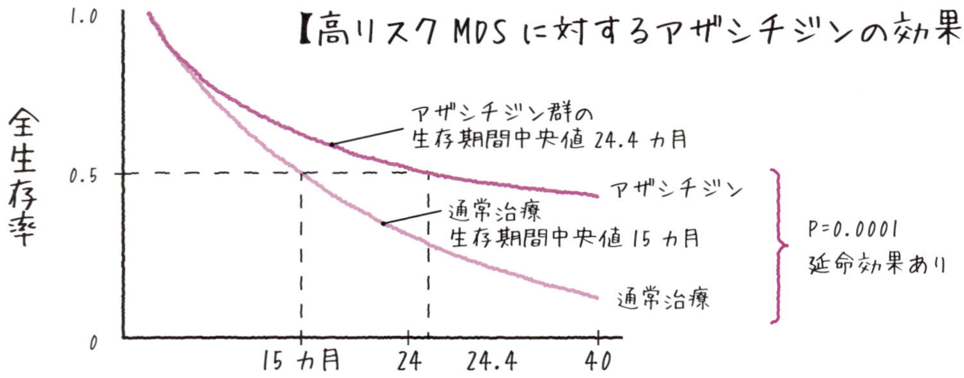

高リスク MDS ですが，無治療では中央生存期間が 1 年半未満なので，積極的な治療を行います．低リスクは症状の改善が治療の主目的，高リスクでは予後の改善，延命が治療の主目的になります．

まず，移植ができる患者さんであれば**同種移植**を考えます．普通の抗癌剤を移植前に行うよりは支持療法→同種移植の方がよいとのデータがあるので，多くの場合はそうします．ただ，アザシチジンが出てきてから，アザシチジンで病状を改善してから突入した方がよいかもという考えもあります．

移植ができない高リスク MDS は基本的には**アザシチジン**を選択します．アザシチジンは高リスク MDS の中央生存期間を従来治療群の 15 カ月から 24.4 カ月に延長しました．

アザシチジンは**脱メチル化薬**という位置付けですが，MDS は DNA のメチル化などが原因で「癌抑制遺伝子」が働かなくなっています．そのメチル化を解除することで，癌抑制遺伝子の機能を回復させます．また，シトシンの代わりに取り込まれることで，**殺細胞効果を発揮**するという 2 段構えの薬です．

おまけ 10 5q- 症候群

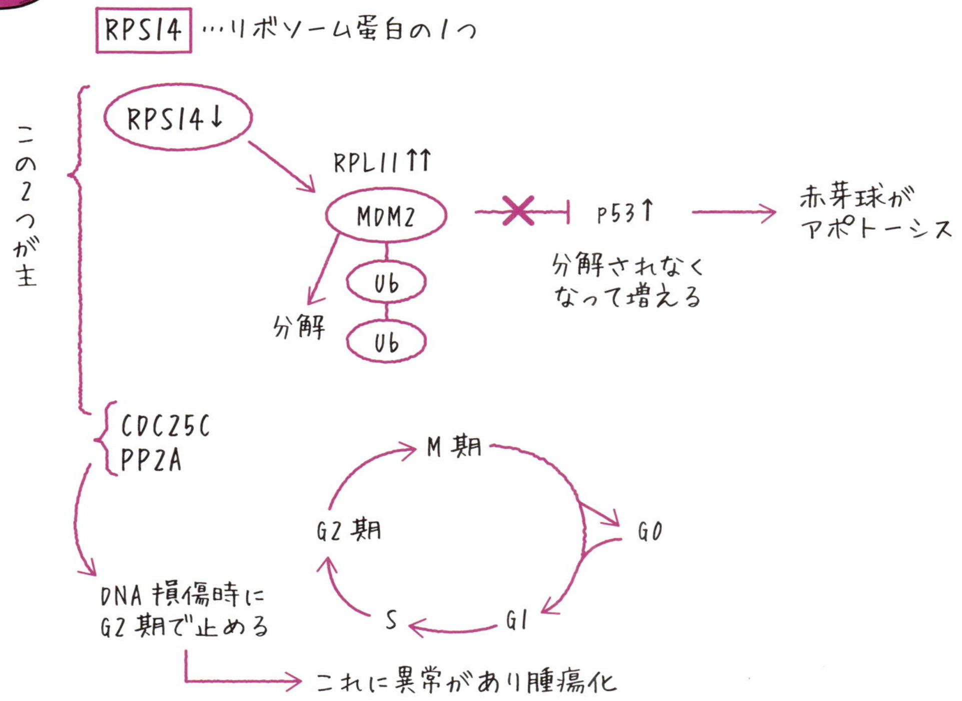

さて，5q- 症候群は欧米では多いのですが，日本では頻度が少ない病型の MDS です．ただ，レナリドミドが有効ということで，国家試験には出しやすいです．5q- 症候群の病態は **RPS14** という蛋白質が関係しているとされています．

RPS14 はリボソーム蛋白ですが，これがうまく作れなくなり，中途半端な蛋白（RPL11）が増えます．RPL11 は MDM2 という p53 分解に関与する蛋白質をポリユビキチン化する方向に向かわせるため，p53 が増えて赤芽球がアポトーシスを起こすというメカニズムです．さらに 2 つの脱リン酸化酵素がコードされています．CDC25 ファミリー（細胞周期チェックポイントを担当）の 1 つ **CDC25C**（細胞がダメージを受けるとサイクリン依存性キナーゼ 2 を脱リン酸化し，G2 から M 期への以降を阻害）と様々な脱リン酸化に働く蛋白質ホスファターゼの主要なものである **PP2A** がコードされています．**CDC25C の異常は細胞周期を止められなくなりますので，腫瘍化に関連**します．レナリドミドが効くのは CDC25C の直接阻害と残り 2 つを調整することによる MDM2 の機能回復による p53 の減少といわれています．分子生物学に興味がある方はちょっと調べてみると面白いかもしれません．嫌いな方は 5q- 症候群とレナリドミドを 1 対 1 対応で覚えておきましょう．

079 急性白血病と慢性白血病

急性白血病

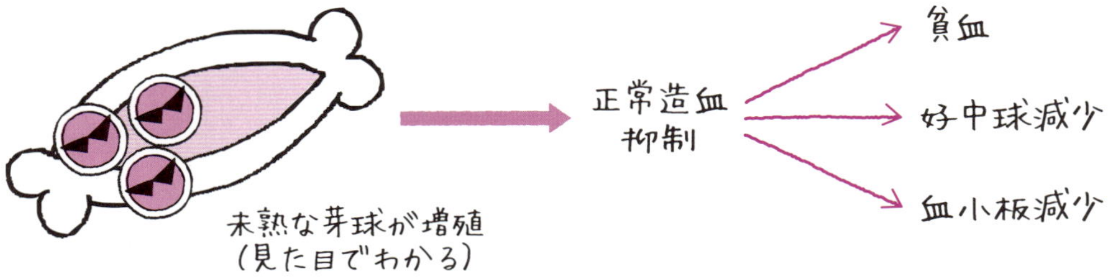

慢性骨髄性白血病

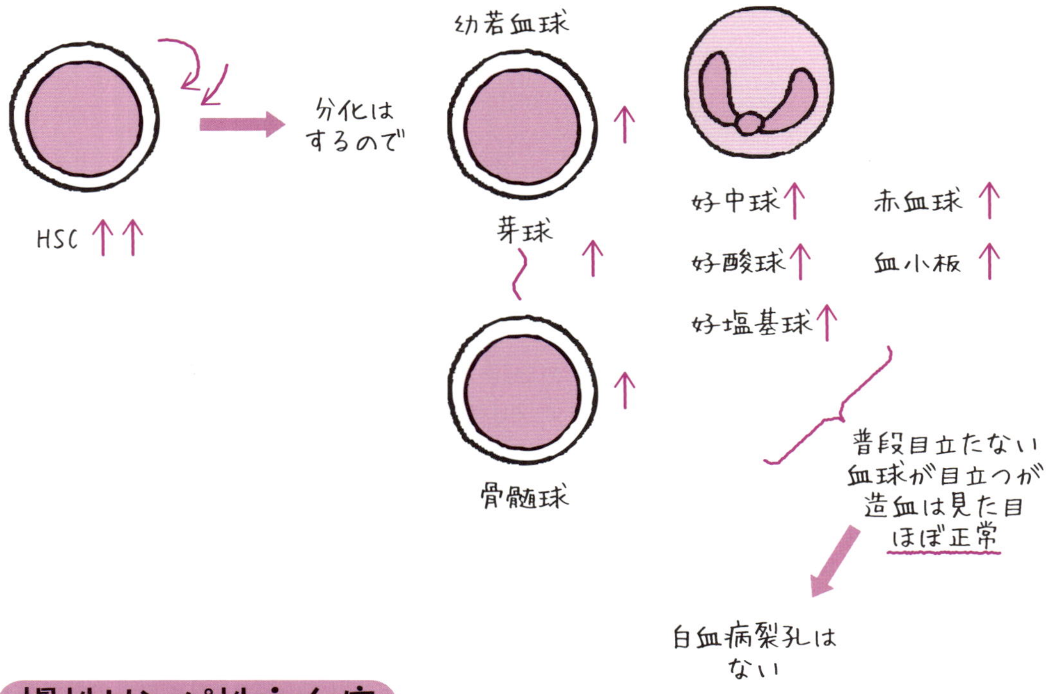

慢性リンパ性白血病

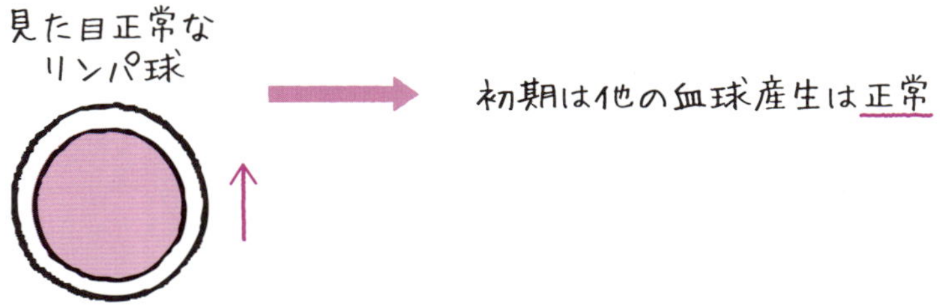

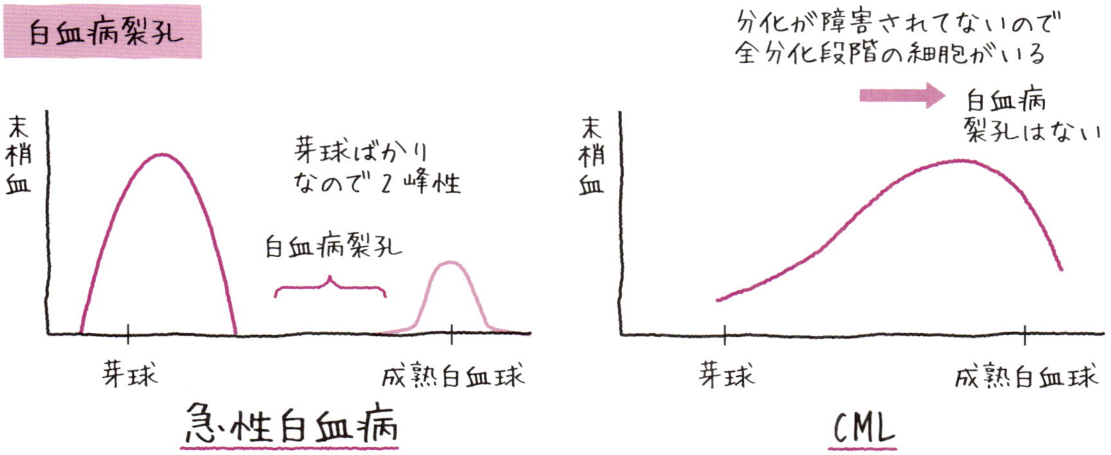

白血球系疾患として有名なものに白血病があります．白血病には**急性**，**慢性**という腫瘍細胞の**分化度**による分類，**骨髄性**，**リンパ性**という腫瘍細胞の由来（**起源**）による分類があります．

急性白血病と慢性白血病を分けるのは「**分化能の有無**」です．急性白血病は分化能がないため，幼弱な芽球が増殖します．その結果，正常な血球は抑制されます（**白血病裂孔**）．

慢性白血病は分化能が維持されています．そのため成熟した血球が増殖します．見た目（血液像）では腫瘍細胞か正常細胞かわかりません．もちろん，末梢血所見で病気を疑うことはできますが，診断確定にもう一手間かかるわけです．

慢性骨髄性白血病では BCR-ABL という特徴的な遺伝子異常があるかどうかで診断が確定しますし，**慢性リンパ性白血病**ではリンパ球増加を認めますが，**表面抗原解析**を行わないと腫瘍細胞かどうかはわかりません．

白血球系疾患では急性白血病，慢性白血病，骨髄増殖性疾患，悪性リンパ腫，多発性骨髄腫などの腫瘍性疾患を中心に記載します．

080 急性白血病とは

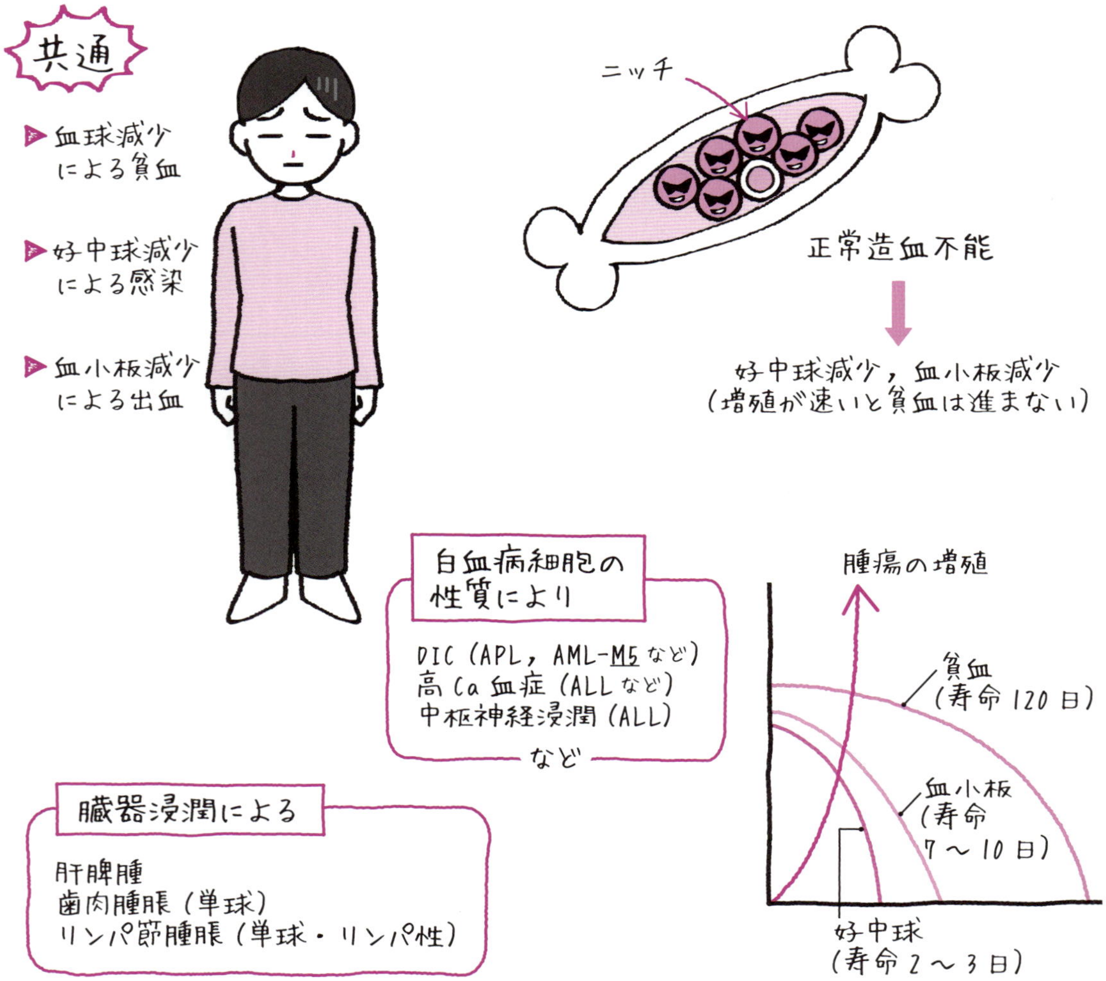

急性白血病は**造血幹細胞・前駆細胞レベルで遺伝子異常**が生じ，その結果**「増殖能の亢進」「分化能の喪失」**が生じます．そうすると未熟な腫瘍細胞が増殖し，正常な血球が増える場所がなくなり，正常血球が減少します．

急性白血病は**正常な血球が減少**することで起きる**「易感染性」「貧血」「出血傾向」**という症状と，腫瘍細胞の**臓器浸潤**による症状が出現します．腫瘍細胞増殖により肝脾腫や歯肉浸潤（単球系），リンパ節腫脹，中枢神経浸潤などがあります．肺や皮膚など様々なところに浸潤していきます．浸潤傾向が強いのは単球系です．中枢神経浸潤が多いのはリンパ系になります．

急性白血病は一般に進行が早いため，治療を急ぐ必要があります．もちろん，患者さんにもよるのですが，白血球増加，血小板減少が顕著な割に貧血が進んでいないような場合，腫瘍細胞の増殖はかなり速いことが示唆されます（赤血球の寿命が 120 日，血小板が 7〜10 日）．そういう患者さんを数日待てば，それだけ白血病細胞が増えます．急性白血病が疑われる患者さんはできるだけ速やかに専門施設に紹介する必要があります．

081 急性白血病の治療

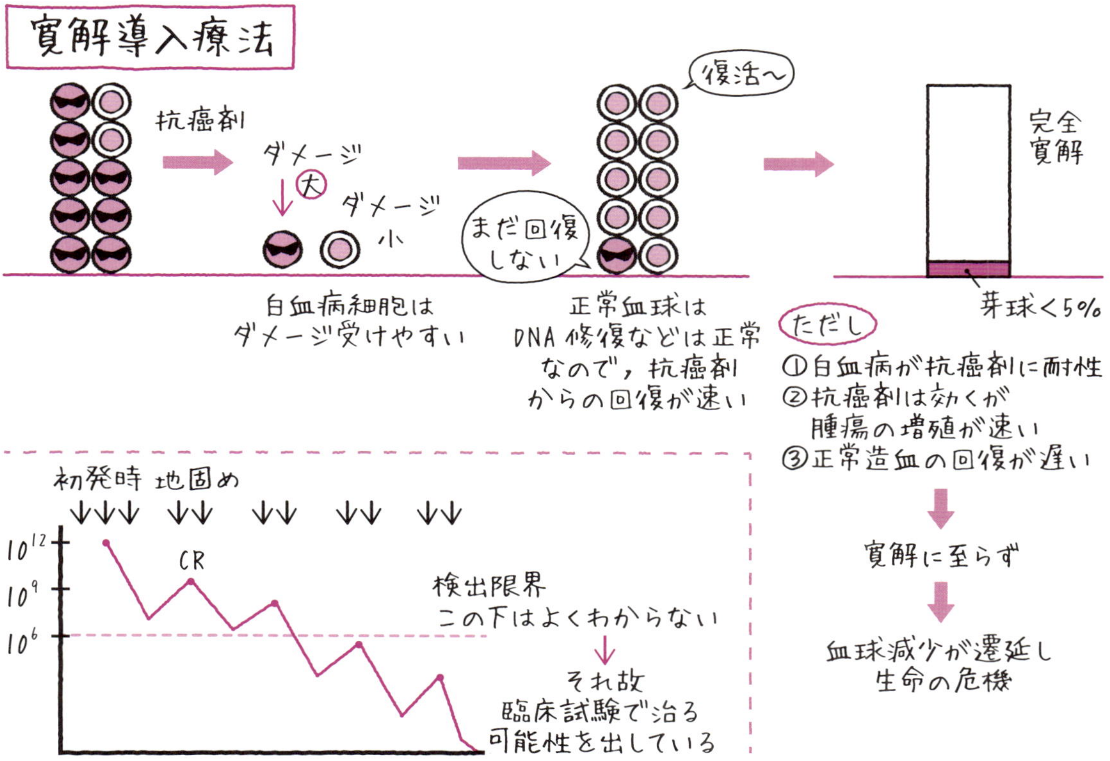

急性白血病の治療において最も難しいのは初回治療である「**寛解導入療法**」です．寛解導入療法は白血病細胞を叩き，正常造血が回復してくることで完全寛解（CR）を目指す治療です．白血病細胞を叩く力が弱くても，正常造血の回復が遅くても完全寛解は得られません．この初回目標を形態学的完全寛解（morphological CR）とか，血液学的完全寛解（hematological CR）といいます．簡単に書くと血算が正常化し，**芽球が5%未満**となり，見た感じ正常に見える状況です．初発時の白血病細胞が 10^{12} 個（1兆個：テラ）ある段階から 10^{9} 個（10億個：ギガ）まで低下したとされています．

その後，**地固め療法**というだめ押し治療を行います．急性白血病の初回の検査で通常は「特異的遺伝子」の検索を行っています．ここで異常な遺伝子を同定するとPCR法を用いて，より深い寛解を判断できます．**PCRで陰性**になるレベルを分子生物学的完全寛解（molecular CR）といいます．この状態でも白血病細胞は 10^{6} 個（100万個：メガ）以下としかいえません．**腫瘍細胞が完全に消滅したと示すことは難しい**のです．全ての癌の治療で「経過観察」をするのは「完治した」といえないからです．「ない」と判断するために，時間をかけて再発しないことを確認しているわけです．**再発**とは検査で**検出できなかった癌細胞が検出可能になること**をいいます．

特に白血病は手術で摘出はできませんので，抗癌剤でtotal cell killを目指して治療をします．「寛解導入療法後に地固め療法を○回行えば，この程度の確率で完治できる可能性がある」ということを臨床試験で確認しています．地固め療法の目的は「見えない白血病細胞」を完治できるレベルまで叩くことにあります．なお，維持療法は急性前骨髄球性白血病（APL）や急性リンパ性白血病では行われますが，急性骨髄性白血病では行われません．

082 急性白血病に対する抗癌剤治療と支持療法

❶骨髄抑制（治療関連死の多くは感染症）

▶好中球減少 ⟶ 無菌室など　カビ対策／予防内服（抗菌薬，抗真菌薬）

（好中球＜500/μL が 10 日以上）
（多くは 100/μL 未満）

感染 ⟶ 発熱性好中球減少症など
感染 ⟶ 抗緑膿菌作用のある広域抗菌薬

▶貧血，血小板減少 ⟶ 輸血で対応

22510

❷消化管障害

胃 ⟶ 2～3 日で入れ替わる（ダメージ大）
胃 ⟶ 胃薬（H_2-blocker or PPI）

腸 ⟶ 7 日で入れ替わる
腸 ⟶ 下痢の予防

・嘔気・嘔吐（嘔吐中枢）
　$5HT_3$受容体拮抗薬
　＋ステロイド

・脱毛
　ウィッグなど

急性白血病は血液中に癌細胞がおり，増殖も早いという特徴があります．そのため手術はできませんが，抗癌剤がよく効くので抗癌剤治療を行います．

ただ，最初の寛解導入療法では**白血病細胞＞正常血液細胞**の状況です．うまくやらないと白血病細胞を抑えきれなかったり，正常血液細胞の回復が遅かったりして大変です．多くの患者さんに有効な寛解導入療法として IDA＋AraC（3＋7），DNR＋AraC（5＋7）などの治療法が臨床研究で見いだされました．しかし，白血病細胞以外にも細胞増殖が速い臓器にはダメージがあります．

まずは骨髄抑制です．白血病細胞のせいで正常造血がうまくいかない…といっているのに，抗癌剤でさらにダメージを受けます．地固め療法では寛解状態にあり，より強い治療が実施できますのでやはり強い骨髄抑制がかかります．**骨髄抑制とは好中球減少，貧血，血小板減少**を言いますので，**感染症対策（抗菌薬＋無菌管理），輸血**で対応します．好中球減少時に発熱した場合，感染巣が不明であっても発熱性好中球減少症として治療を開始します．既出の通り敗血症を想定しており，緊急性があります．アスペルギルスをはじめとした真菌感染も多いという特徴があります．

また，嘔吐中枢への刺激や消化管へのダメージで**悪心・嘔吐**を生じます．**$5HT_3$受容体拮抗薬（セロトニン）＋ステロイド**などの制吐薬で対応します．他にも下痢や口内炎，脱毛などの副作用があります．これらを**うまくコントロール**しながら治療を完遂するのが，血液内科医の役割です．

JCOPY 498-22510

おまけ 11 チロシンキナーゼ

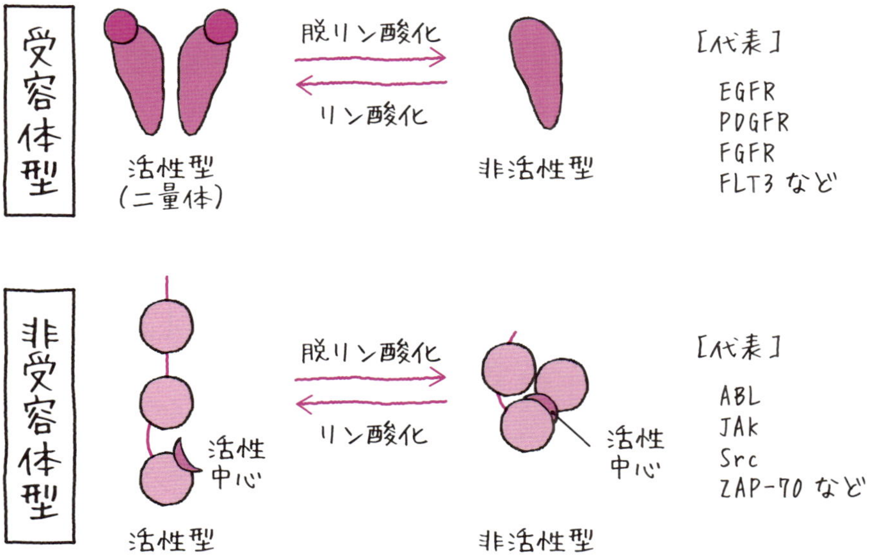

チロシンキナーゼは**細胞の増殖・分化・生存・細胞死に関与**する酵素です．そういった特徴から血液腫瘍だけでなく，様々な腫瘍で異常が確認されています．チロシンキナーゼには**受容体型と非受容体型**があります．受容体型は増殖因子受容体などで，肺癌で有名な EGFR や **AML で有名な FLT3** などがあります．非受容体型には **CML で有名な ABL** や**骨髄増殖性腫瘍などで出てくる JAK**，T 細胞受容体の下流にある ZAP-70 などがあります．受容体型では Ras，Raf，MEK，Erk と繋がる MAP キナーゼカスケードや PI3K から Akt，mTOR とつながるカスケード，STAT などを介して増殖や分化などを調節します．非受容体型は通常はチロシンキナーゼ活性を持たない受容体の下で上の反応を媒介します．

チロシンキナーゼ以下のカスケードも大事ですが，ここはおまけですので紹介程度で終わります．

083 急性骨髄性白血病（AML）と急性リンパ性白血病（ALL）

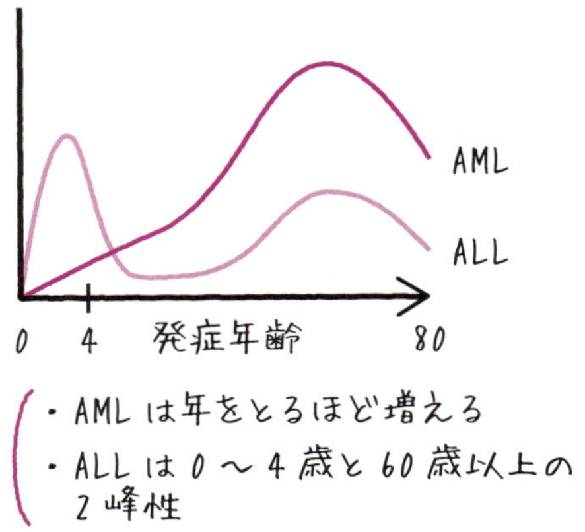

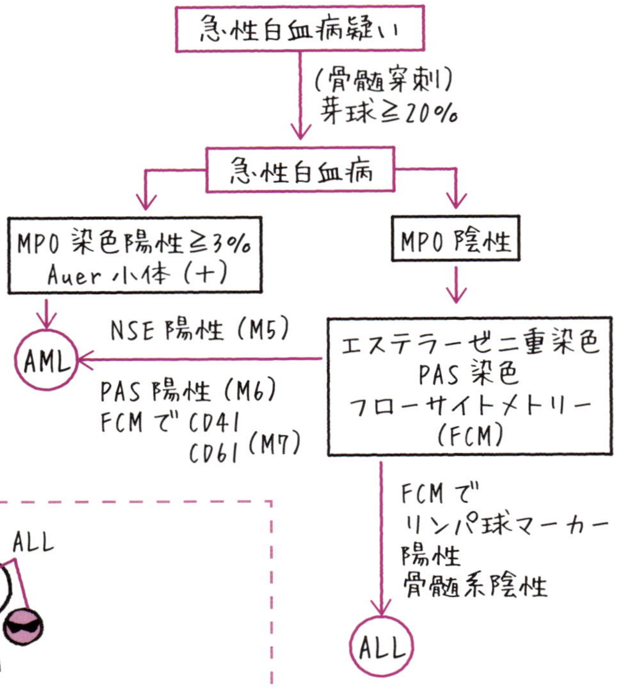

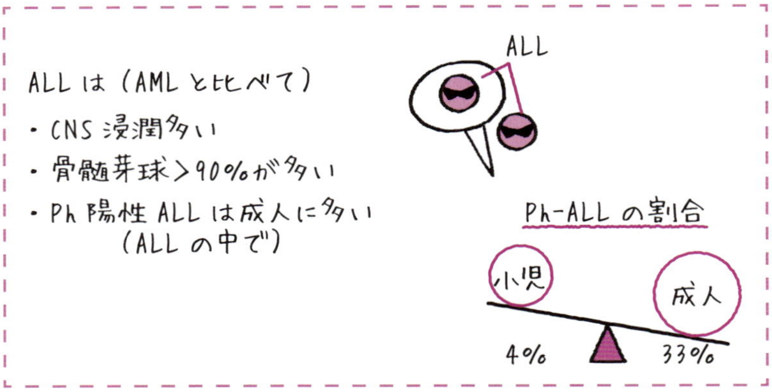

AMLとALLは細胞の起源が違うわけですが，その臨床像も異なります．**AMLは10万人あたり5人，発症年齢中央値は60歳と成人に多い**疾患です（80%は成人）．**ALLは10万人あたり1人**と頻度は少ないのですが，0〜4歳では10万人あたり3〜4人，60歳以上では10万人あたり1〜2人と**2峰性のpeak**をもっています．なお，フィラデルフィア染色体陽性（Ph^{+}）ALLは成人が33%，小児が4%と比率は逆転します．

芽球の割合が20%以上（WHO分類，FAB分類では30%）であれば急性白血病と診断されますが，最初にミエロペルオキシダーゼ**（MPO）染色**で陽性の芽球が3%以上だったり，**Auer小体**があったりすればAMLと診断されます．MPO陰性の場合，ALLかAMLのM0，M5a，M6，M7が考えられます．ここで**非特異的エステラーゼ**（NSE）染色陽性（M5）や**PAS染色**陽性（M6），フローサイトメトリー（FCM）でCD41やCD61が陽性（M7）であればAMLです．

FCMでリンパ系マーカーが陽性で骨髄系マーカーが陰性であればALLと診断されます．

AMLとALLで臨床像が大きく違うのは**中枢神経浸潤**がAMLでは5%前後とされているのに対し，ALLは無治療では21〜50%と多く，必ず中枢神経浸潤に対する抗癌剤の予防投与（髄注）を行うことです．AMLは確認と予防投与のために1回だけ髄液検査＋髄注を行います．

084 AMLの発症メカニズムと遺伝子変異

❶AMLの遺伝子変異

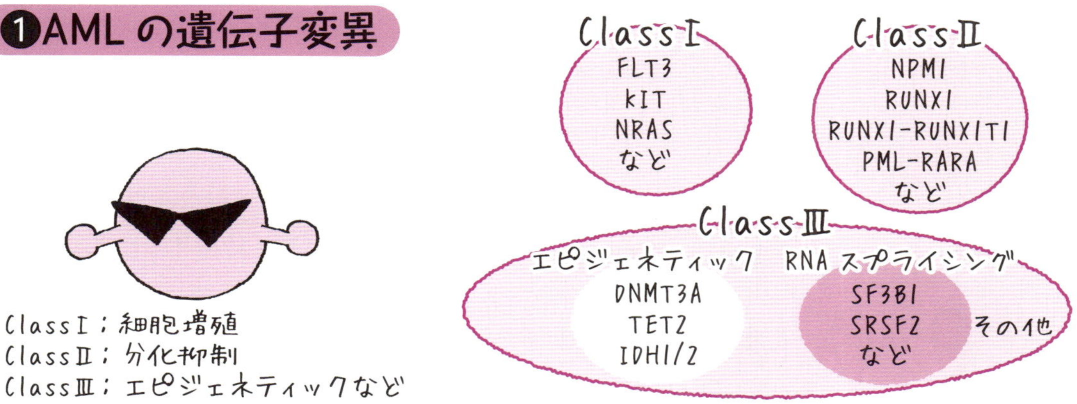

Class I
FLT3
KIT
NRAS
など
Class II
NPM1
RUNX1
RUNX1-RUNX1T1
PML-RARA
など
Class III
エピジェネティック
DNMT3A
TET2
IDH1/2
RNAスプライシング
SF3B1
SRSF2
など
その他
Class I：細胞増殖
Class II：分化抑制
Class III：エピジェネティックなど

❷AMLの発症過程

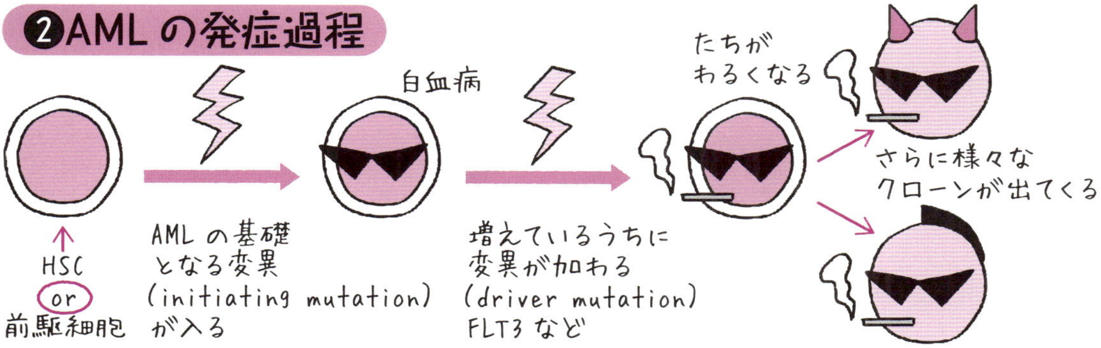

AMLは分化能がなくなった未熟な骨髄系細胞のclonalな増殖が特徴の疾患です．診断基準として**形態学的な診断を中心としたFAB分類**から，**遺伝的背景を念頭に置いたWHO分類**に変わってきました．WHO分類でも遺伝子異常を伴わない「非特定型」はFAB分類の基準が用いられているので，どちらの理解も必要です．

AMLの発症には3つの遺伝子変異が考えられています．1つは**細胞増殖促進に関与するClass I遺伝子変異**．2つ目に**分化抑制に関与するClass II遺伝子変異**．3つ目に**エピジェネティック機構**に関与するものやRNAスプライシングなど遺伝子やその産物が正常に働けなくなる変異．この3つの変異により急性骨髄性白血病の芽球が増殖し，汎血球減少や臓器浸潤による症状を起こしてきます．

WHO分類で遺伝子が中心になっているのは，反復遺伝子異常により診断が変わり，病態や治療が変わることがあるためです．また，予後に関わる遺伝子変異も多く，いくつかのガイドラインで遺伝子異常と予後が分けられています．

また，AMLの発症過程で様々な遺伝子変異が入ってくることもわかってきました．増殖しているうちに様々な遺伝子変異が加わると理解できるのですが，それが証明された形になります．サブクローンが増えれば，治療が効きにくいものも混じる可能性がありますので，完治させるのに不利になります．

全てを覚える必要はありませんが，代表的な反復遺伝子異常を伴うAMLを覚えることと，そういう背景があることは覚えておくと国家試験対策になると思います．

085 反復遺伝子異常を伴う AML

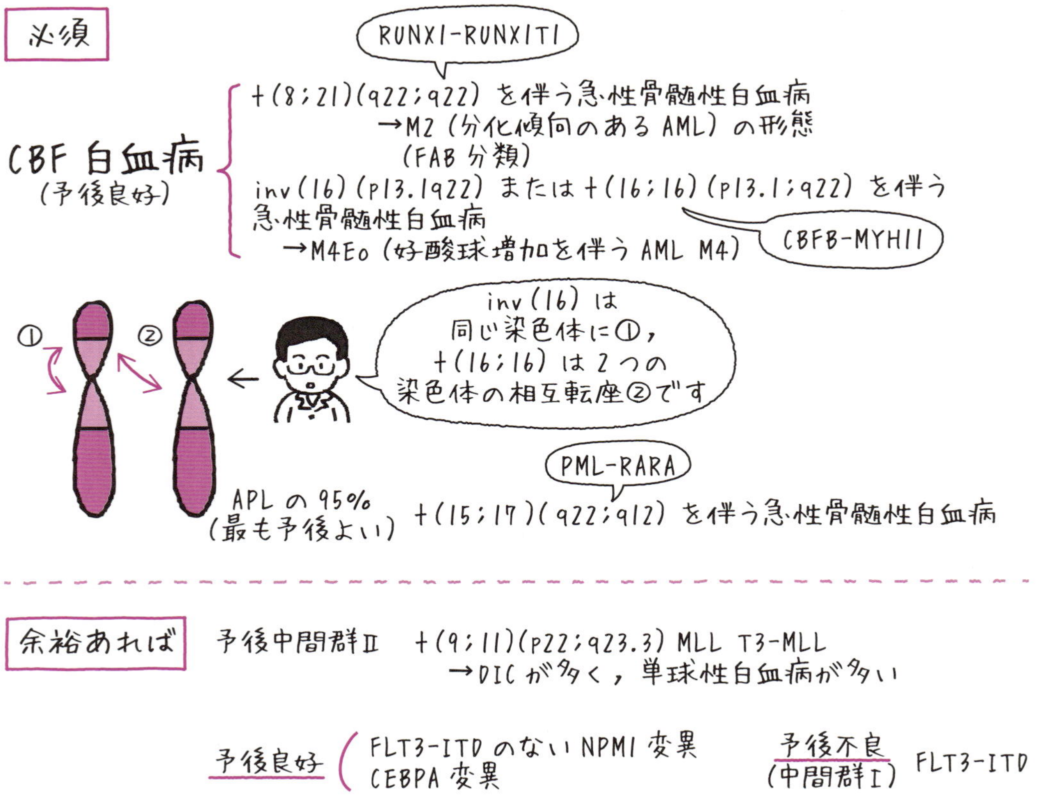

WHO 分類では AML の診断過程で重要なものは遺伝子変異であることを記載しました. 放射線や化学療法の治療歴があれば「治療関連 AML」と総称されますが, 治療関連であっても反復遺伝子異常があればそれが診断名になります.

反復遺伝子異常といってもピンとこない学生も多いと思いますが, **t(8;21) (q22;q22) や inv(16) (p13.1q22), t(15;17) (q22;q12)** などをいいます. この 3 つは国家試験にも必出ですので, 必ず覚えておきましょう. 前の 2 つは **CBF 白血病**と呼ばれ, 90%以上の高い完全寛解率, 50〜60%の比較的よい 5 年前生存率をもっています. 治療法は地固め療法が「大量キロサイド療法」になります. 3 つ目は **PML-RARA** と呼ばれる変異ですが, ATRA が登場して以降は 90%以上の高い寛解率と 80%以上の高い全生存率をもっています. この遺伝子異常は前骨髄球から先の分化を阻害するため, 芽球と前骨髄球が増加します. そのため急性前骨髄球性白血病と呼ばれます. 大事な疾患なので後述します. この 3 つは俗にいう**予後良好な遺伝子異常**です.

他に MLL 遺伝子異常の中で t(9;11) (p22;q23.3) なども有名です (小児の AML の 10%) が, 余裕があれば覚えてください.

国家試験に予後に関わる付加的な遺伝子異常として出される可能性があるもの 3 つを記載します. **NPM1 遺伝子変異, CEBPA 遺伝子変異, FLT3-ITD 変異**の 3 つです. 前者 2 つは予後良好, 3 つ目は予後不良になります. 国家試験に出せるレベルの内容なので, 覚えておきましょう.

JCOPY 498-22510

おまけ 12 MAP キナーゼカスケード

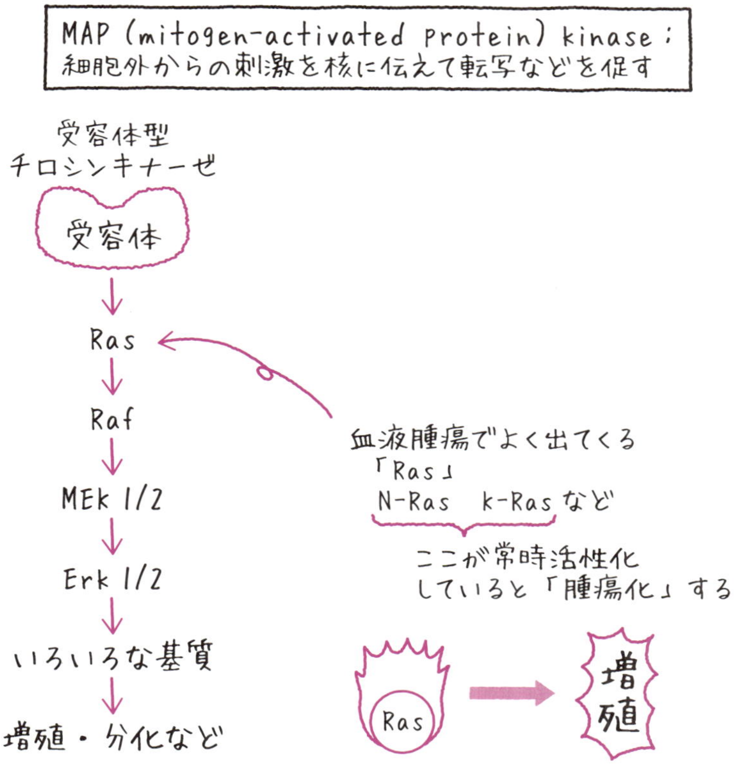

チロシンキナーゼの時に出てきた MAP キナーゼカスケードに関して説明します．ここでは**古典的 MAP キナーゼカスケード**と呼ばれる Ras 以下の紹介です．基本的に MAP キナーゼカスケードも STAT も PI3K 経路も「**外からの刺激を核に伝える**」働きをもっています．Ras はチロシンキナーゼの刺激を受けて活性化し，Raf をリン酸化して活性化させます．Raf は MEK を，MEK は Erk を活性化し，Erk は様々な基質をリン酸化したり，直接核に移行したりして「**増殖や分化**」につなげます．

Ras は骨髄増殖性腫瘍や AML では異常になることが多く，時々教科書に出てきます．ちなみに学生では覚えなくてもよいかなということで図には出しませんが，様々なストレスを受けて，**アポトーシスや細胞周期停止，免疫の賦活化などを起こすストレス応答 MAP キナーゼ**というのもあり，JNK や p38 が有名です（覚えなくてよいです）.

086 AMLの予後評価

❶白血病の経過

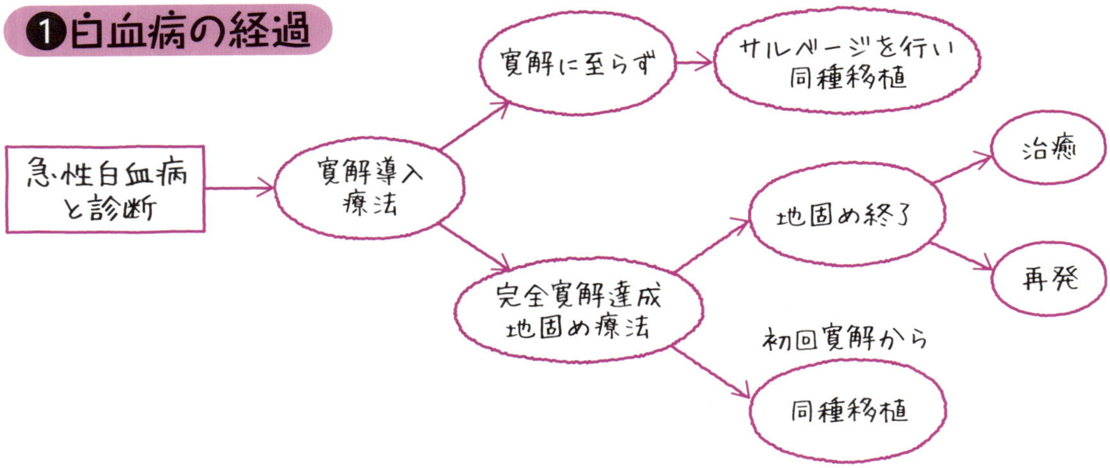

❷同種移植のポイント

〈1〉再発しても，再寛解できれば初回寛解時の移植と成績同じ

〈2〉初回から同種移植をするのは，化学療法だけでは再発の可能性が高い，
再発後に再寛解導入困難，など

〈3〉初回寛解から同種移植を行うかどうかが予後評価の point

どのような腫瘍でもそうですが，予後の見定めは重要な話です．極端な例では Stage 4 の大腸癌であれば，遠隔転移巣の手術が可能か，原発巣の手術が可能かなどで手術をする，しないを分けていきますが，AML の場合は「初回から移植をする，しない」を分けるためにも予後評価をします．

最近の分類では「遺伝子に注目」しているため，遺伝子変異や染色体異常で分類するものもあります．これはまさに病気に注目した考えです．代表的なものとして **ELN ガイドライン**を紹介します．

次に遺伝子異常があまりわかっていなかった頃のものとして**「JALSG Score」**があります．これは形態学や血液検査，患者さんの情報で分類しており，遺伝子が関与するのは CBF 白血病かどうかだけです（APL は除外）．

次に日本血液学会が出している**予後層別化因子**を見てみましょう．この 2 つの足りないものを補ったような内容になります．医学生として実際に覚えるならこちらですが，医師国家試験で要求されるかというと不明です．おそらく遺伝子変異を臨床問題に出して，選択肢として移植をするかしないか…くらいではないかなと思います．

JALSG スコア

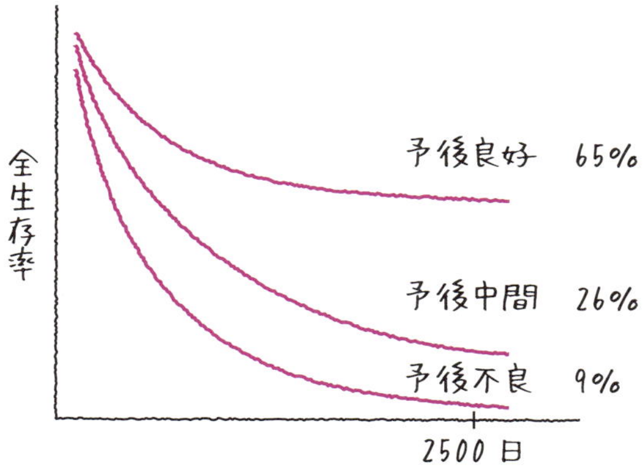

芽球の MPO 陽性率＞50%	2 点
年齢≦50 歳	2 点
初発時白血球≦20000/μL	2 点
FAB M0, M6, M7 以外	1 点
Performance Status≦2	1 点
初回治療で CR	1 点
CBF 白血病	1 点

予後良好	8～10 点
予後中間	5～7 点
予後不良	0～4 点

ELN 予後基準 （60 歳未満）

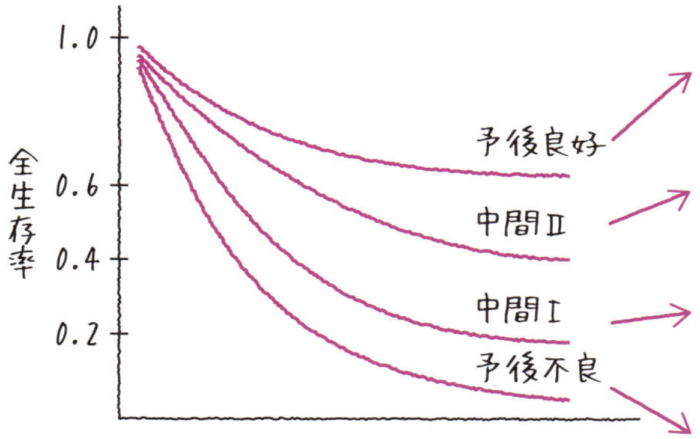

予後良好:
- t(8;21), inv(16) or t(16;16)
- ・FLT3-ITD を伴わない NPM1 変異
- ・CEBPA 変異

中間Ⅱ:
- MLLT3-MLL
- 良好や不良に入っていない変異

中間Ⅰ:
- ・NPM1 変異及び FLT3-ITD
- ・野生型 NPM1 及び FLT3-ITD
- ・FLT3-ITD を伴わない野生型 NPM1

予後不良:
- inv(3)(q21q26.2)
- t(6;9)(p23;q34)
- t(v;11)(v;q23) MLL 再構成
- -5 あるいは del(5q)
- -7, abn(17p), 複雑核型

血液学会の予後層別化因子

	予後良好	予後不良
年齢	50歳以下	60歳以上
全身状態	PS 2以下	PS 3以上
発症様式	de novo	2次性
染色体異常	t(8;21), inv(16) t(15;17)	3q異常, 5番, 7番の欠失 t(6;9)(p23;q34), 複雑核型
遺伝子変異	NPM1, CEBPA	FLT3-ITD
寛解までに要した治療回数	1回	2回以上

087 急性前骨髄球性白血病（APL）とその治療

❶APLとは

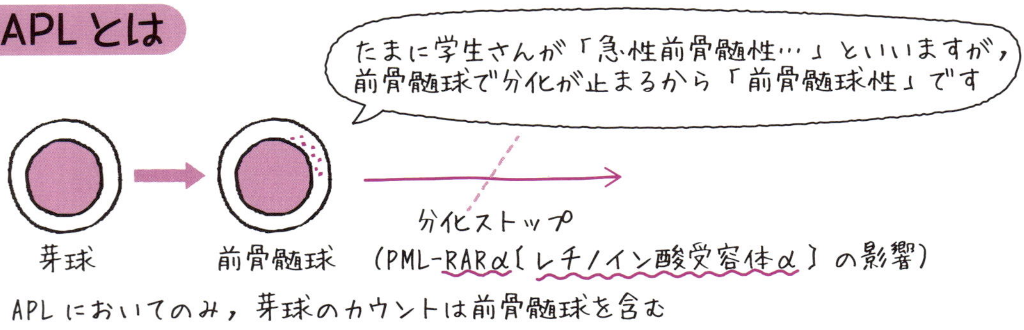

❷APLの特徴

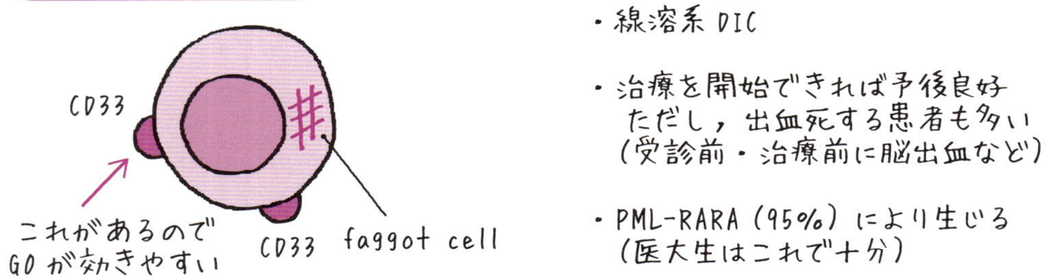

❸ATRA

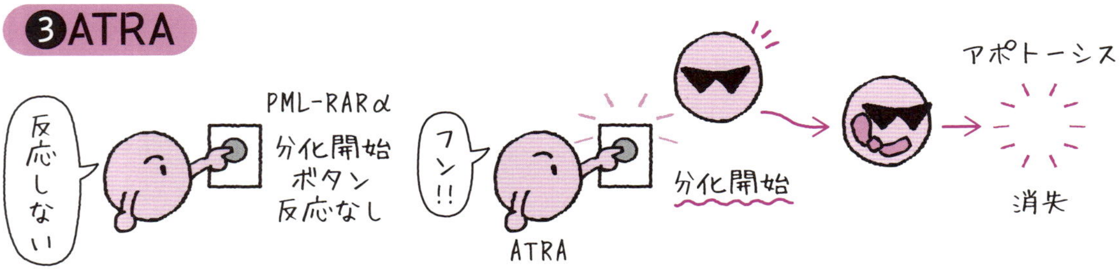

AML with t(15;17)(q22;q12)，通称APLは遺伝子異常のため**前骨髄球レベルで分化が止まってしまう病気**です．特徴として形態学的には芽球＋前骨髄球の中に少数ながら**Faggot cell**と呼ばれる特徴的な腫瘍細胞を認めます．病態として特徴的なのは「線溶優位」の播種性血管内凝固（DIC）を起こすことです．

特効薬であるATRAが出る前は「抗癌剤治療」開始時期に腫瘍が減るまでは凄まじいレベルのDICが生じ，寛解導入時に多数の患者さんが亡くなったという「最も治療が難しい」白血病でした．

ところが中国でATRAが発見され，治療に使われるようになってからは**「最も寛解率がよく」「最も生存率が高い」「予後良好な」急性骨髄性白血病**になりました．

しかし，ATRAにも弱点があります．これは分化を誘導してアポトーシスを起こすのですが，分化した腫瘍細胞はサイトカインを撒き散らすため，サイトカインストームが起こります．それにより**発熱，呼吸不全，浮腫**などを生じる**「分化症候群」**が起きることがあります．腫瘍細胞が多いほど分化する細胞も増えますので，分化症候群の可能性は高くなります．その場合はDICのリスクは上がりま

JCOPY 498-22510

❹分化症候群

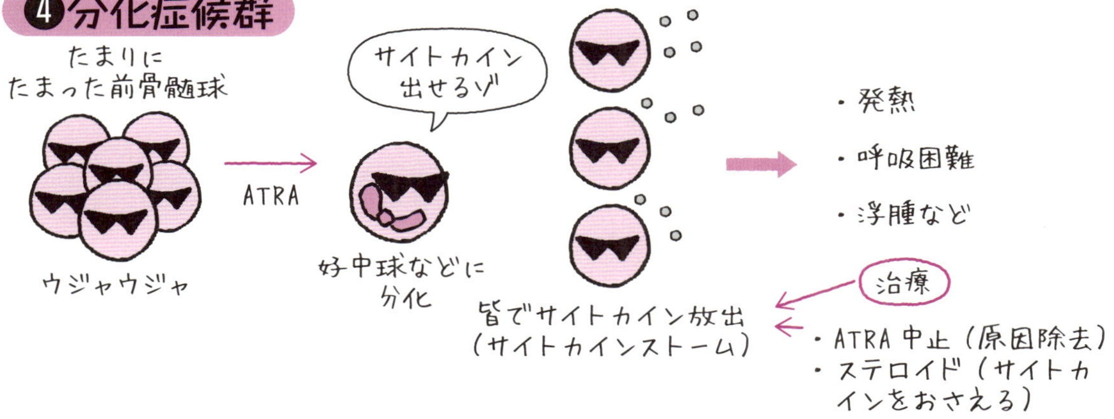

❺APL の治療

寛解導入 （白血球数で治療変わる）

A）ATRA 単独
（WBC＜3000/μL
APL cell＜1000/μL）
B）ATRA ＋ IDA ＋ AraC
（×2）（×5）
C）ATRA ＋ IDA ＋ AraC
（×3）（×5）

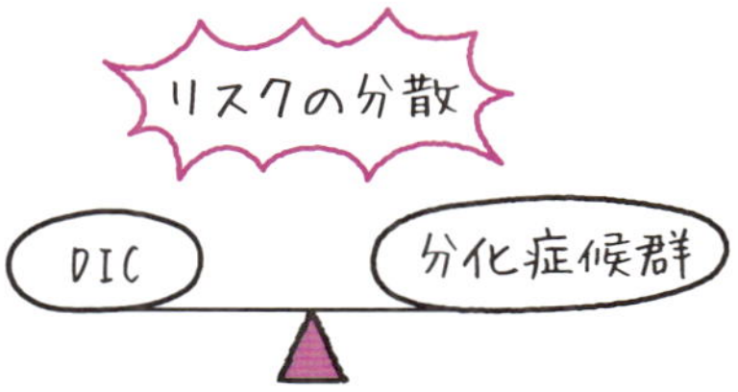

（ATRA だけだと分化症候群
Chemo だけだと DIC
各々をコントロールできるように調整

↓

地固めの療法
・APL204 など；3 コースの化学療法
・APL212；亜ヒ酸（ATO）による地固め療法

↓

維持療法 （ATRA or Am80）2 年間

QTc 延長
＝Torsades de Pointes 怖い

☆亜ヒ酸（ATO）
・通常の化学療法と異なり，骨髄抑制も少なく耐容性が高い
ATO を併用した治療の有効性・安全性がいわれている
・特徴的な副作用は QTc 延長（k や Mg 補充）

すが，抗癌剤を併用します．リスクの分散ですね．

ATRA 以外に**タミバロテン（Am80）や亜砒酸**の有効性も高く，この 3 剤は聞かれてもよいようにしましょう．あと CD33 が APL で発現が高いため，**ゲムツズマブ オゾガマイシン（GO）**も再発時や無効例などには使用します．

088 CBF白血病の治療

❶治療の流れ

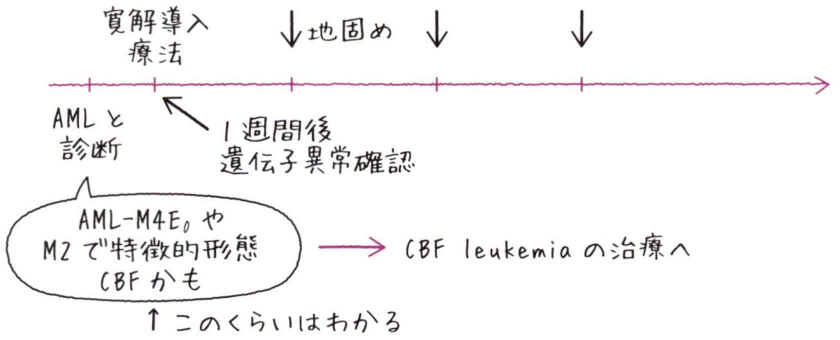

❷治療（地固め療法）

大量シタラビン療法

通常シタラビンは24h持続投与を5日間だが，200mg/m^2

シタラビン	day1	2	3	4	5
2g/m^2	↓	↓	↓	↓	↓
12hごと，3h	↓	↓	↓	↓	↓

← この量だと骨髄抑制強いので感染症対策が重要

← 大量シタラビンではCD4リンパ球も著減するため，ST合剤の予防投与が必要になることもある

❸CBF白血病で予後不良（かも）

国試には出ない

（c-kit変異
CD56陽性）などが考えられている
→日本国内でも確認中（c-kit）

CBF白血病と呼ばれるAML with t(8;21)(q22;q22)やAML with inv(16)(p13.1q22)，通称M4 with Eosinophiliaなどは予後良好なAMLとされていますが，地固め療法が異なります．通常のAMLと同じ寛解導入療法を行ったのちに，**地固め療法は3コースの大量シタラビン療法**を行います．

これはAML201試験でCBF白血病は通常の地固め療法4コースよりも大量シタラビン療法の生存率がよかったからです．一方，CBF白血病以外の群は治療関連死亡が増え，生存率にも差がなかったために地固め療法4コースが標準治療となりました．

そんな背景を知っておくとちょっとした質問に答えられます．

ちなみに国家試験では覚えなくてよいですが，CBF白血病にも予後がよいもの，悪いものがいわれています．同一集団に見えるのに，このグループは治るのに，この特徴をもつ患者さんは治りにくい…というのがわかれば，治療法が変わります．そういった研究も行われています．

おまけ 13 家族性造血器腫瘍

MDS/AML に関連する転写因子異常

CEBPA	転写因子	AML を発症
RUNX1	転写因子	MDS，AML を発症
GATA2	転写因子	様々な免疫不全，MDS/AML
DDX41	RNA スプライシング（RNA ヘリカーゼ）	MDS/AML

など

germline の癌遺伝子

RAS 系路（PTPN11=Noonan 症候群）

ALL で出てくる t(12;21) の 12p13.2

ETV6　転写因子　異常 ETV6 は正常な ETV6 の核移行を阻害

巨核球分化を障害？ よくわかっていない機能

ANKRD26　アポトーシス関連？

WHO 分類 2016 改訂で家族性骨髄性腫瘍（myeloid neoplasms）が扱われています．国家試験には出ないかな〜と思いましたが，いくつか特徴があると思いコラムにしてみました．まず，家族性腫瘍に関連する遺伝子は概ね「**癌抑制遺伝子**」です．p53 しかり，Rb しかり，APC しかり….

ところが造血器腫瘍で多いのが，**転写因子**である「CEBPA」「RUNX1」「GATA2」「ETV6」だなと思いました．それ以外は転写因子ではないので仲間外れ…という問題が作れると思いました．DDX41 は RNA スプライシング関連ですが，遺伝子機能制御ということで同じ場所にしてみましたが，転写因子ではありません．

仲間外れといえば **Noonan 症候群の PTPN11 は RAS 経路**で，**癌遺伝子**になります．これも特徴的かなと．あとはこの中で AML というよりは ALL に関与する ETV6 は「**ALL 発症にも関連する**」とかで試験には出せるかも…と思いました．まぁ，国家試験としては難しすぎるので，出すなら各大学の進級試験でしょうか．

089 その他のAMLの治療

❶AML非特定型→FAB分類に従う

M0 分化を全く認めない芽球，MPO陰性，Auer小体なし

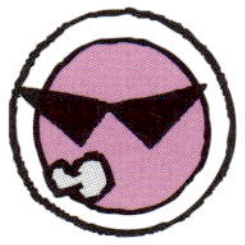

最未分化型

M1 成熟傾向のない芽球＞90％
MPO陽性芽球＞3％

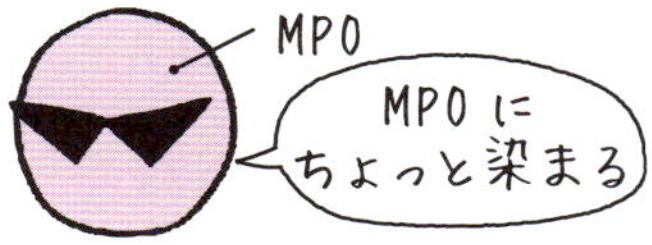

未分化型

M2 成熟傾向のある芽球，単球系は20％未満

M3 APL

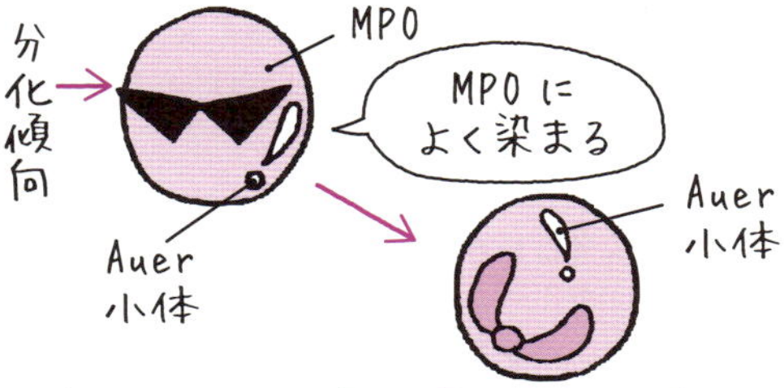

成熟傾向のある急性骨髄性白血病

M4 芽球＞20％　顆粒球系＞20％
単球系＞20％

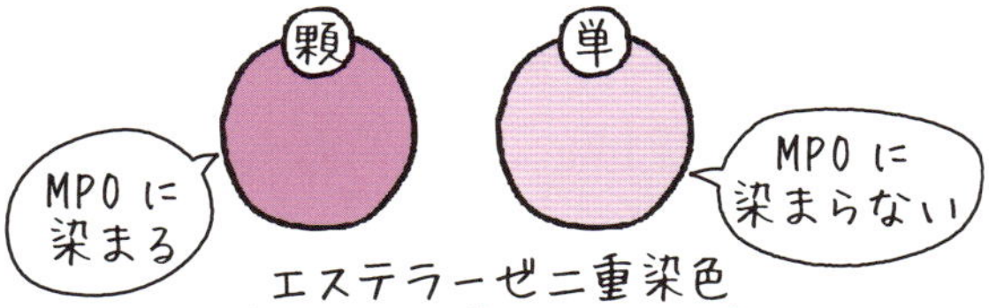

急性骨髄単球性白血病

M5 単球系＞80％，MPO陰性，リゾチーム上昇

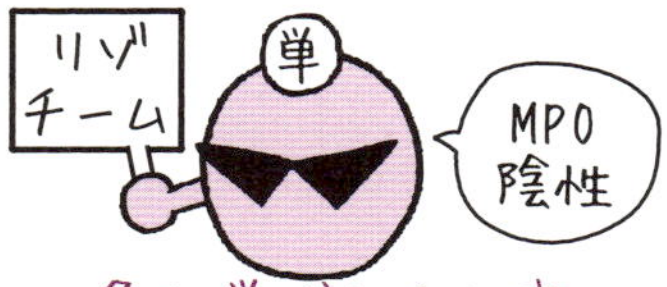

急性単球性白血病

M6 赤芽球系＞50％（WHO 2016で変更あり）
赤白血病

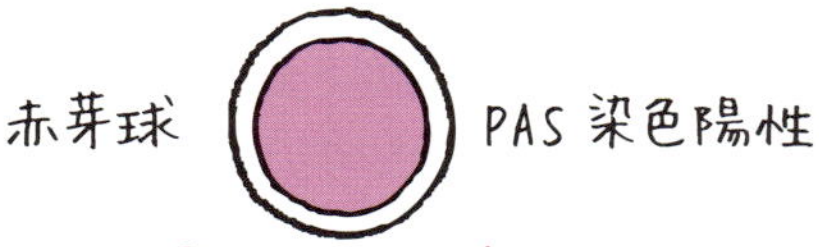

急性赤白血病

M7 芽球の50％以上に巨核球系の形質

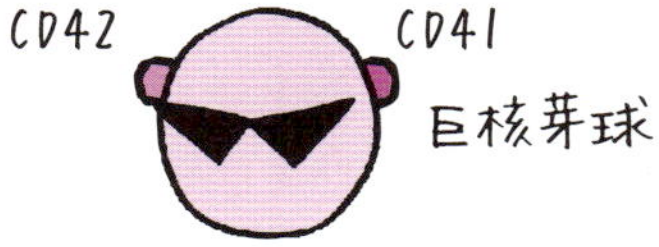

急性巨核球性白血病

❷若年者の治療方針

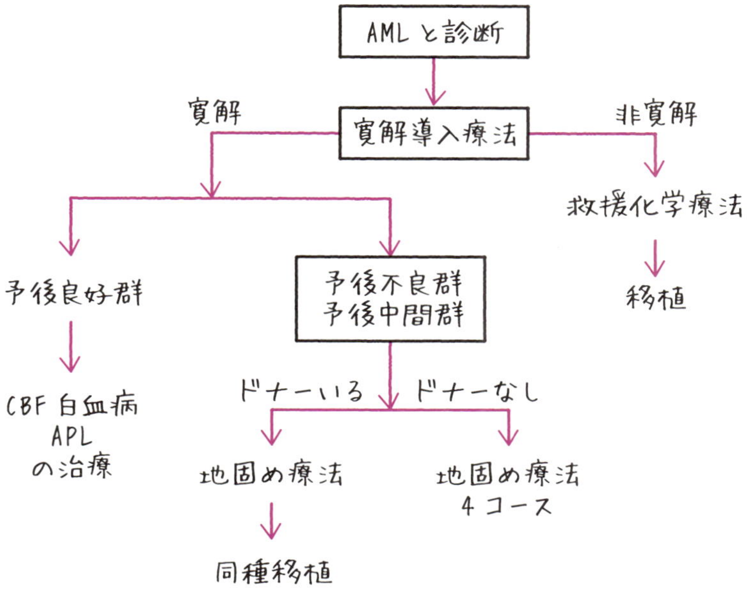

さて，他にもAMLはいくつかありますが，国家試験としては**AML　非特定型**といわれる**FAB分類**で分けられるグループになります．ただ，治療法が変わるわけではなく，ここからは予後因子などを考えて，治療選択を行います．

予後評価のためにはいくつかの遺伝子変異があるかないか，その他の特徴，臨床経過などが必要なわけです．一般的に寛解導入療法を行い，地固め療法を4コース行います．

寛解導入療法中に診断時に行った骨髄検査のうち遺伝子検査が帰ってきます．その結果で予後良好な遺伝子があるか，予後不良な遺伝子があるかなどを確認し，臨床経過などを合わせて**「同種移植」を初回から行うかを判断**します．

若年者の治療方針を簡略化して示すと図のようになります．なお，非寛解時の救援化学療法は「大量シタラビンを含んだ治療（HAM，FLAGMなど）」や「少量シタラビン持続±G-CSF（CAG療法，AVG療法など）」になります．前者は抗癌剤の量を増やし，細胞内へ多く届ける考え方です．後者はG-CSFを併用することで白血病細胞を細胞周期に入れることで抗癌剤の感受性を上げるというものです．

CBF白血病を含めて，再発時は骨髄移植を行うのが基本となります

090 ALL の分類と治療

❶ALL

- T-ALL（予後不良因子が白血球＞10万，ネララビンが使用可能）
- B-ALL
  - Ph^{+}-ALL（イマチニブ，ダサチニブ併用など治療異なる）
  - non-Ph^{+}-ALL（Ph^{+}-ALL を分けたことで今後治療が変わる？）

❷予後因子

年齢，白血球数，予後不良染色体異常，寛解到達までの期間

❸治療方針

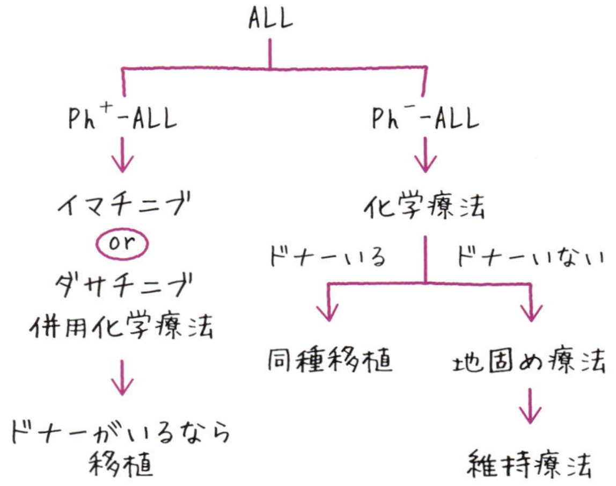

☆成人 ALL は予後不良とされ移植を前提とした治療方針でした
①Ph^{+}-ALL を TKI 併用化学療法で治療するようになったこと
②non-Ph^{+}-ALL の大量 MTX を含んだ治療が想像以上によいことから，将来は変わりそうな気がします

つぶやき

ALL は**リンパ前駆細胞の腫瘍性増殖**で，骨髄・末梢血の他，中枢神経やリンパ節，肝脾腫など臓器浸潤も認めます．

分類の基本は T-ALL なのか，B-ALL なのか．**T-ALL は白血球が増加**する症例が多いという特徴があります．T-ALL/T-LBL に対する治療薬に**ネララビン**というものがあります．試験対策に覚えておきましょう．**B-ALL が全体の 8 割**を占め，成人では 3 割を占める**フィラデルフィア染色体陽性 ALL（Ph^{+}ALL）が一般には予後不良**とされています．

これはイマチニブなどの TKI がなく，Ph^{+}-ALL の治療が分けられていなかった時に予後不良因子であったこと，実際に寛解期が短く再発が早かったことが挙げられます．イマチニブ出現以降は治療法を**イマチニブ併用化学療法とし，地固め療法開始時までイマチニブを使用することで再発を抑える**ことに成功しました．いまはダサチニブ併用の化学療法を臨床研究で評価している段階です．

ALL の中で予後不良の遺伝子異常として MLL 遺伝子変異（11q23）がありますが，これは小児で多いという特徴があります．

若干，分化度が高くなった Burkitt 白血病/リンパ腫（昔でいう L3）の治療は悪性リンパ腫の項目に譲りますが，CD20 が出ていることからリツキシマブが使用できます．

091 慢性骨髄性白血病（CML）とその特徴

❶CML とは

BCR-ABL 融合遺伝子をもち，増殖刺激が入り続ける白血病

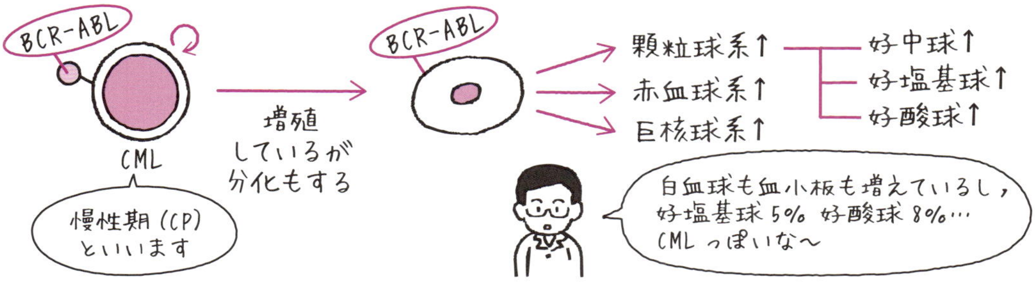

❷移行期（AP）/急性転化（BC or BP）

CML のいいところ←BCR-ABL という単一遺伝子の異常なので こいつを抑えたら，病気を制御できる！

移行期
- 末梢血 and/or 骨髄中の芽球 10 〜 19%
- 末梢血好塩基球≧20%
- 治療と無関係の血小板減少（<10 万/μL）or 治療抵抗性の血球増加
- ・脾腫の増大・付加染色体異常

・TKI が効かない
・血液学的に慢性期ではありえない
・単一遺伝子異常でなくなった

急性転化；芽球≧20%，髄外腫瘤

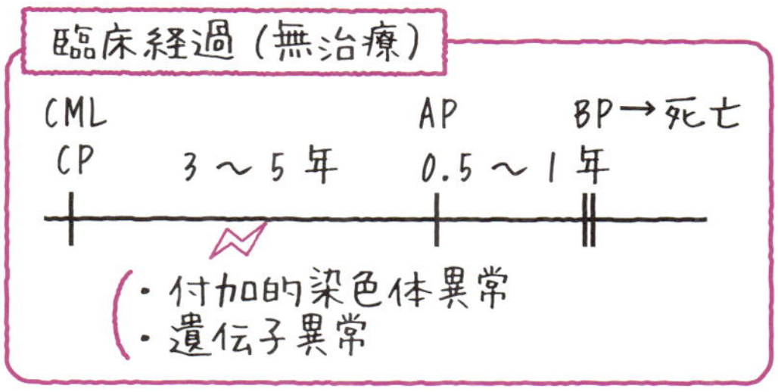

国家試験に頻出の血液疾患の一つが CML です．APL 以外の急性白血病は実はあまり出ていません．理由は APL や CML は病気の診断基準や治療法がカチッと決まっていて出しやすいからだと思います．

CML は診断基準からもわかるように **BCR-ABL 融合遺伝子**〔染色体転座，t (9;22) (q34;q11.2)〕により**増殖が促進**されている病気です．**分化能は正常**なため，白血球も赤血球も血小板も増えます．ただし，赤血球はもともと 500 万/μL ありますので，目立つのが**白血球や血小板の増加**です．また，**好酸球や好塩基球**などの血球も通常よりは増えており，造血促進を反映して骨髄球より幼弱な血球も血液中に出てきます．そんな疾患です．

上のように各血球が増えている状態を慢性期といいますが，幼若血球の増加や好塩基球の増加，血小板の減少や治療抵抗性の白血球・血小板増加，他の染色体異常が出てくると「**移行期（AP）**」といわれます．WHO2016 改訂では TKI に対する反応でも AP の定義があります．AP とは慢性期 CML では BCR-ABL 単独の遺伝子異常のはずですが，余計な異常が加わったことで治療抵抗性になったり，芽球が増えたりする状況をいいます．

急性転化期（BP）というのは芽球が増加し，20%を超えて急性白血病の基準を満たした場合などがあります．BP は普通の AML や ALL よりも予後不良で，完治には同種骨髄移植が必要です．

092 CMLの症状と検査結果・リスク分類

❶症状

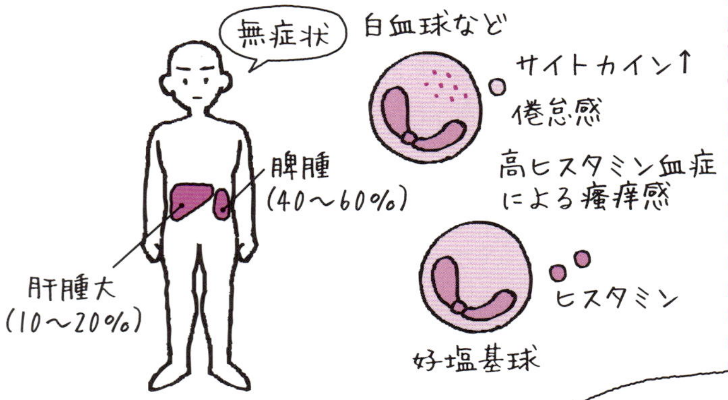

❷検査

- 白血球増加
  芽球　2%未満
  (一般に)
  〜
  好塩基球
  好酸球　の増加
- 血小板増加
- NAP スコア低値
- ビタミン B_{12} 高値

→ BCR-ABLの確認

炎症でも白血球・血小板上昇はあります．
けど，分画異常はないです．
喫煙による白血球増加も紹介されてきます．

❸リスク分類

	[項目]
Sokal スコア	年齢，脾臓のサイズ，血小板数，末梢血芽球比率
Hasford スコア	年齢，脾臓のサイズ，血小板数，末梢血芽球比率，好塩基球比率，好酸球比率
EUTOS スコア	末梢血好塩基球比率，脾臓のサイズ

こんな項目をみるのかと知っておけば十分です．

CML は BCR-ABL 融合遺伝子により増殖が促進します．そのため，汎血球増加の状態になります．白血球をはじめとした血球が増加すると**全身倦怠感や脾腫**（それによる腹部膨満感），高ヒスタミン血症による**皮膚瘙痒感**（好酸球や好塩基球が増えますので）などがあります．診察では**肝脾腫**が目立ちますが，骨髄増殖性腫瘍（MPN）ではいずれも起き得ます．

CML を疑うのは上記の症状の有無に関わらず（健診などを契機に無症状で見つかる人も多いです）**白血球や血小板増加（30〜50%），好塩基球や好酸球の増加**，芽球〜骨髄球が出てきているなどを見たら，**BCR-ABL 融合遺伝子の有無**を確認します．

実臨床では行われていないので，国家試験でも最近は見ませんが**「好中球アルカリホスファターゼ（NAP）スコア」は低い**です．**ビタミン B_{12} が高値**になることは，喫煙に伴う白血球増加を否定する時には役に立つかもしれません．はっきり否定するのであれば，BCR-ABL の有無を確認するしかありませんが．

最後に CML のリスク分類があります．3 つの方法がありますが，年齢，脾臓のサイズ，血小板数，芽球比率，好塩基球比率などを見ます．**Sokal スコア，Hasford スコア，EUTOS スコア**があります．国家試験に出ることはないと思いますが（こんな枝葉末節を覚える必要はないと思います），研修医になった時には，「そういうのあったたな」と思い出してください．

JCOPY 498-22510

093 CMLの治療薬

❶生存曲線

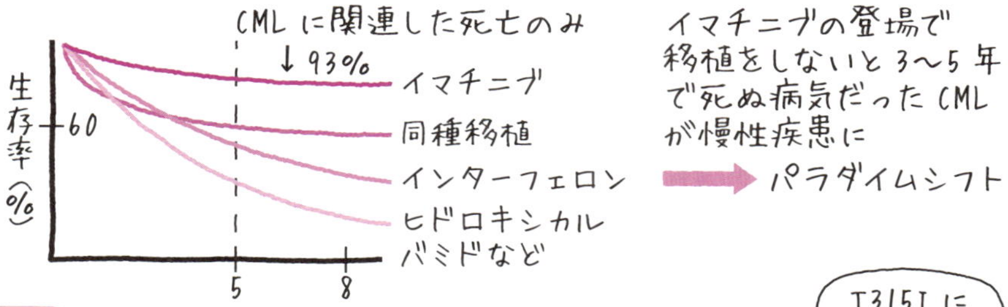

❷治療薬(TKI)

T315Iに唯一有効

	イマチニブ	ニロチニブ	ダサチニブ	ボスチニブ	ポナチニブ
イマチニブを基準としたABLを抑える力	1	20	325	50〜200	130
阻害の特異性	PDGFR > C-kIT > ABL	ABL > PDGFR > C-kIT	Src Familyなどいろいろ	Srcなど	ABL > VEGFR
副作用	皮疹 体液貯留 こむら返り	血糖値上昇 血管病変	胸水貯留 消化管出血	下痢 皮疹 肝障害	膵炎 腹痛

患者さんのバックグラウンド(合併症など)を考えて薬を選択

昔はブスルファンやヒドロキシカルバミドなどで血球コントロールをするか，インターフェロン-αなどが用いられてきました．血球コントロールでは半数以上は5年以内に急性転化して死亡していました．インターフェロンも一部に有効でしたが，10年生存率は25%でした．また，同種移植が可能な年齢であれば，同種移植が行われていました（移植後の長期生存率は50〜70%）．

しかし，**チロシンキナーゼ阻害薬（TKI：イマチニブ）**が出現し，治療法が様変わりしました．この薬を飲んでいると病勢が抑えられ，8年時点でのCMLが原因の死亡は7%でした．すなわち同種移植より長期生存率が高くなったわけです．目から鱗のような新薬の登場ですが，これはCMLが**BCR-ABLという単独の異常だけで発生**しているため，ここを抑えれば病勢が抑えられるというわけです．逆に付加異常（他の異常）が加わりAPなどへ進行すると，薬の有効性は低下します．

イマチニブを第一世代とすると第二世代・第三世代の薬が出てくるようになりました．**ニロチニブ，ダサチニブ，ボスチニブ，ポナチニブ**を加えた5剤が2017年現在使用可能です．第2世代はBCR-ABLを抑える力がイマチニブより20〜300倍ほど強く，早く病勢をコントロールできます．また，治療反応性がよい患者の一部は薬をやめることができる可能性も出てきました（長期的にはまだまだ見ていかないといけません）．そうするとイマチニブの出番がなさそうですが，長期の安全性が確立されていること，副作用や合併症がそれぞれ薬で違うため，患者さんに合わせて選択します．

ちなみに病状が進行すると薬の治療反応性が悪くなるため，同種移植が可能な患者さんは移植を追求しにいきます．

094 CMLの治療反応性

❶CMLの治療経過

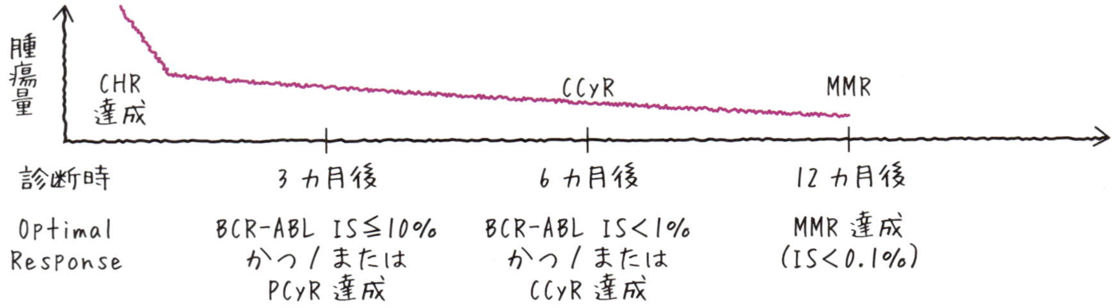

❷BCR-ABL ISと臨床効果

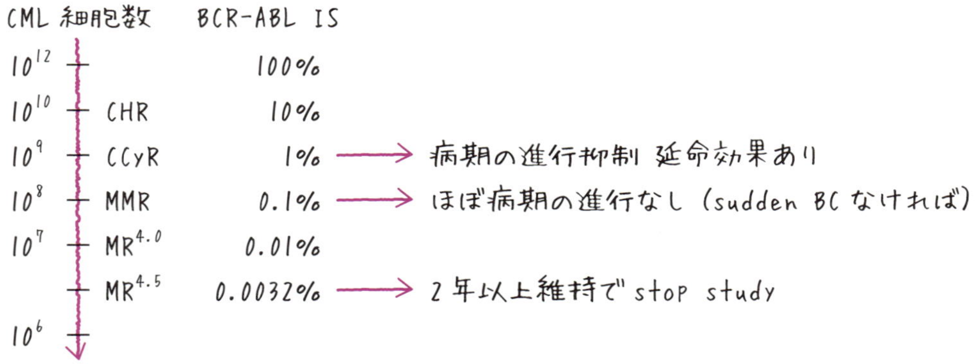

CMLの治療評価は**血液学的完全寛解（CHR）**をまず目標にします．これは末梢血検査結果が正常化し，臨床上のCMLによる異常がない状態をいいます．まぁ，見た目正常という感じです．次に細胞遺伝学的効果を判定します．細胞ごとにPh染色体の有無がわかりますので，Ph陽性の白血球の割合を見ていきます．そしてPh陽性細胞がなくなった（0%）の時「**細胞遺伝学的完全寛解（CCyR）**」といいます．これが第2目標です．

細胞ごとに見ることができなくなれば，遺伝子変異をPCR法で検出します．今では国際標準化法でのBCR-ABL ISを見るわけですが，BCR-ABL IS<0.1%を**分子遺伝学的大寛解（MMR）**と呼びます．これが第3目標です．MMRまでいけば薬を使用している限り，進行することは稀ですが，時折sudden BC（or BP）と呼ばれる急性転化が起こることもあります．さらに治療を継続すると**BCR-ABL IS<0.0032%（MR 4.5，分子遺伝学的完全寛解：CMR）**を達成する患者さんがいます．ここが第4目標になると思いますが，国際的なガイドラインでは記載はまだありません．そして最終目標がドラッグオフですが，これは現在臨床試験中です．様々な理由でTKIを中止した人の中に長期間再発しない患者さんがいることがわかりました．そこでCMRを長期に維持している（2年以上）を目安に薬を中止して，臨床経過を追っています．近日中に報告されると思いますが，いずれにせよまた出てくる可能性は0ではないので，経過観察は必要だろうと思われます．

JCOPY 498-22510

❸治療アルゴリズム

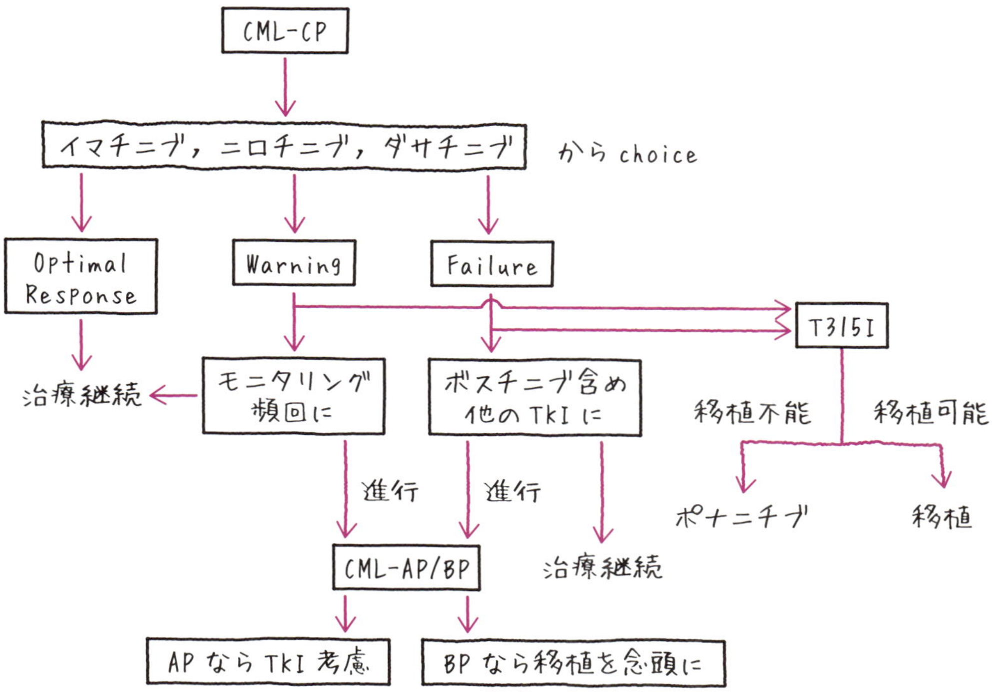

参考 治療効果判定基準

判定時期	Optimal	Warning	Failure
診断時	/	高リスク付加異常	/
3カ月	IS<10% かつ/または PCyR	IS>10% かつ/または PCyR未達成	CHR未達成 かつ/または 細胞遺伝子学的反応なし
6カ月	IS<1% かつ/または CCyR	IS 1〜10% かつ/または PCyR達成	IS>10% かつ/または PCyR未達成
12カ月	MMR達成 (IS<0.1%)	MMR未達成	IS>1% かつ/または CCyR未達成
治療中	MMR維持	CMLクローン以外に染色体異常 ($-7/7q^-$)	CHR喪失 CCyR喪失 MMR 2回連続喪失

095 骨髄増殖性腫瘍（MPN）とは

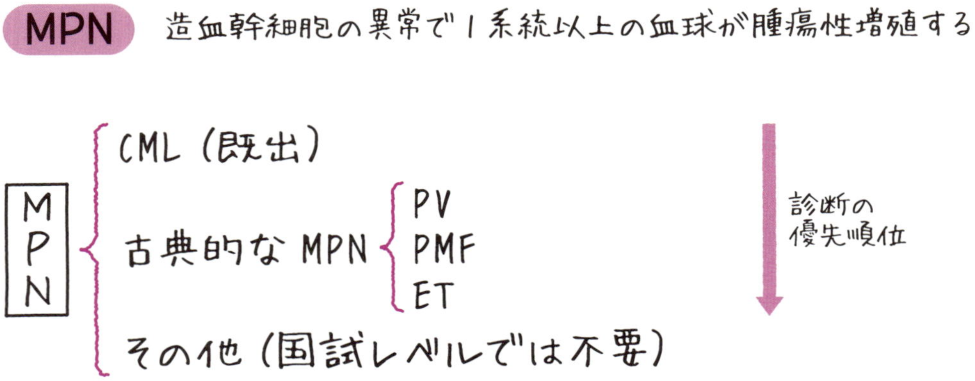

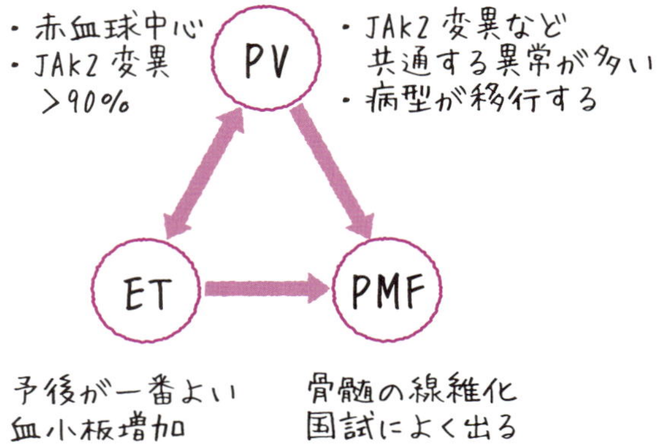

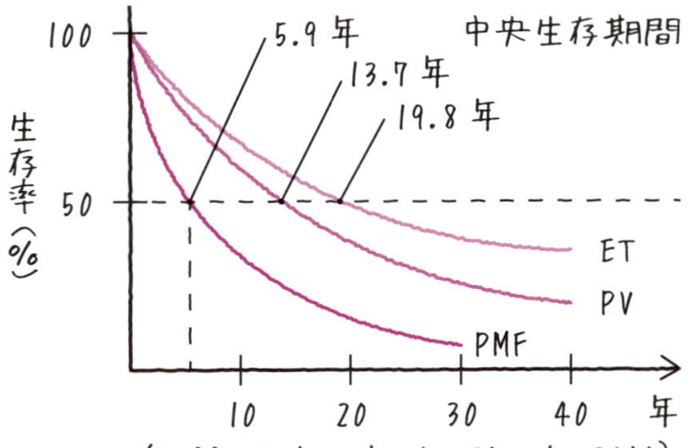

（Tefferi A, et al. Blood. 2014）

骨髄増殖性腫瘍（MPN）は造血幹細胞の異常で1系統以上の血球が腫瘍性増殖する病気です．国家試験に出るものといえば**真性多血症（PV），本態性血小板血症（ET），原発性骨髄線維症（PMF）**の3つですが，CMLもMPNに含まれます．ただ，CMLはBCR-ABLが原因で，他のMPNに移行することはないので独立で扱いました．ちなみに他にも慢性好中球性白血病，慢性好酸球性白血病などいろいろあります．

PV，ET，PMFの3種はそれぞれ赤血球増加が中心，血小板の増加が中心，骨髄の線維化が中心と表面的に見える病状は異なりますが，原因遺伝子が同じものもあり，相互に移行することがあります．

ちなみに診断としては**CML，PV，PMF，ETの順番**で行います．すなわちBCR-ABLがないことを確認し，PVの診断基準を満たすかどうかを検討し，PVでなければPMFに当てはまるかを検討し，最後にETに当てはまるか検討します．この3つは臨床的な予後が違いますので，分ける必要があります．

ちなみにPV，PMF，ETに共通する遺伝子異常は**JAK2遺伝子変異**で，特にPVでは特徴的な変異になります．

096 真性多血症（真性赤血球増加症：PV）とは

❶症状

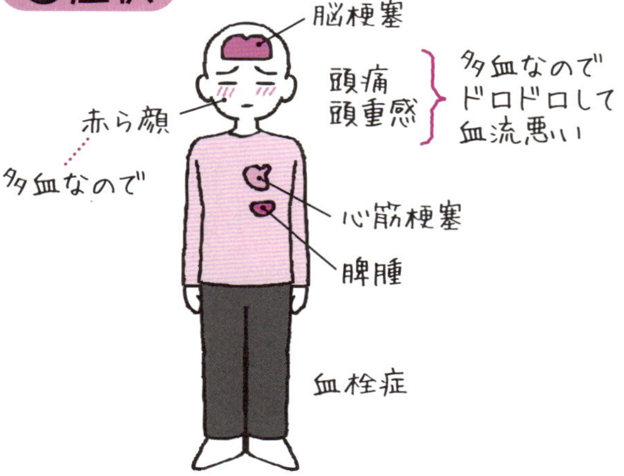

❷診断

WHO 2008
・Hb 18.5　男
・Hb 16.5　女
WHO 2016
・Hb 16.5　男
・Hb 16.0　女

〈1〉Hb 値が規定以上
〈2〉JAK2 V617F or JAK2 exon12 変異
〈3〉骨髄生検で赤芽球・顆粒球・
巨核球の著明な増殖で過形成
〈4〉エリスロポエチン低値
（勝手に増えるから腎臓ボイコット）

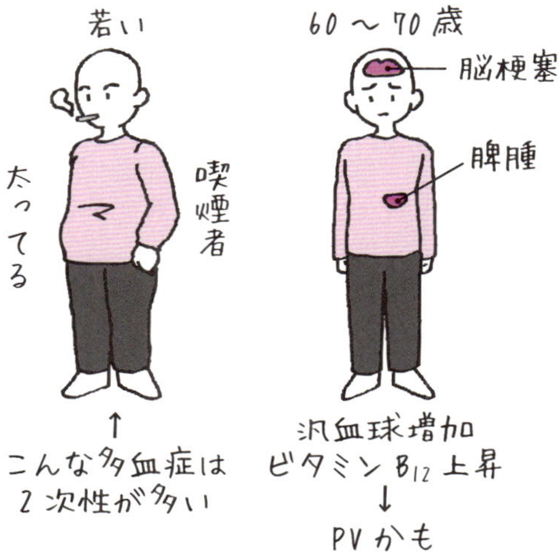

❸多血症をみたら

〈1〉10 万人あたり 2 人，
50 〜 60 代好発頻度は 2 次性の方が多い

〈2〉PV は全ての血球が増加
2 次性は赤血球系のみ

〈3〉EPO が高いか低いか
→EPO が正常〜高値なら 2 次性が多い

真性多血症は 10 万人あたり 2 人と稀な疾患で，50〜60 歳代に好発するといわれています．簡単に書けば赤血球が増える良性腫瘍みたいなものです．赤血球増加に伴い，顔面紅潮や粘性増加による**血栓症**，頭痛などの症状が出現します．無治療だと**血栓症などで死亡します（中央生存期間 18 カ月）**．治療を行うと中央値で 13.7 年の全生存期間です．長期経過中に急性白血病に移行する患者さんもいます．

診断基準は Hb 値（2008 年と 2016 年改訂で異なる），骨髄生検で顆粒球系，赤芽球系，巨核球系の著明な増加による過形成，**JAK2 V617F 変異か JAK2 exon12 変異**をもつ，JAK2 が検査できない場合はエリスロポエチン低値などを調べる必要があります．

簡単に書いてしまいますと，①**病態として多血症**があるか，②**MPN に矛盾しない骨髄像**か，③**原因遺伝子**をもっているか，④遺伝子検査ができない場合，二次性を示す**エリスロポエチン値の上昇はないか**…ということを確認します．

JAK2 遺伝子変異は PV の 90%以上に存在しますが，ET や PMF の半数でも認められます．

あと，多くの多血症の患者さんが紹介されてきますが，**多くは二次性多血症**です．血液内科以外で PV を見る機会はそれほど多くありません（多血症を見たら，肥満やタバコなどをチェック）．

097 PVの治療

❶PV治療の目的

ヘマトクリットをコントロールし，血栓症を予防する

❷治療法

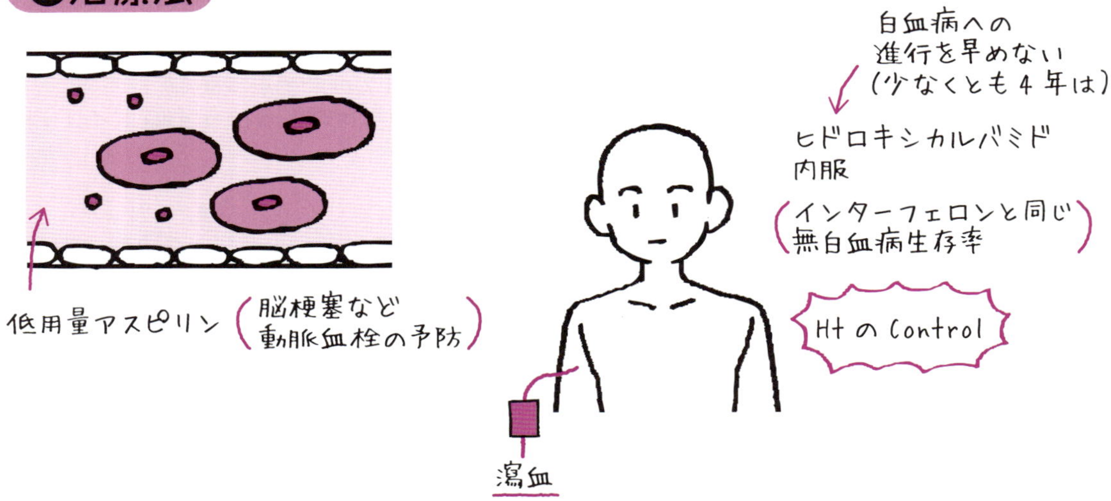

ルキソリチニブ：JAK1/2阻害薬

・原因であるJAK2を抑えることで血球コントロール
・免疫力は低下するなども考慮して選択

さて，PVですが治療を行うと10年以上の生存が見込まれる比較的予後のよい疾患です．ただ，線維症などを発症したり，血栓症を初発時に発症したりすると大変です．

基本的には**「血栓症の予防」**が重要で，リスクの高い人（60歳異常は全員高リスクになる）は**アスピリンの内服**を行います．

そしてヘマトクリット（血液中の赤血球の割合ですので，粘性の指標になります）を**45％**前後にするように**瀉血療法**や**ヒドロキシカルバミド**を用いてコントロールします．

多くの場合はこれで対応可能ですが，うまくコントロールできない患者さんもいます．

そんな時に出てくるのは新薬です．**PVの90％以上**にある遺伝子異常は**JAK2変異**です．JAK1/2阻害薬である**ルキソリチニブ**が血球コントロールに有効であることがわかっています．瀉血なしで目標ヘマトクリットを達成できる割合が多いことがわかっています．

ただし，JAKは炎症などの重要なファクター（サイトカイン刺激の下流にあるので）のため，これを抑えれば抵抗力が低下することもわかっています．

そのうち長期生存データも出てくると思いますが，手段として覚えておく必要はありますが，症例はよく検討する必要があります．学生さんはルキソリチニブの存在を知っていたらOKです．

098 本態性血小板血症（ET）とその治療

ET 巨核球の過形成とそれによる血小板増加

❶症状

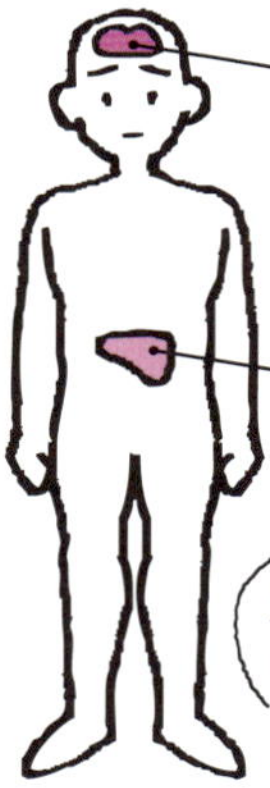

❷診断

①血小板＞45 万/μL が持続
②骨髄生検で大型巨核球を伴う．巨核球増加
③PV，PMF，CML などではない
④JAK2 などの遺伝子変異があるか
反応性血小板増加を除外できる

（JAK2 50%，CALR 30%，MPL 数%）

❸治療：血栓症の予防

・血小板を抑える低用量アスピリン
・血小板数を減らす→ヒドロキシカルバミド →（不耐容）→ アナグレリド

アナグレリド

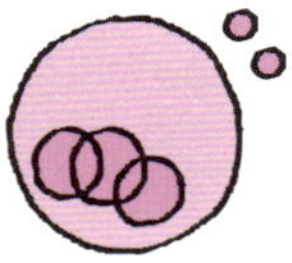

巨核球の血小板産生を止める → 白血病誘発性がないので若年者には有効な手段

ET も 10 万人あたり 1〜2.5 人と稀な疾患で，診断年齢中央値は 60 歳です．巨核球の異常な増殖による血小板増加が特徴です．**中央生存期間 19.8 年と予後がよく**，治療の主眼は**血栓症の予防**です．

診断基準は「**血小板 45 万/μL 以上**が持続」し，骨髄生検で**大型巨核球を伴う巨核球の増加**を認めること，**CML，PV，PMF ではない**こと，**反応性血小板増加**（鉄欠乏や炎症，固形癌で起きます）**ではない**ことを示します．

30%は無症状で健診時に指摘されるといいますが，血栓症（それに関係する症状）を主訴に受診する患者さんも多いです．血小板が増えすぎると von Willebrand 因子が消耗性に消費されて，逆に出血をきたすことがあります（二次性 vWD）．

遺伝子異常として **JAK2 変異が 50%，CALR 変異が 30%，MPL（TPO 受容体）変異が数%**あり，WHO2016 改訂版ではこの 3 つのいずれかがあることも診断基準に入っています．国家試験に出しやすそうな感じですね．

治療は**血栓症予防**のための**低用量アスピリン**と**血球コントロール**のための**ヒドロキシカルバミド**を使用します．ただ，若年者やヒドロキシカルバミドが副作用などで使えない患者さんではアナグレリドを使用します．**アナグレリド**はもともと抗血小板薬として開発されましたが，巨核球の血小板産生を抑える（血小板数が下がる）ことがわかり，ET の治療薬として使用されるようになりました．

099 原発性骨髄線維症（PMF）の特徴と治療

❶症状

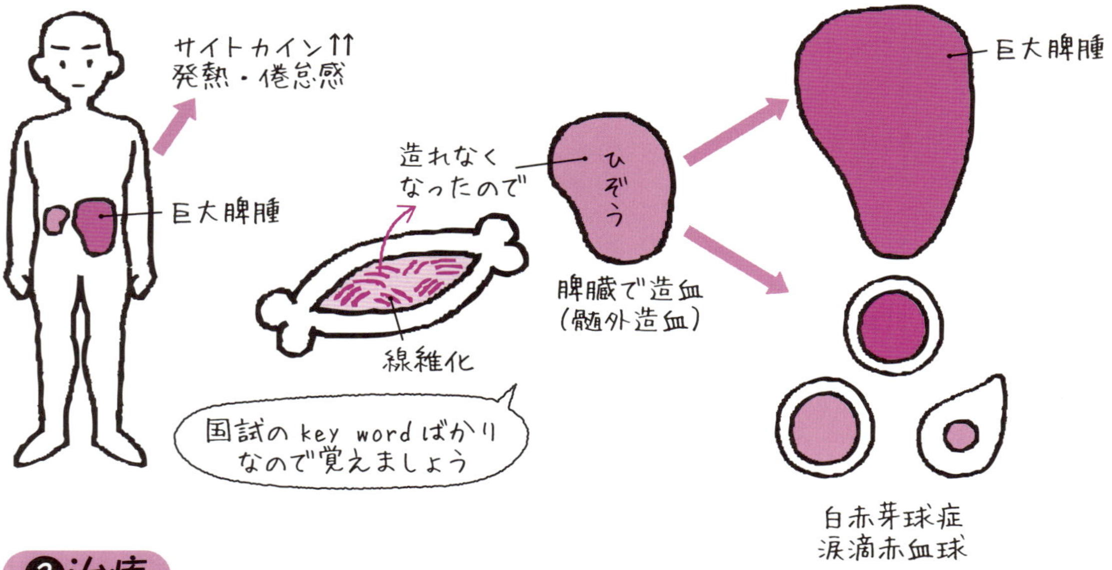

❷治療

〈1〉完治→骨髄移植

〈2〉ルキソリチニブ→脾腫による症状やサイトカインによる症状には非常に有効

PMF は骨髄の骨硬化・線維化が生じる疾患で，10 万人あたり 0.5〜1 人と稀な疾患です．診断年齢中央値は 66 歳とやや高齢で，男性に多いという特徴があります．**JAK2，CALR，MPL 遺伝子変異**が ET と同じくらいの割合で存在します．

骨髄の中に造血細胞がいられなくなるため，**髄外造血**が起きます．その結果，**巨大脾腫，白赤芽球症**（骨髄では幼若血球は骨髄外に出られないが，脾臓は門がないから脱走する），**高サイトカイン血症による症状**（全身倦怠感，発熱，寝汗，体重減少など）を生じます．

実臨床ではあまり見ませんが，**国家試験にはよく出されます**．

白赤芽球症の末梢血液中の**芽球，赤芽球，涙滴赤血球**などの初見や**肝脾腫**などの症状，**骨髄の線維化**は覚えてしまいましょう．

治療法は完治するためには**同種移植**しかありません．しかし，高齢者に多いため移植が適応にならない患者さんも多いです．対症療法として輸血などの支持療法が行われることもありますが，高齢者の選択肢として**ルキソリチニブ**が使われるようになりました．JAK1/2 を抑えることで，**脾腫の改善，高サイトカインによる発熱などの症状改善に有効**とされています．長期的な評価や骨髄の評価はこれから行われていくと思われます．

他の選択肢としては，日本では保険では使えないのですが，欧米ではサリドマイドを使用したりします．国家試験にはサリドマイドは出ません（保険適応外だから）．

おまけ 14 JAK/STAT 経路

JAk；サイトカイン受容体の刺激を伝達（JAk1 ～ 3）
STAT；JAk の刺激を核に伝える（STAT1 ～ 6）

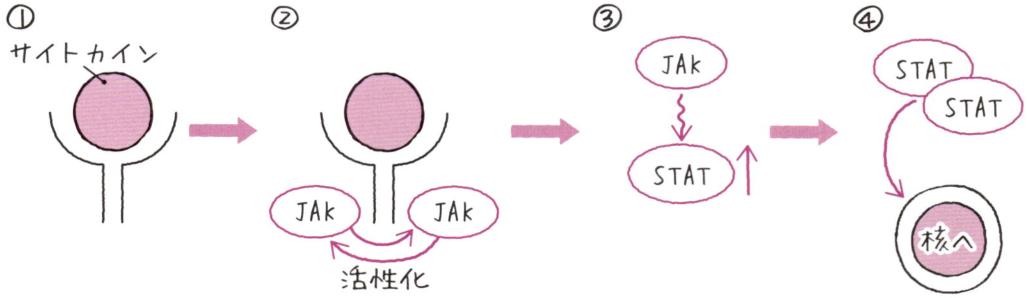

サイトカイン	JAk	STAT
G-CSF	JAk1	STAT3
エリスロポエチン	JAk2	STAT5a，STAT5b
GM-CSF	JAk2	STAT5a，STAT5b
トロンボポエチン	JAk2	STAT3，STAT5
インターフェロン	JAk1，JAk2	STAT1，STAT2

JAK/STAT と言われる細胞内伝達経路があります．この経路は主に**サイトカインの刺激**を伝えます．ここでは血液疾患に関与するサイトカイン，GM-CSF，エリスロポエチン（EPO），トロンボポエチン（TPO）などを記載していますが，インターロイキンなどリンパ系を刺激するサイトカインもだいたい JAK/STAT 系で動いています．

JAK は 1 ～ 3 の 3 種類，STAT は 1 ～ 6 の 7 種類（STAT5 には STAT5a，STAT5b があります）で構成されています．**骨髄増殖性腫瘍で出てくる JAK2** は JAK2/STAT5 の経路を使っています．JAK2 の変異で **EPO，GM-CSF，TPO 刺激が常に伝わっている**のであれば，赤血球・白血球・巨核球が増えるのは理解しやすいですね．

ちなみにリウマチでも JAK 阻害薬が出てきますが，どちらかというと JAK1/JAK3 を抑えます．これはインターロイキンが JAK1/JAK3 で刺激を伝えるのが多いからです．同じ JAK でもリンパ系を抑えたいのか，骨髄系を抑えたいのかで薬が異なるのは面白いですね．

100 好酸球増加症候群（HES）と関連疾患

❶HES の診断過程

好酸球増加

↓

二次性好酸球増加を確認
末梢血芽球など

↓

骨髄中の芽球・異形成の有無
FISH で PDGFRA・PDGFRB など check

↓

HES

❷HES の診断

〈1〉80 ～ 90%が男性
〈2〉二次性・クローン性ではない
FISH の異常
〈3〉好酸球 1500/μL 以上が
6 カ月以上
〈4〉好酸球増加による臓器障害
がある

❸クローン性好酸球増加症

- PDGFRA（4q12 欠失）→イマチニブ著効
- PDGFRB（5q31-33）→イマチニブ有効

イマチニブは ABL よりも PDGFR を抑える

好酸球はアレルギーや寄生虫感染の時に増加します．一般には**好酸球が 500/μL 以上**の時に好酸球増加症と診断します．

好酸球増加症の原因疾患はアレルギー，アトピー性疾患，喘息，寄生虫疾患などの他にクローン性増殖（AML with Eosinophilia，CML など）があります．クローン性の中に骨髄増殖性疾患がいくつかあります．また，ホジキンリンパ腫や T 細胞リンパ腫では好酸球が増えてくることもあります．

頻度は低く，実臨床では多くの方は見ないと思うのですが，国家試験的に重要なので記載します．1 つは**好酸球増加症候群（HES）**です．HES 患者の 8 割以上が男性で，好酸球 1500/μL 以上が 6 カ月以上続き，二次性の原因疾患やクローン性疾患（慢性好酸球性白血病や PDGFR などの異常を伴う疾患）を否定することが診断になります．**HES では好酸球増加に伴う臓器障害**を伴います．

2 つ目はクローン性疾患です．好酸球増加を伴う造血器腫瘍として WHO2016 改訂では以下の 4 つの遺伝子異常を取り上げています．**PDGFRA（4q12 欠失，イマチニブが著効：100 mg でよい），PDGFRB（5q31-33，単球も増加する，TKI 有効）**，FGFR1（8p11，AML や T-ALL の病態を呈する，予後不良で TKI 無効），PCM-JAK2〔t(8;9)(p22;p24.1)，JAK2 阻害薬が有効かもしれない〕という 4 つです．

学生レベルで覚えてほしいのは **PDGFRA と PDGFRB** です．この 2 つは TKI が有効で，骨髄増殖性腫瘍です．後者 2 つは急性白血病の病態を取るので，基本的に紹介するはずです．「TKI が効く好酸球増加はどの異常か？」というような質問が想定できますので，一応押さえておいてください（一般問題で出しやすいので）．

JCOPY 498-22510

101 慢性リンパ性白血病（CLL）と類縁疾患

❶症状など

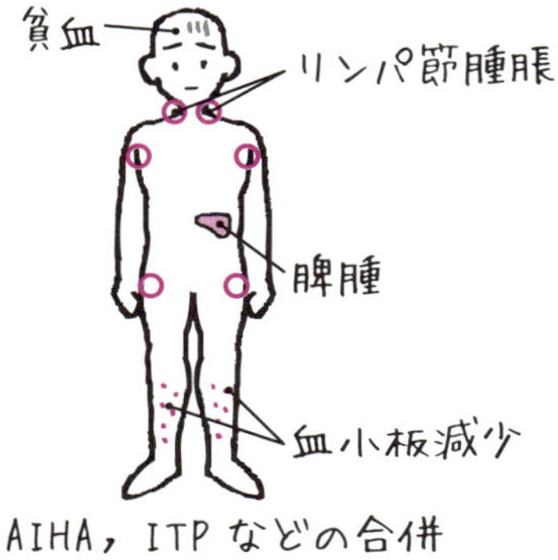

❷発症過程

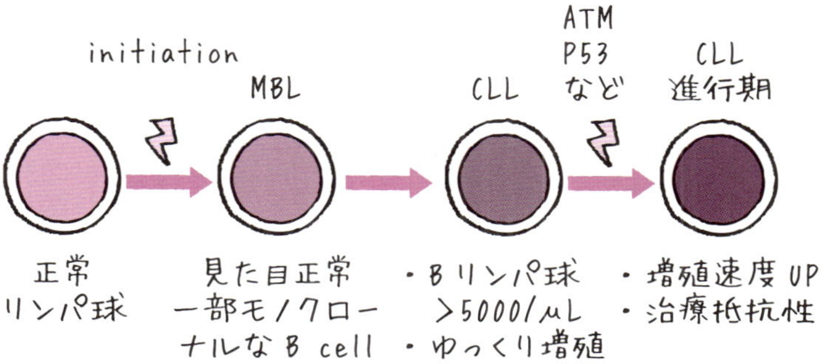

❸hairy cell leukemia

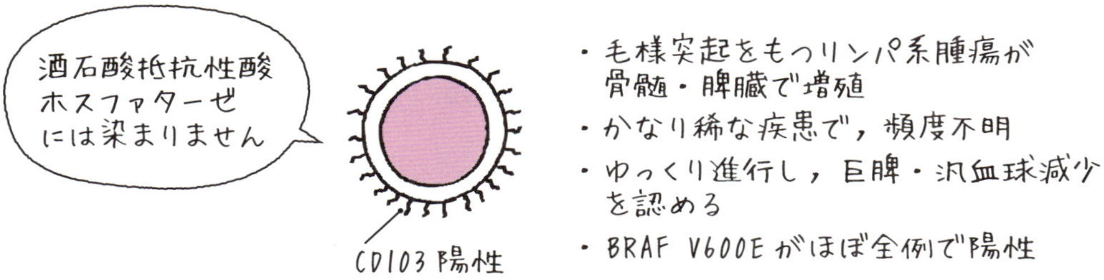

慢性リンパ性白血病は**10 万人あたり 0.25 人と稀な疾患**です．欧米ではこの 10 倍の頻度があります．症状は無症状のことが多いのですが，病気が進行すると**リンパ節腫脹による圧迫，貧血，血小板減少**による出血などが出ます．また，**AIHA や ITP など自己免疫疾患の合併**が起きることもあります．後述しますが，この合併症や症状の有無が治療開始には重要です．

CLL は多段階発癌が考えられている腫瘍で単クローン性の B 細胞増殖が生じ，CLL の診断基準を満たさないものを単クローン性 B リンパ球増殖症（MBL）と呼んでいます．その後遺伝子変異が加わり，CLL の診断を満たすようになり，悪性度・増殖速度が早くなります（治療開始のタイミング）．一部では DLBCL の形態をとることがあり，Richter 症候群と呼びます．

CLL の類縁疾患と書きましたが，**hairy cell leukemia** や**前リンパ球性白血病（PLL）**などが類縁疾患になります．しかし，この頻度が大変少なく，臨床上出会うことはほぼないと思います．国家試験対策に hairy cell leukemia は **BRAF** という遺伝子変異が診断的変異になり，**酒石酸抵抗性酸ホスファターゼ陰性**～弱陽性，**CD103 陽性**などを覚えておきましょう．

実臨床では脾臓辺縁帯リンパ腫（SMZL）やマントル細胞リンパ腫の白血化，濾胞性リンパ腫の白血化との鑑別が重要です．国家試験対策では不要だと思いますので，学生実習などの際にどのように鑑別を進めているか確認してください．

102 CLL の診断と病期・予後分類

❶診断

〈1〉

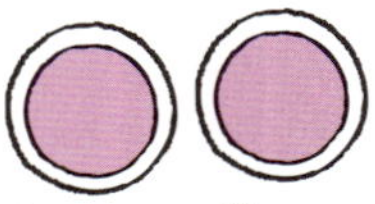

見た目正常な
リンパ球＞5000/μL
（診断基準考えると
5000/μL 以上ないと
おかしい）

〈2〉

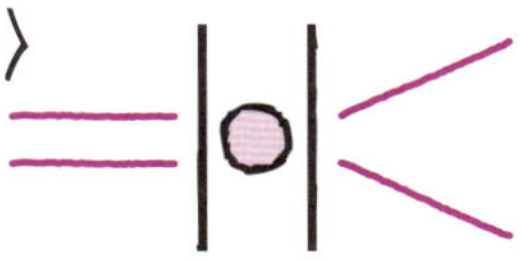

フローサイトメトリーで
CD5，CD19，CD23 陽性の
B リンパ球のクローナルな
増殖を確認

診断基準

①末梢血 B リンパ球≧5000/μL で
フローサイトメトリーでモノクローナルな増加であることを確認
②細胞形態は小型の成熟リンパ球
③CD5，CD19，CD20，CD23 が陽性
（CD20 は弱い）

❷病期診断

改訂Rai分類	Rai分類	基準	予測生存期間
低リスク	0	リンパ球増加のみ	12年
中間リスク	I II	リンパ球増加＋リンパ節腫脹 リンパ球増加＋肝脾腫	11年 8年
高リスク	III IV	貧血（Hb＜11g/dL） 血小板減少（血小板＜10万/μL）	5年 5年 } 治療適応

CLL は日本人の中では頻度は少ないのですが，新薬がいくつか登場するなど国家試験にも出される可能性があるので覚えておきましょう．

CLL の診断は末梢血で**リンパ球が 5000/μL** を超えたところから始まります．見た目的には（形態学的に）急性白血病と異なり，未熟な細胞ではなく，正常細胞に見えます（教科書的には小型リンパ球）．悪性リンパ腫の白血化では芽球ではありませんが，異形な細胞が増えているので鑑別できます．見た目では鑑別できないようなリンパ球を鑑別するために，フローサイトメトリーを用いて **CD5 陽性，CD19 陽性（B 細胞ということ），CD23 陽性の B リンパ球が単クローン性（κ 鎖か λ 鎖に偏る）に増殖**していることを確認します．これで診断完了です．

次に病期分類が重要です．CLL はまだ完治できない疾患のため，どこで治療を開始するかが重要だからです．MDS の項目でも書きましたが，CLL は生存期間が MDS より長いのでこの判断は重要になります．主に使われるのは **Rai 分類（改訂 Rai 分類），Binet 分類**です．いずれもリンパ球増加のみ，リンパ節腫脹や肝脾腫の出現，貧血や血小板減少の出現がポイントです．一番新しい改訂 Rai 分類では貧血や血小板減少が出現すると予測生存期間が 5 年です．他に CLL 治療開始基準（例えば B 症状などの CLL による症状や進行性の脾腫・リンパ節腫脹など）が示されています．次項に記載します．

最後に予後を決める因子がいくつかあります．国家試験で出るとしたら **p53**（17p 欠失）だと思いますので，これだけは覚えておいてください．

おまけ 15 B 細胞受容体とブルトン型チロシンキナーゼ (BTK)

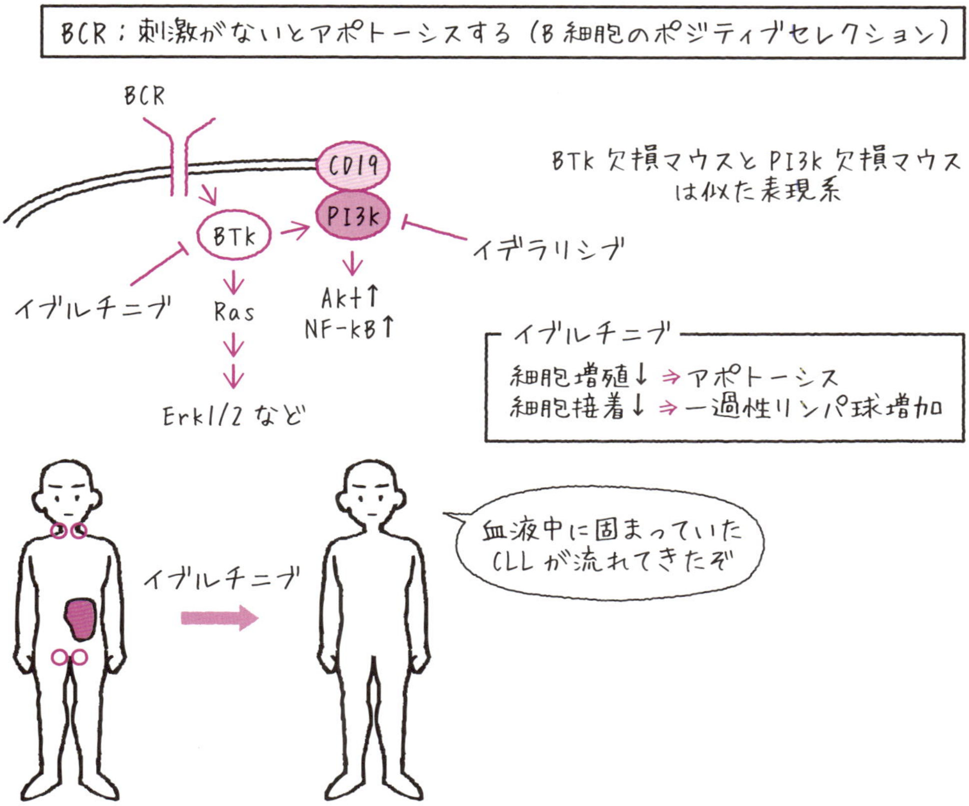

B 細胞受容体（BCR）は膜貫通型の免疫グロブリンです．BCR は B 細胞の生存，増殖，分化，アポトーシスに関与します．BCR に抗原が結合するなど刺激が入ると下流にある **BTK が活性化**されます．BTK が活性化されると Ras 経路が活性化し，増殖シグナルが入ります．また，BTK 活性化や CD19 活性化などを介して，**PI3K も活性化**し，**NF-kB シグナル活性化やアポトーシスの抑制**に関与します．CLL やマントル細胞リンパ腫に適応がある**イブルチニブ**が BTK を阻害します．また，アメリカでは承認されていますが，PI3K 阻害薬の idelalisib もイブルチニブに劣らない臨床効果を発揮しています．ちなみにこの 2 つの薬では「細胞の接着」を妨げる作用があり，リンパ節縮小から効果が出てきます．その際に血液中にリンパ節の腫瘍細胞が流れ出すことから，一過性のリンパ球上昇があることがわかっています．面白いですよね．

103 CLL の治療

基本的に完治ではなく共存を目指す

❶治療開始のタイミング

最低これだけ覚えて！→

①改訂 Rai 分類の高リスク
②肋骨弓下 6cm 以上の脾腫，進行性・症候性の脾腫
③長径 10cm 以上のリンパ節，進行性・症候性のリンパ節腫脹
④2 カ月以内に 50%以上のリンパ球増加，6 カ月以下のリンパ球倍化時間
⑤ステロイドや他の治療に反応性の悪い AIHA，ITP
⑥CLL による B 症状，PS を悪化させる全身倦怠感

CLL は完治させることができない疾患です．そのため治療開始タイミングが重要ですが，いくつかの新薬が出てきていることも知っておいてください．

標準治療の 1 つは欧米ではクロラムブシルですが，日本にはこの薬はなかったのでシクロホスファミドを単剤や併用，フルダラビンなどが使われてきました．**FCR（フルダラビン，シクロホスファミド，リツキシマブ）**などが若い人では行われます．しかし，フルダラビンはかなりきつい治療のため，高齢者では行いにくいです．

そんな中 2010 年以降，いくつかの薬が出てきました．

1 つは抗体医薬で，リツキシマブとは異なる CD20 の部位（小ループ）に結合する**オファツムマブ**です．CLL は CD20 の発現が弱いことも特徴なのですが，オファツムマブはリツキシマブよりも効率的に結合します．別の抗体医薬として CD52 に結合する**アレムツズマブ**もあります．国家試験的に一般問題で入れ替えられるかもしれません．

もう 1 つはベンダムスチンです．これは濾胞性リンパ腫の項目で詳しく記載します．

最後に**ブルトン型チロシンキナーゼ（BTK）を特異的に阻害**する**イブルチニブ**です．基本的に正常な B 細胞は B 細胞受容体（BCR）からの刺激で生存が延長します．その下流にある BTK を阻害することで，抗腫瘍効果を発揮します．これは CLL がこの経路に比較的依存して生きている腫瘍細胞だからといってよいです．例えば後述する Burkitt リンパ腫などでは C-MYC の過剰発現で増殖刺激が加わっているから腫瘍化しているのに，この薬を使っても何の効果もありません．

若年者で進行性や予後不良因子（17p 欠失）をもつ場合は同種移植を行うかどうかという検討が必要なこともあります．まずは CLL の新薬 4 つが国家試験で聞かれてもよいように覚えてしまいましょう．

JCOPY 498-22510

❷治療薬

〈1〉フルダラビンなど；化学療法薬

FCR などの多剤併用療法や，シクロホスファミド単剤などの治療がある
(日本にはないがクロラムブシル単剤も一般的)

〈2〉抗体医薬

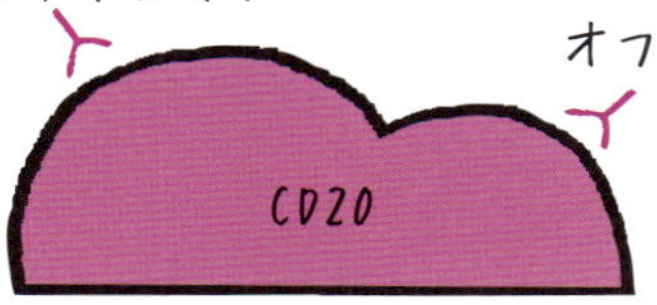

・オファツムマブ；CD20 の小ループに結合
・アレムツズマブ；CD52 に対する抗体

〈3〉ベンダムスチン

アルキル化薬とプリンアナログの構造を併せもつ
(シクロホスファミド)(フルダラビン)

〈4〉イブルチニブ(BTK 阻害薬)

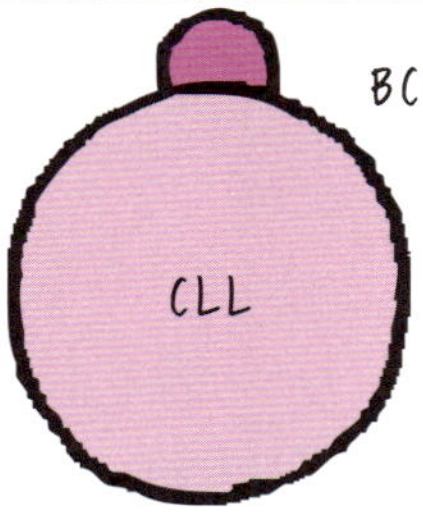

BCR←この刺激があると
一般に B リンパ球は生存

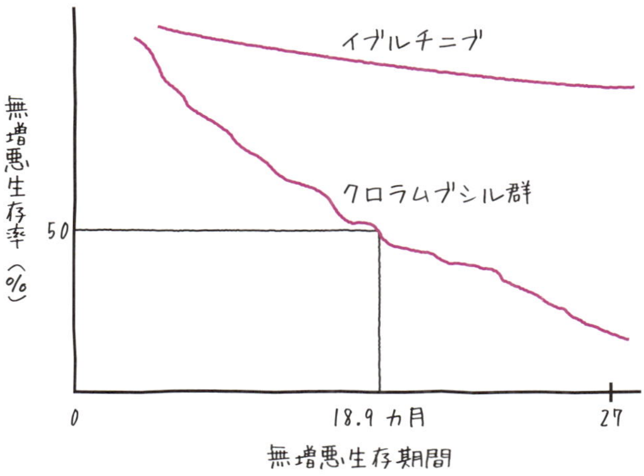

104 悪性リンパ腫とは

あるレベルまで分化した成熟リンパ球の腫瘍で
主にリンパ節で増殖

- 悪性リンパ腫
  - ホジキンリンパ腫（標準治療 ABVD）
  - 非ホジキンリンパ腫（標準治療 CHOP）
    - T 細胞リンパ腫
      - 低悪性度：菌状息肉症
      - 中等悪性度：PTCLs
      - 高悪性度：ATLL
    - B 細胞リンパ腫
      - 低悪性度：MALT, FL, LPL/WM
      - 中等悪性度：DLBCL, MCL
      - 高悪性度：Burkitt リンパ腫

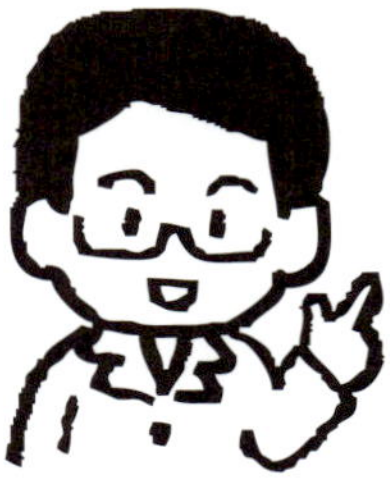

悪性リンパ腫は一定レベルまで分化した**成熟リンパ球が腫瘍化した疾患**で，リンパ節を主な増殖の場としています．リンパ節で発生し，リンパ節やリンパ球がよくいる臓器（脾臓や骨髄）に広がりやすいという特徴があります．腫瘍細胞の増殖は白血病ほど速いものは少ないのですが，かなり速いので抗癌剤治療がよく効きます．

悪性リンパ腫は大きく分けると**ホジキンリンパ腫（HL）**と**非ホジキンリンパ腫（NHL）**に分かれます．大きな違いとして，**HL** は標準治療が **ABVD**，**NHL** は標準治療が **CHOP** 療法になります．

HL は 5 つの病型に分類されますが，基本的に予後がよい疾患で 5 年全生存率が 80％あります．20 代の若年者と 60 歳以上の **2 峰性の分布**をしているなど特徴がありますが，細かくは各論で書きます．

NHL には基本的に高齢者に多く，70 程度に細分化されています．大きく **B 細胞性と T 細胞性**に分かれます（起源が違う）．ここを大きく分ける理由として重要なことは，B 細胞性では CD20 陽性のリンパ腫でリツキシマブを併用した CHOP 療法ができることです．T 細胞リンパ腫では CHOP が基本ですが，B 細胞リンパ腫よりも数が少ないことや CHOP では予後がそれほどよくないことなどから，準標準治療という感じでしょうか．T 細胞リンパ腫も最近はいろいろな新薬が出てきています．

それぞれを悪性度で分けると**年単位で広がる低悪性度リンパ腫**（indolent lymphoma），**月単位で進行し半年程度で命に関わる中等悪性度リンパ腫**（aggressive lymphoma），急性白血病なみで**週単位で進行し 1 カ月で命に関わる高悪性度リンパ腫**（highly aggressive lymphoma）に大別されます．

105 悪性リンパ腫の診断と病期診断

❶リンパ節生検

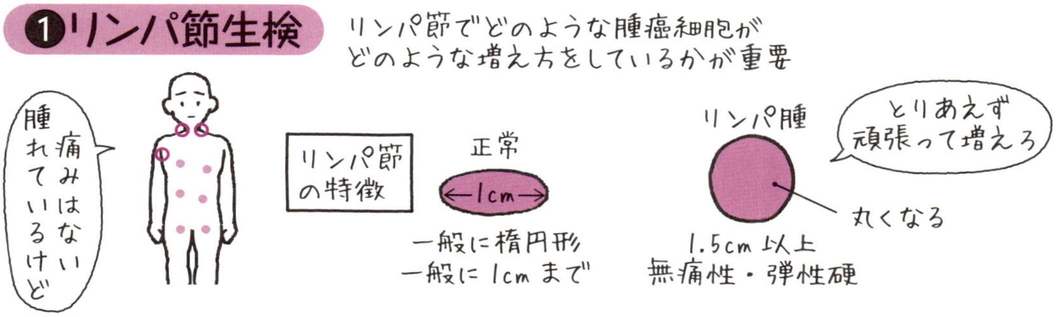

❷病理診断

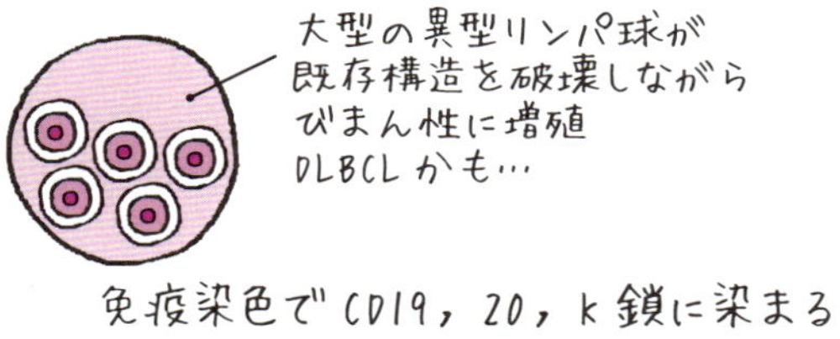

❸病期診断

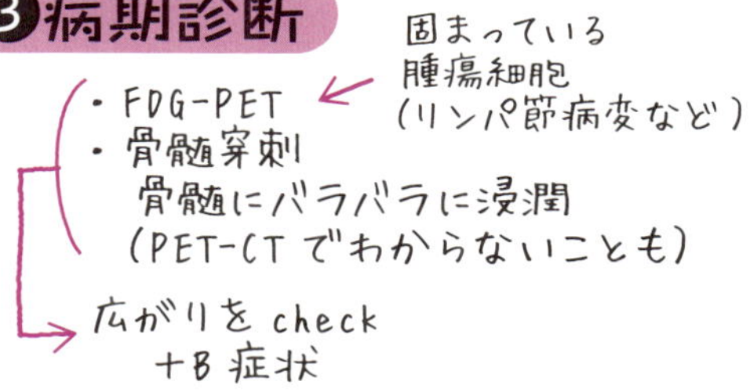

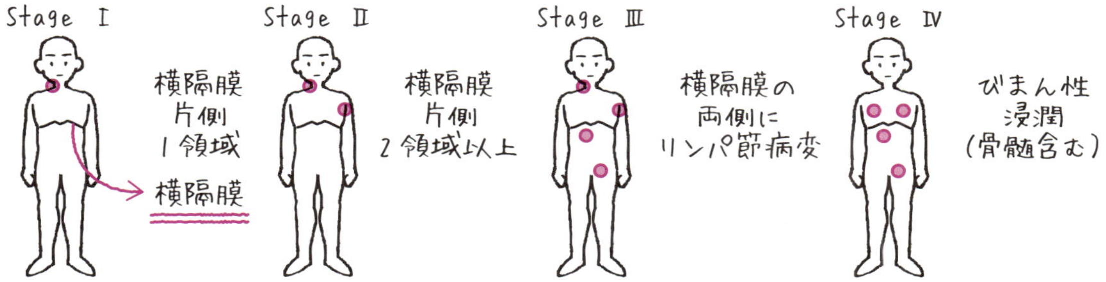

悪性リンパ腫はリンパ節で「どのような腫瘍細胞が，どのような形態で増殖している」かがポイントになります．そのため細胞診では診断はつかず，リンパ節生検が必要になります．どのようなリンパ節に対してリンパ節生検を行うかは，医師になってから勉強してみてください．基本的に**1.5 cm以上の大きさで，丸い形，弾性硬，無痛性，広がりなどをみて判断**します．

診断の細かいことは各論で述べますが，今は遺伝子診断が重要になっていますので形態だけでなく，遺伝子の話が加わってきます．そこが重要ですが，表にするとただの暗記になってしまいますので，この遺伝子異常がどうしてこの形態を取らせるのかを後述します．

悪性リンパ腫の診断がつきますと，病気の広がり具合を判断します．リンパ節1領域だけなのか，全身に広がっているのかで治療選択肢が変わりますので，非常に重要です．行う検査は**FDG-PETを用いたPET-CTと骨髄穿刺**です．PET-CTで全身に腫瘤形成しているリンパ腫を検索し，骨髄穿刺でバラバラに浸潤しているリンパ腫を検索します．これで**Stage Ⅰ～Ⅳ期（Ann Arbor分類）**を診断します．あとは**B症状（発熱，盗汗，体重減少）の有無**を確認します．

なおPET-CTは腫瘍の増殖が遅いMALTリンパ腫では取り込みがほとんどないため，推奨されていません．濾胞性リンパ腫はPET-CTの方がよいとされています．

106 CHOP 療法とサルベージ治療

❶CHOP 療法

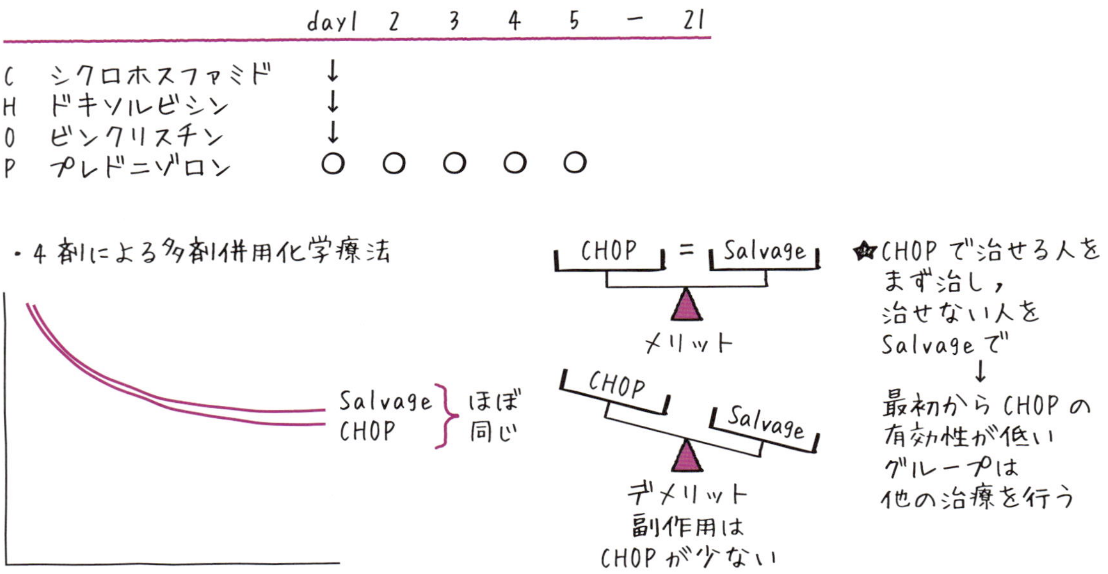

ある時，学生さんから質問をいただきました．「CHOP 療法はなぜ標準治療なのか？」

一言でいえば，副作用が少なくて効果があるからですが，似たような話を何回も聞いたので解説します．

まず，CHOP 療法は 1970 年代にできた最初の治療です．4 種類の薬（シクロホスファミド，ドキソルビシン，ビンクリスチン，プレドニゾロン）を 3 週間ごとに使用します．これでそれなりの治療効果を認めていました．しかし，よりよい治療をというのは当たり前のことですので，いろいろな抗癌剤の組み合わせを考えました．それが第 2 世代，第 3 世代といわれる多剤併用化学療法で，EPOCH，EHSAP，MACOP-B，DHAP，ICE などいろいろあります．**CHOP 療法と多剤併用化学療法で初発・未治療の中等～高悪性度リンパ腫で有効性が同じで，毒性は CHOP が少なかった**という結果が出ました．そのため CHOP が標準治療と位置付けられました．

今は **CHOP では治りにくい患者集団を見つけ出し**，それらを対象に CHOP 以外の治療を選択するようになっています．それは CHOP で再発した患者さんだったり，ある種の異常をもった患者さん（CD5 陽性 DLBCL など）だったり，マントル細胞リンパ腫（MCL）だったり…などです．そうやって**対象集団を分けていく**ことで，より CHOP がよい患者さん，他の治療がよい患者さんを選択しています．標準治療が CHOP の理由，そして CHOP ではない治療を行っている理由はこういうところにあります．

稀な判断として「より弱い治療を行う」というものもあります．例えば限局期ホジキンリンパ腫における ABVD の回数などです．これは国家試験には出ませんので割愛しますが，**標準治療ではないことをしている場合には理由がある**はずです．それを確認するのはよい勉強だと思います．

JCOPY 498-22510

標準治療

→科学的根拠に基づいて，最良の治療とされているもの．
その臨床研究の対象となったグループがいる

標準治療ではないことをしている

→標準からはずれる理由がある
①再発；標準治療で治らなかったグループ
②予後不良とわかっているグループ
→その後の研究で対象がよりよい治療を行った方がよいとわかった
③予後良好だとわかったグループ
もっと弱い治療でもよいとわかった
or
治療反応性から判断された

などがあります．

❷サルベージ療法（EPOCH 療法を例に）

		day1	2	3	4	5	−	21
E	エトポシド（24h 持続）	→	→	→	→			
P	プレドニゾロン	↓	↓	↓	↓	↓		
O	ビンクリスチン（24h 持続）	→	→	→	→			
C	シクロホスファミド					↓		
H	ドキソルビシン（24h 持続）	→	→	→	→			

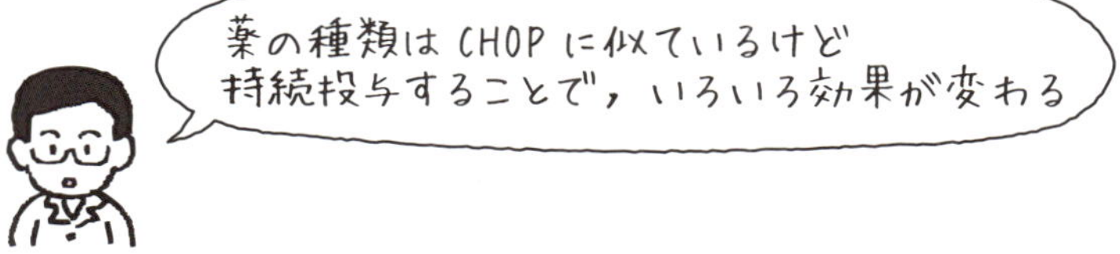

107 低悪性度リンパ腫とは

❶MALT リンパ腫

炎症，細菌の持続感染で MALT から発生

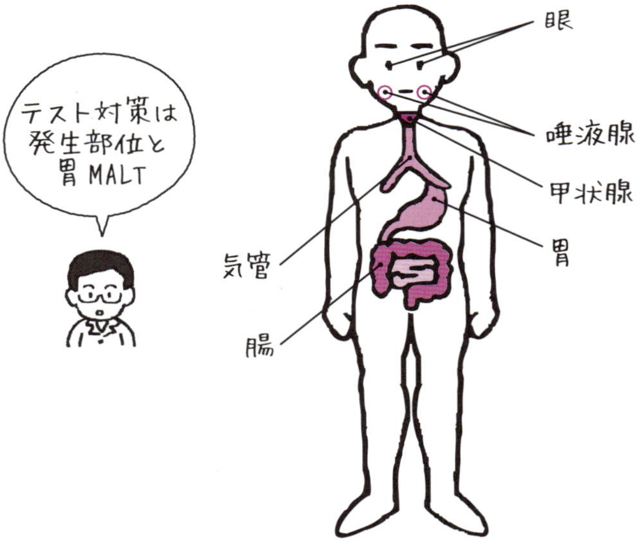

眼・唾液腺；シェーグレン症候群

甲状腺；慢性甲状腺炎

胃；ヘリコバクター・ピロリ

気管・腸；細菌などによる炎症

・t(11;18) API2-MALT1

❷濾胞性リンパ腫

NHL の 20%

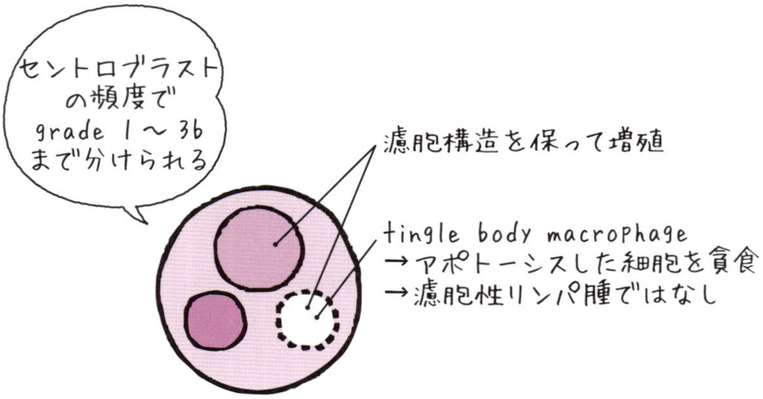

・アポトーシスしなくなったリンパ球がゆっくり増殖

・t(14;18) IgH-BCL-2

❸原発性マクログロブリン血症

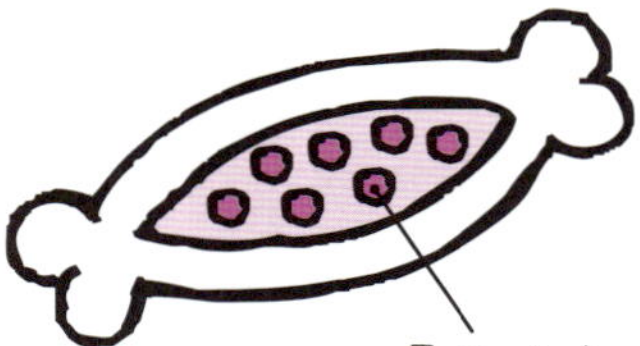

・元々は他の小型 B リンパ球性リンパ腫の除外により診断
・MYD88 変異がほとんどの患者で認められる

骨髄を中心に小型リンパ球 / 形質細胞様リンパ球↑

低悪性度リンパ腫は年単位でゆっくりと進行する疾患です．B 細胞性では**MALT リンパ腫と濾胞性リンパ腫，原発性マクログロブリン血症（LPL/WM）**が重要です．T 細胞では菌状息肉症などがありますが，皮膚科でやりますので割愛します．ゆっくり進行するため，抗癌剤の効きが他のリンパ腫より悪く，**完治が難しいため，共存を念頭に治療**を行います．

MALT リンパ腫は最も進行が遅いリンパ腫で，発生臓器は消化管，気管など「外部の刺激」に接する粘膜の下層（粘膜関連リンパ組織：MALT），涙腺や甲状腺など慢性炎症が起きた時（シェーグレン症候群や橋本病に合併）などに生じます．初発時は限局期が多く，この段階であれば手術療法や放射線治療などで治癒が期待できます．遺伝子異常として **t(11;18) の API2-MALT1** などがあります．

濾胞性リンパ腫は **NHL の 20%** ほどを占める疾患で **t(14;18)，IgH-BCL-2** という遺伝子異常が生じ，その結果アポトーシスしなくなったため（tingle body macrophage なし），ゆっくり増殖してくる腫瘍です．周囲の細胞を押しのけて増えてくるわけではありませんので，死ななくなったリンパ球が濾胞構造を保ったまま増えてきます．

LPL/WM は骨髄を中心に**小型 B リンパ球や形質細胞様リンパ球が増殖**し，IgM 型 M 蛋白血症（1 種類の腫瘍が産生した免疫グロブリン）を認めます．今までは除外診断（形質細胞への分化傾向を示す他の B 細胞腫瘍を除外）でしたが，**MYD88 遺伝子変異（L265P）**が多くの患者で認められることがわかりました．これは NF-κB や JAK-STAT3 経路を介して腫瘍科に関与しているといわれていますが，MYD88 という単語だけ覚えておいてください．

108 低悪性度リンパ腫の予後指標

❶濾胞性リンパ腫

FLIPI

年齢≧61
Stage≧3
血清 LDH≧正常上限
Hb 値＜12g/dL
リンパ節病変≧5 領域

} 予後因子

	予後不良因子	5 年生存率	10 年生存率
低リスク	0～1 コ	91%	71%
中間リスク	2 コ	78%	51%
高リスク	3 コ以上	53%	36%

FLIPI2

年齢≧61
β_2ミクログロブリン≧正常上限
Hb 値＜12g/dL
最大リンパ節病変≧6cm
骨髄浸潤あり

} 予後因子

	予後因子数	3 年無増悪生存率	5 年無増悪生存率
低リスク	0 コ	91%	80%
中間リスク	1～2 コ	69%	51%
高リスク	3 コ以上	51%	19%

❷原発性マクログロブリン血症

WM IPSS

年齢≧65
Hb≦11.5g/dL
血小板≦10 万 /μL
β_2ミクログロブリン≧3
IgM≧7000mg/dL

} 予後因子

予後因子	5 年全生存率
0～1 コ	87%
2 コ	68%
3 コ以上	36%

ここは国家試験対策ではなく，病院実習対策です．大学の試験などでは出ることが十分に考えられます．悪性リンパ腫の予後指標として国際予後指標（IPI）があります．これはびまん性大細胞型 B 細胞リンパ腫（DLBCL）を中心とした中等度悪性リンパ腫に使用します．

一方，細かく分かれた腫瘍のうち，いくつかは別の予後指標をもっています．濾胞性リンパ腫は **FLIPI，FLIPI2** などがあります．m7-FLIPI という指標もありますが，これはまだ使えないので（遺伝子検査が一般化するまでは無理），「ふ～ん」でよいです．

FLIPI は年齢，病期，血清 LDH，Hb 値，節性病変数（リンパ節領域の数）で予後を判定します．FLIPI2 は年齢，β_2ミクログロブリン，Hb 値，最大リンパ節病変（大きさ），骨髄浸潤で判定します．

LPL/WM は **WM IPSS** という指標があり，年齢，Hb 値，血小板減少，β_2ミクログロブリン値，IgM 値で判定します．そういうものがあるということを知っておくとよいです．

病院実習などでは確認してください．

JCOPY 498-22510

109 MALTリンパ腫とその治療

MALTリンパ腫
（増殖がゆっくりで化学療法は効きにくい）

- 胃MALTリンパ腫→下記
- 胃以外MALTリンパ腫
  - 限局期（Ⅰ～Ⅱ期）
    - ・放射線治療
    - ・状況により手術
  - 進行期
    - 濾胞性リンパ腫に準ずる

胃MALTリンパ腫

- 限局期か進行期か→進行期なら化学療法
- 限局期
  - H.pylori 陽性 and t(11;18) 陰性
    →ピロリ菌除菌から
  - H.pylori 陰性 or t(11;18) 陽性
    →放射線治療 or リツキシマブ

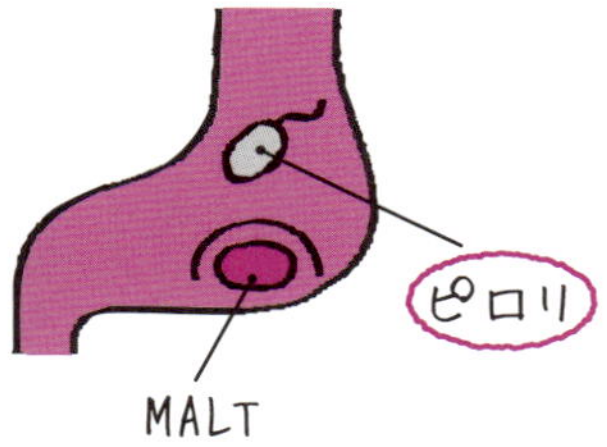

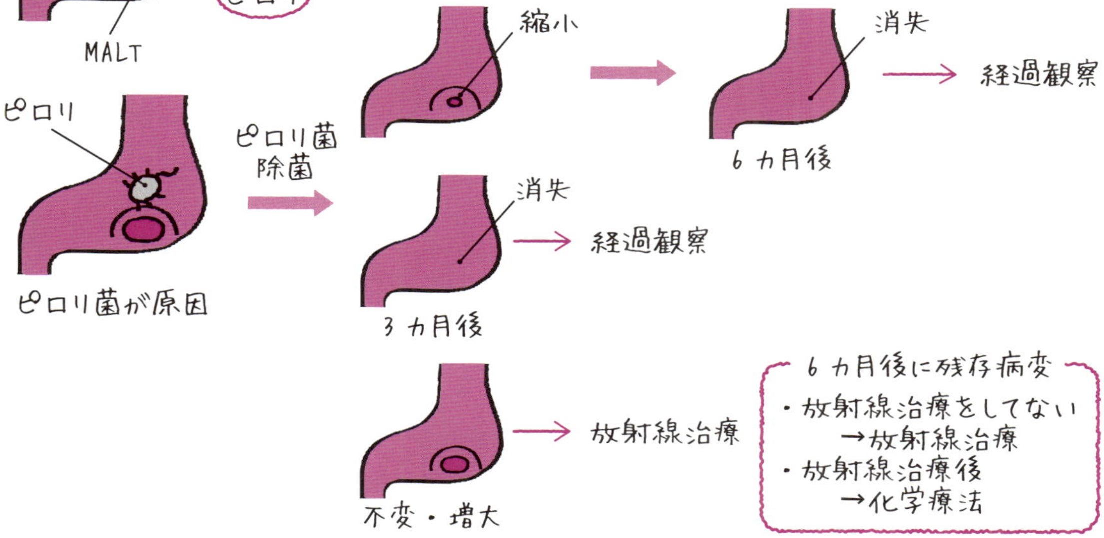

MALTリンパ腫についてですが，国家試験でよく出るものは**胃MALTリンパ腫**です．**ヘリコバクター・ピロリ菌（H.pylori）**の胃に対する慢性的な刺激でMALTリンパ腫が発生します．

胃MALTリンパ腫はそのためH.pyloriを除菌すると腫瘍が消失，改善することがわかっていました．そのため胃MALTリンパ腫は**H.pylori陽性の場合はまず除菌**を行い，3カ月後に縮小傾向ならば，さらにもう3カ月様子を見る．縮小傾向がなければ放射線治療という治療方針になっていました．MALTリンパ腫がゆっくり増殖するので，こういう選択肢が取れます．

ここで重要なことが1つ．先ほど紹介した**t(11;18)転座がある場合，除菌は無効であることがわかっているため，放射線治療かリツキシマブ単剤が推奨**されています．

他の部位のMALTリンパ腫も限局期は基本的に手術や放射線治療などです．ごく稀に進行期の患者さんがいますが，その場合は抗癌剤治療を行います．

110 濾胞性リンパ腫の治療

❶リツキシマブ登場前

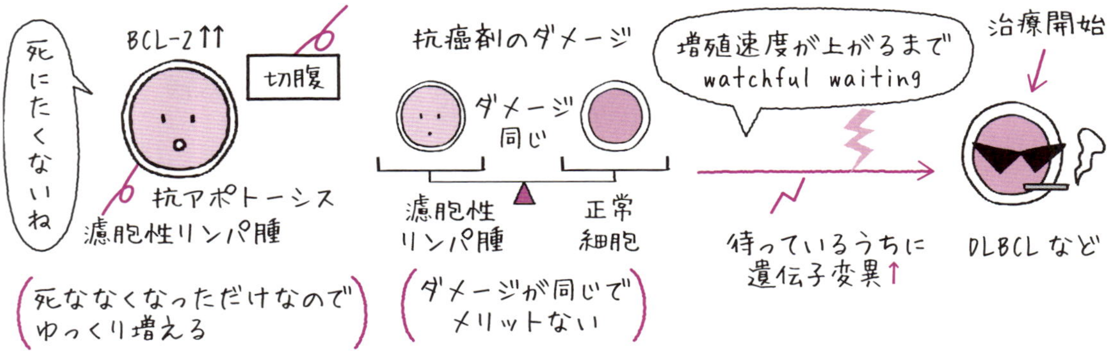

❷リツキシマブ登場後

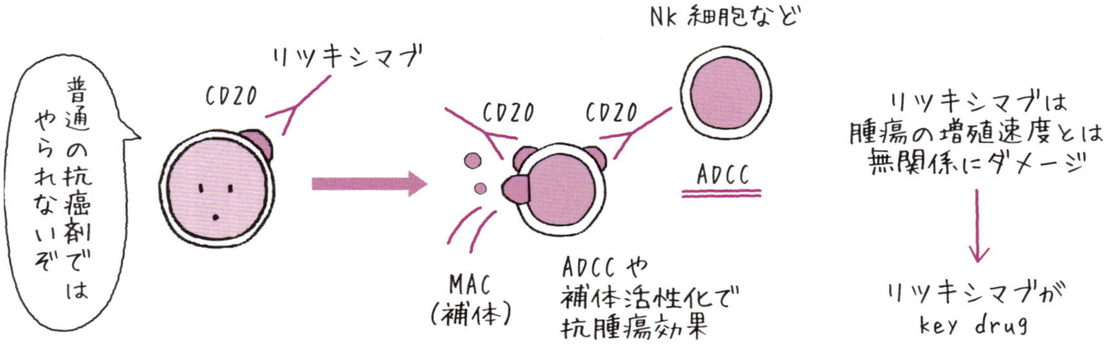

濾胞性リンパ腫は**BCL-2 の過剰発現で「死ななくなった」リンパ球**です．増殖が亢進していると抗癌剤もよく効くのですが，正常組織のダメージも腫瘍細胞のダメージも同じ…ではメリットが乏しく，リツキシマブ（R）が出るまでは「経過観察」して，腫瘍の増殖速度が速まってから治療開始となっていました．

リツキシマブ登場以降，腫瘍細胞に CD20 が発現していれば，それをターゲットに腫瘍細胞を破壊しますので積極的な治療が可能になりました．**濾胞性リンパ腫のキードラッグは「リツキシマブ」**です．

治療を開始する基準を満たした場合，R±CHOP 療法などを行い，その後に**R 維持療法**を行うような治療選択がなされています．

もう 1 つ重要な薬は**ベンダムスチン**です．これはフルダラビンとシクロホスファミドの 2 つの特徴をもったような薬ですが，1990 年代まで東ドイツで眠っていました．1990 年代以降にドイツで初発の濾胞性リンパ腫を対象に CHOP と比較したところ，CHOP を上回ったということで第一選択の 1 つに上がってきました．そのため R-ベンダムスチンも行われることがあります．他に**イブリツモマブ チウキセタン**という抗 CD20 抗体に ^{90}Y を結合させた放射線抗体療法などもあります．将来的には R^2（R-レナリドミド）なども選択肢に増えてくると思います（臨床試験中）．

❸共存のために「治療開始基準」

(GELF を提示，BNLI の基準もある)

GELF の基準（高腫瘍量）

①3 つ以上の領域で 3cm 以上の病変
②巨大腫瘤（>7cm）
③B 症症
④脾腫（>16cm）
⑤胸水・腹水
⑥血球減少
⑦白血化（>5000/mL）
⑧LDH・β_2ミクログロブリン正常上限以上

リンパ腫による不具合（B 症状，胸・腹水，血球減少）や高腫瘍量を示す所見があれば治療開始

❹低腫瘍量・進行期のデータ

リツキシマブ単剤も低腫瘍量進行期には選択肢

	3 年時未治療患者	3 年無増悪生存率	3 年全生存率
経過観察	46%	36%	94%
Weekly リツキシマブ（R）	78%	60%	96%
Weekly R の後，R 維持	88%	82%	97%

❺高腫瘍量・進行期

R-CHOP が Best かも（R-ベンダムスチンもある）

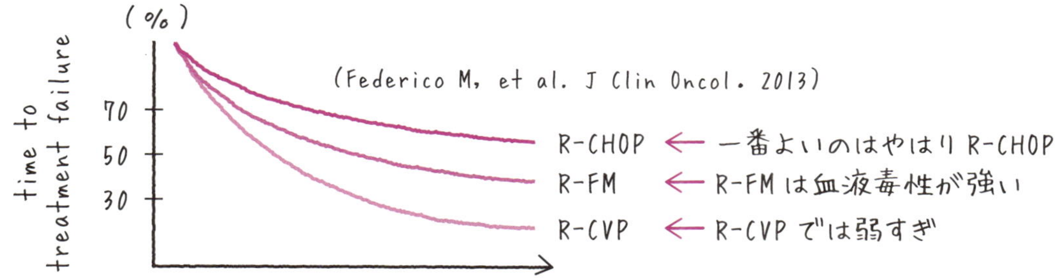

❻初発時の治療

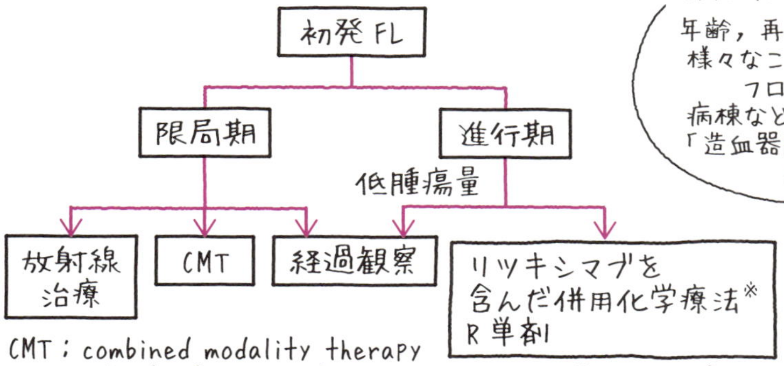

CMT：combined modality therapy（放射線＋chemo）

※ベンダムスチン含む

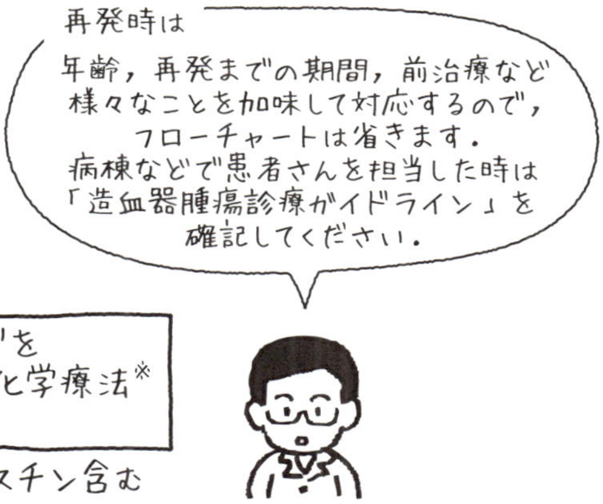
再発時は
年齢，再発までの期間，前治療など様々なことを加味して対応するので，フローチャートは省きます．
病棟などで患者さんを担当した時は「造血器腫瘍診療ガイドライン」を確認してください．

111 LPL/WM について

❶症状 （無症状も多い）

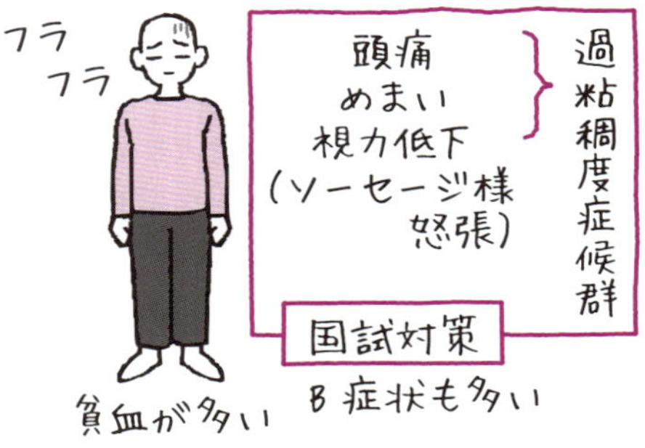

❷病態

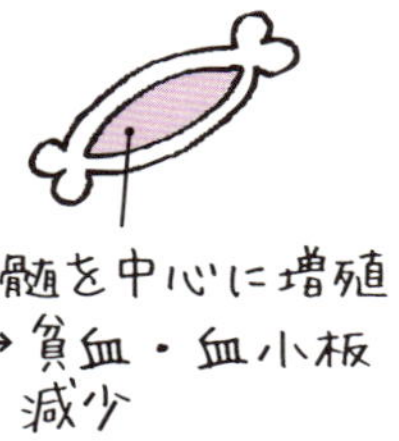

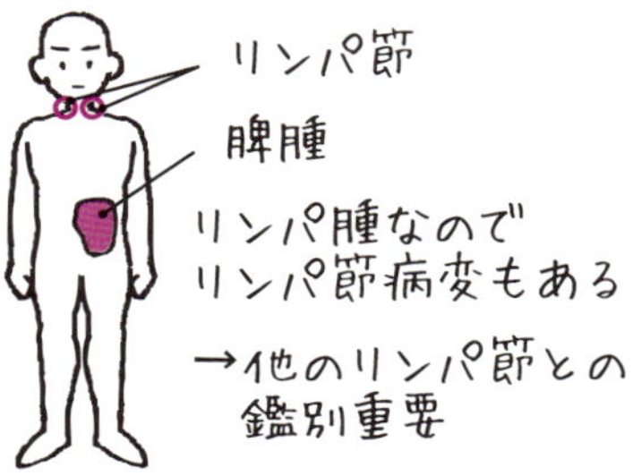

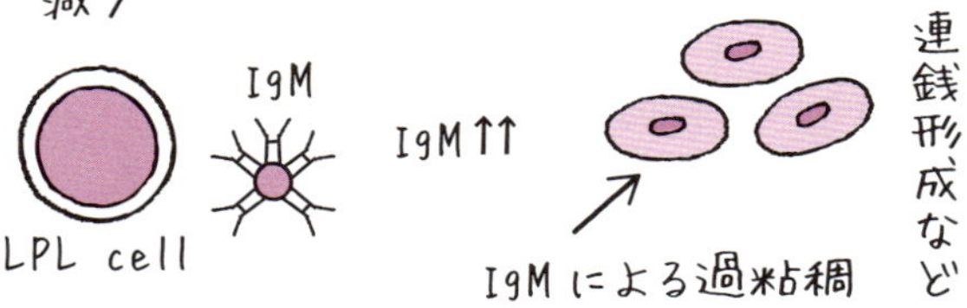

❸治療

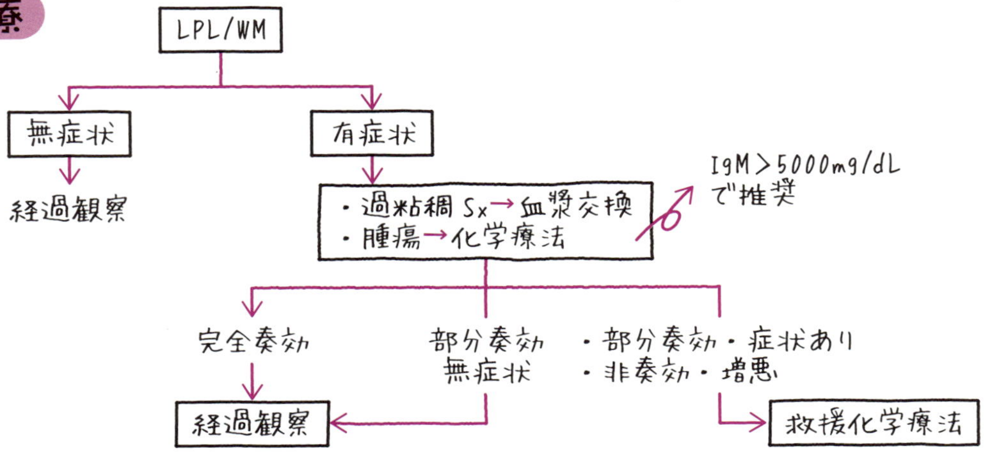

LPL/WM は 100 万人あたり 2〜3 人という稀な腫瘍ですが，国家試験的にはよく出る腫瘍です．理由は特徴的な症状や検査結果があり，問題が作りやすいからです．年齢中央値が 5〜10 年と幅がありますが，予後はよい方になります．高齢者に多く，**五量体である IgM が血液中の粘稠度を上げ（過粘稠症候群），頭痛やめまい，視力障害（国試的にはソーセージ様怒張）**などを起こします．

多発性骨髄腫（後述）同様，赤血球の連銭形成が起きます．多発性骨髄腫とは異なり，一般には骨を溶かすような因子は出しませんし，ベンスジョンズ蛋白（BJP）は通常ないので腎障害も起きません．ただし，稀に IgM 型多発性骨髄腫というものもあります．国家試験には出ないはずですので，IgM 型 M 蛋白は LPL/WM の問題だと思ってください．臨床では一部の低悪性度リンパ腫でも IgM 型 M 蛋白は出ることがあります．

診断・予後指標はすでに記載しましたので，治療を書きます．これも全身病（骨髄で増殖）で，完治はなかなか難しい疾患のため治療タイミングは症状があるかどうかになります．悪性リンパ腫ですので，効果がある治療は **R-CHOP** 療法などになります．救援療法としてボルテゾミブ（後述）なども記載があります．他にアメリカではイブルチニブの有効性もいわれています．

どちらかというと特徴を押さえておくとよいと思います．

JCOPY 498-22510

おまけ 16 アポトーシスシグナル (BCL-2)

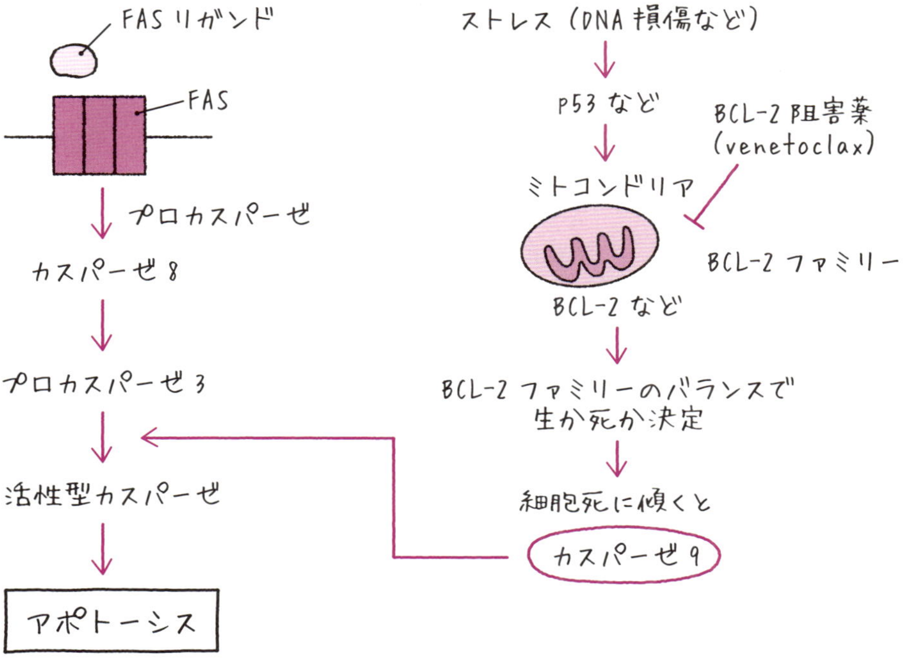

アポトーシスは積極的に細胞死を誘導するようなシステムです．簡単に書きますと3つに分かれます．1つ目は外因系のシグナルである**FAS リガンド**などの刺激（FAS は受容体）でカスパーゼ 8 が活性化し，最終的にプロカスパーゼ 3 が活性型の**カスパーゼ 3 になり細胞死に至る外因系アポトーシス**の経路です．これは T 細胞の腫瘍細胞攻撃などでも重要ですし，腫瘍の免疫回避に使われることもあります．一方，DNA 損傷など内因系ストレスが発生すると p53 などを介して，**ミトコンドリアの BCL-2 ファミリー（BCL-2 など）**のバランスが変わります．細胞死に傾くとカスパーゼ 9 が活性化し，最終的にカスパーゼ 3 が活性化して**内因性アポトーシス**を起こします．残りは小胞体ストレスといわれていますが，これは多発性骨髄腫のところで…．なお，まだ日本では認可されていませんが BCL-2 を阻害し，アポトーシス耐性を解除する薬「venetoclax」があります．これは選択的 BCL-2 阻害薬になりますが，日本でも現在治験中であり，将来は承認されると思いますので，記憶の片隅にでも入れておいてください．

112 中等悪性度非ホジキンリンパ腫とは

月単位で進行し，半年〜1年で死亡➡診断したら早めに治療

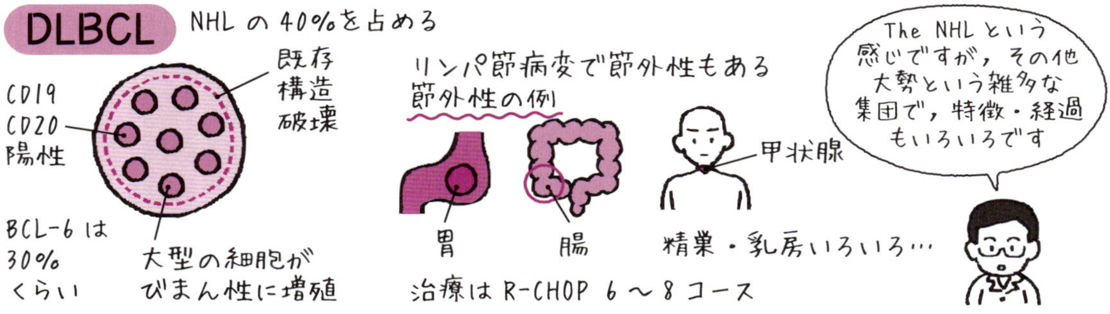

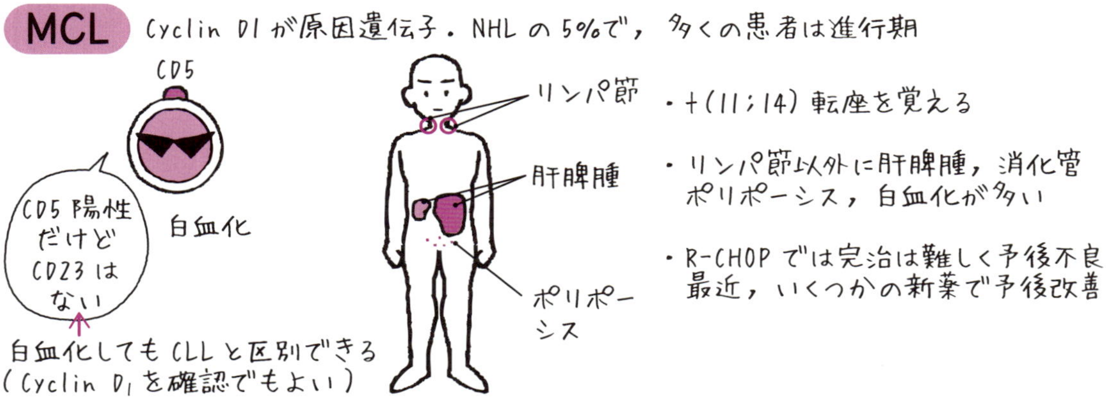

中等悪性度非ホジキンリンパ腫（aggressive lymphoma）は月単位で進行し，半年程度の期間で生命に関わるようになる増殖速度の速い悪性リンパ腫です．

代表的なものとしては**びまん性大細胞型 B 細胞リンパ腫（DLBCL），マントル細胞リンパ腫（MCL），末梢性 T 細胞リンパ腫（PTCL）**などです．T 細胞リンパ腫は別項目で記載しますのでここでは DLBCL と MCL を中心に記載します．

DLBCL は，非ホジキンリンパ腫の **40%** を占める最も高頻度なリンパ腫です．大型のリンパ腫細胞がリンパ節の構造を破壊しながら増殖する腫瘍で，他の悪性リンパ腫の診断基準に入らなければ「DLBCL」の診断になります．そのため特徴が分かれる**雑多な集団（多様性に富む）**です．国家試験的には 30%ほどの頻度で出現する **BCL-6 遺伝子**変異が聞かれることがあります．CLL や FL，MALT リンパ腫などに遺伝子変異が加わり，びまん性増殖をするようになると DLBCL に形質転換したという表現をします．治療は R-CHOP が基本ですが，予後が悪い集団には別の治療を行えるように予後不良因子などの研究が続けられています（後述）．

MCL は中高年に多いリンパ腫で，リンパ節腫脹の他，**肝脾腫や骨髄浸潤**が多く認められます．そのため進行期で見つかることが多いです．たまに**消化管ポリポーシス**の形で見つかることもあります．マントル層を中心に増殖し，**t(11；14) 転座，IgH-CCND1（cyclin D1，細胞周期に関する遺伝子）が特徴的**です．治療は R-CHOP で完治することは難しいのですが，後述します．

おまけ 17 MYD88

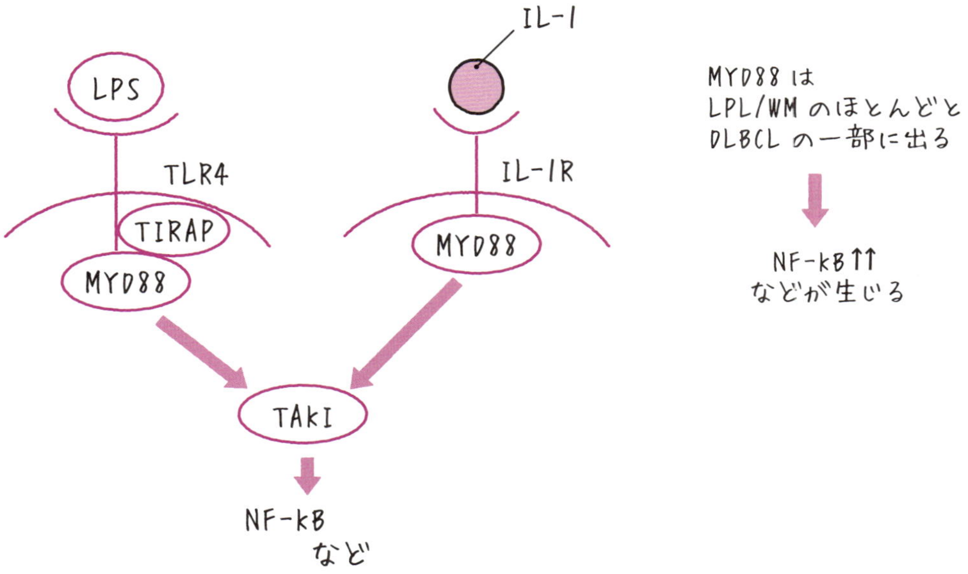

MYD88 は IL-1 と TLR4（Toll like receptor 4：LPS 刺激に反応）のアダプター分子で，自然免疫の反応で有名なものです．一般的には LPS が TLR4 に，IL-1 が IL-R1 に結合すると刺激を TAK1 に伝え，最終的に **NF-kB が活性化**します．

LPL/WM（原発性マクログロブリン血症）の 90%，ABC 型 DLBCL の 30％前後にこの変異があるといわれており，メカニズムは **NF-kB 活性化と JAK-STAT 系の活性化**といわれています．

今まではLPL/WMは低悪性度リンパ腫の中の除外診断になっていました．これからはMYD88 L265P変異の陽性率が高いことから，積極的に診断ができるようになるかもしれません．

113 DLBCL の予後指標と予後因子・治療

❶DLBCL の予後因子

DLBCL は雑多な集団のため，特に予後指標が重要

IPI

国試で出る

予後不良因子
- 年齢≧61 歳
- LDH≧施設基準
- PS≧2
- Stage Ⅲ or Ⅳ
- 節外病変 2 カ所以上

IPI	予後不良因子の数
Low	0～1コ
Low-intermediate	2コ
Intermediate-high	3コ
High	4～5コ

R-IPI （リツキシマブ出てからの指標）

	予後不良因子	4年無増悪生存率	4年全生存率
Very good	0コ	94%	94%
Good	1～2コ	80%	79%
Poor	3～5コ	53%	55%

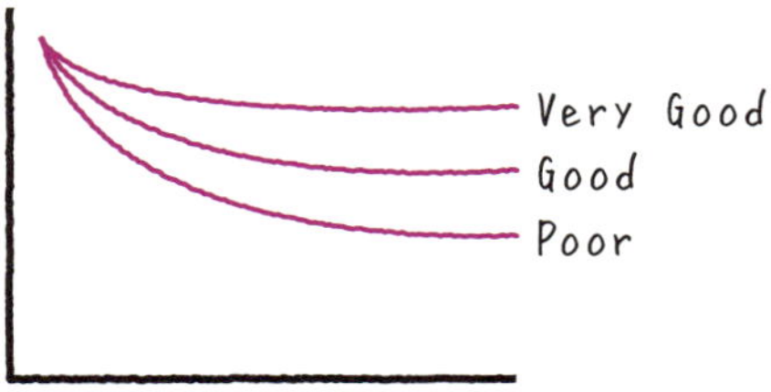

DLBCL は前項でも記載しましたが，雑多な集団です．そのため予後指標が作られました．**国際予後指標（IPI）**です．これはリツキシマブ登場前に作られたので，リツキシマブ登場後に同じ項目を用いて，また予後指標を作り直しました**（R-IPI）**．国家試験でも聞かれますので，どんな項目があるかは知っておいてください．

DLBCL が雑多な集団のため，**予後の悪い集団を見つけ出そう**と様々な試みが行われています．CD5 陽性は予後が悪いとか，遺伝子のタイプで ABC タイプと GCB タイプに分け，ABC が予後不良とか．MYC 変異や BCL-2 変異をもつものも予後不良で，これは WHO2016 改訂で高悪性度リンパ腫に割り振られました．治療反応性がよいものは予後良好（中間 PET-CT で腫瘍が消失）というものもあります．R-CHOP で十分な集団，これでは再発する集団を見分けることも大事な研究というわけです．ここは国家試験にはまだ出ないと思いますが，そのうち出てくるかもしれません．

治療は R-CHOP が中心です．R-IPI などを見るとわかりますが，思ったより悪くないですよね．ですので，R-CHOP では治らない人を見つけ出し，その方々によりよい治療を提供するというのも研究になります．再発・難治症例には救援化学療法（EPOCH，ESHAP，ICE など）ののちに自家末梢血幹細胞移植併用大量化学療法を行います．

JCOPY 498-22510

❷他の予後指標

Ⓐ

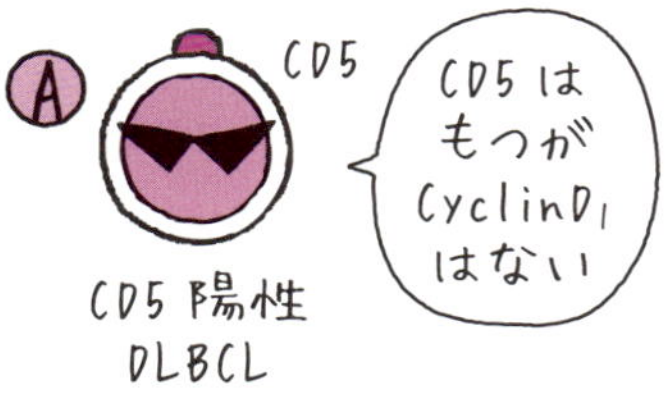

Ⓑ

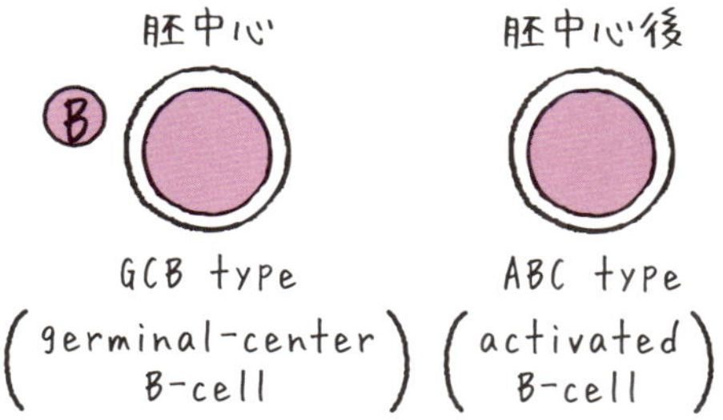

Ⓒ BCL-2やMYCが陽性
→高悪性度へ

Ⓓ 治療反応性

1)

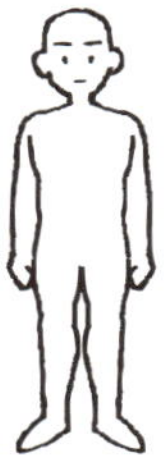

2~4コース
でPET陰性
→ダメ押し2回以上
予後良好

2)

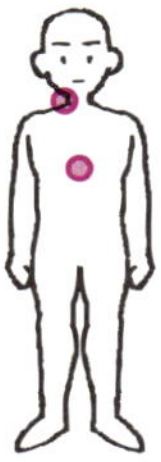

2~4コース後
PET陽性
予後不良

遺伝子発現プロファイリング
(細胞起源をみる)

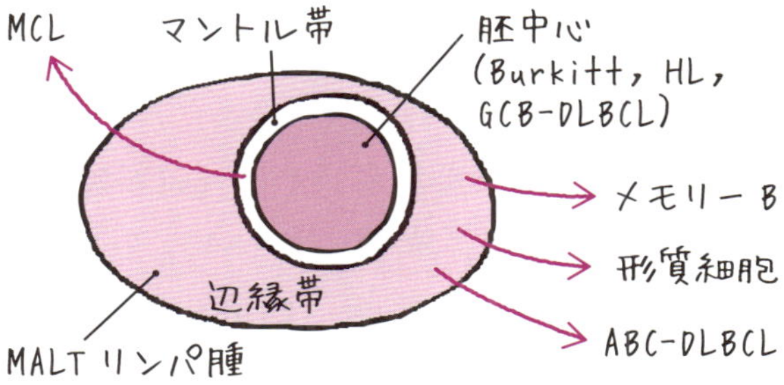

❸治療 (詳細は血液腫瘍診療ガイドラインを参照)

DLBCL限局期

- bulky massなし
  ↓
  R-CHOP
  3コース+放射線
  or
  R-CHOP
  6~8コース±放射線治療
- bulky massあり
  ↓
  R-CHOP
  6~8コース
  +
  放射線

DLBCL進行期

↓

R-CHOP
6~8コース
±
放射線治療

再発や残存あり

- 病変限局で放射線治療未実施
  ↓
  放射線
  ↓ non CR
  二次治療(自家移植含む)
- 病変広い
  ↓
  Salvage chemotherapy
  ↓
  自家移植

bulky mass

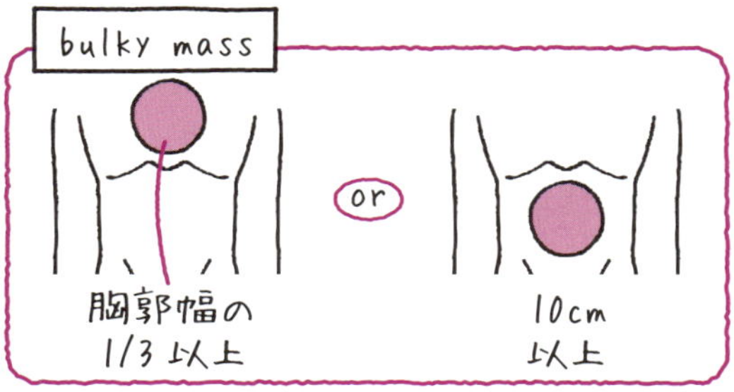

114 MCL の予後と治療

❶予後

・CHOP や R-CHOP では再発が多く予後不良
→新薬（ベンダムスチン，イブルチニブ）が出て予後改善

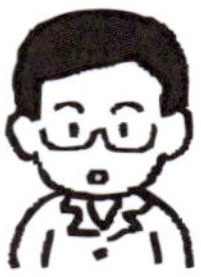

		5年 OS
・MIPI	低リスク	83%
	中等リスク	63%
	高リスク	34%

将来的に SOX-11 は聞かれそう

・SOX-11 陰性（10年生存率 約80%）や Ki-67 陽性率＜10%も予後良好

❷治療

・若年者　R-HyperCVAD/MA など強力な治療
・高齢者　R-CHOP，R-ベンダムスチンなど
・再発時　R-ベンダムスチン，イブルチニブ，ボルテゾミブなど

国試で ベンダムスチン，イブルチニブは 出そうな気がします

ボルテゾミブは VcR-CAP（CHOP の O をボルテゾミブに変更）

MCL は cyclin D1 の発現が特徴的な腫瘍ですが，CHOP や R-CHOP に反応はするものの再発が多く，予後不良な疾患とされています．

予後因子は MIPI と呼ばれる MCL のための予後指標がありますが，国家試験には出ないと思います（これを覚えるなら，他を覚えてください）ので，病院実習で MCL の患者さんを担当した場合は調べてみてください．

また，WHO2016 改訂で **SOX11** というものが注目されました．SOX11 を発現している MCL の予後は不良なのですが，SOX11 陰性の MCL は予後良好というものです．他にも Ki-67 陽性率でも予後は変わるとされており，臨床ではこのようなものを意識して患者さんをみています．

治療については，少し前までは R-CHOP を基本とし，若年者で強力化学療法が可能であれば **R-Hyper CVAD/大量 MTX-AraC 交代療法**などを行ったり，自家移植を行ったりしていました．ここで新しい薬が出てきます．**ベンダムスチン**です．MCL に対してベンダムスチンが非常に有効であることがわかりました．再発例や高齢者に対しても使用可能であり，治療選択肢が増えました．また，**イブルチニブ**も再発・難治 MCL に対して認可され，少しずつ治療法の改善が認められています．

おまけ 18 サイクリンなど

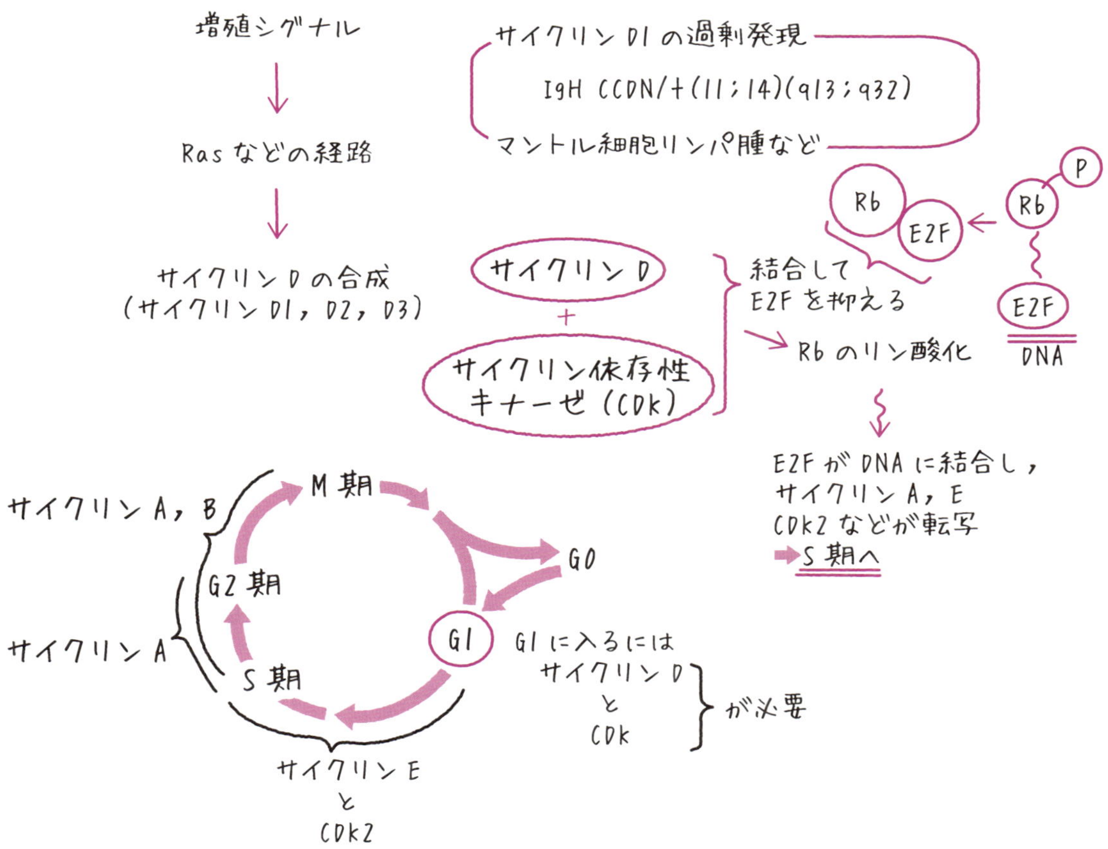

サイクリンとサイクリン依存キナーゼ（CDK）は細胞周期を回すスタートボタンやアクセルボタンになります．増殖シグナルが入りますとスタートボタンであるサイクリンDの合成が開始します．その後，サイクリンDが増えることでCDKも活性化し，Rbをリン酸化し，E2FがDNAに結合します（サイクリンAやサイクリンE, CDK2というその後に重要な因子が合成されます）．いいたいのは**サイクリンDがスタートボタン**ということです．サイクリンDの過剰発現が原因とされている腫瘍が**マントル細胞リンパ腫**です．スタート押しっぱなし…という病気ですね．その割に増殖活性は個人差が大きく，Ki-67の発現レベルで予後が変わるという報告もあります（臨床情報は『血液内科 ただいま診断中！』などをご覧ください）．骨髄腫でもサイクリンD1/D3の異常を20％の患者さんで認めます．そういう「癌遺伝子」だと覚えておいてください．

115 高悪性度リンパ腫とは

週単位で悪化し，1カ月前後で生命に関わる．医学生はBurkittリンパ腫を覚える

Burkitt リンパ腫

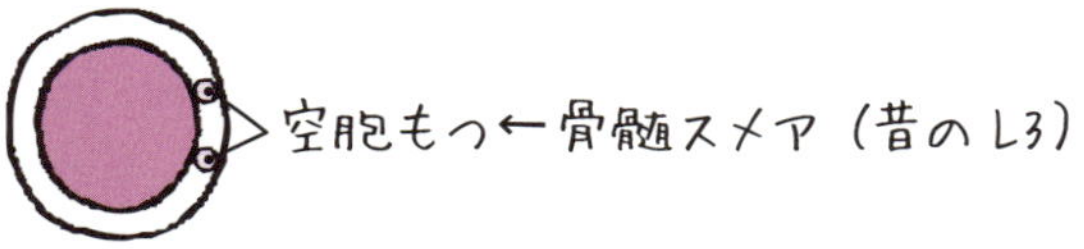

❶特徴

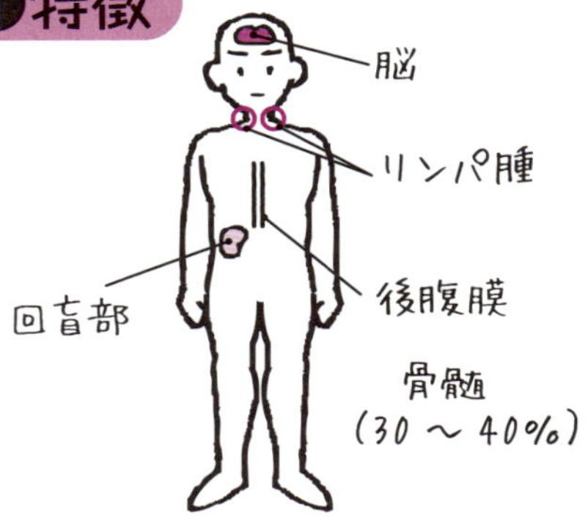

- IgH-c-MYCの転座（たまに軽鎖と転座）で増殖が亢進
- ki-67陽性率（増殖）100%
- starry sky像

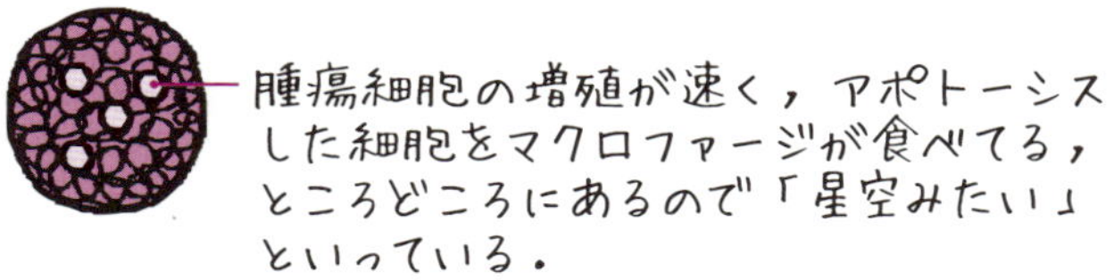

❷治療

R-HyperCVAD/MA 交代療法などで良好な成績

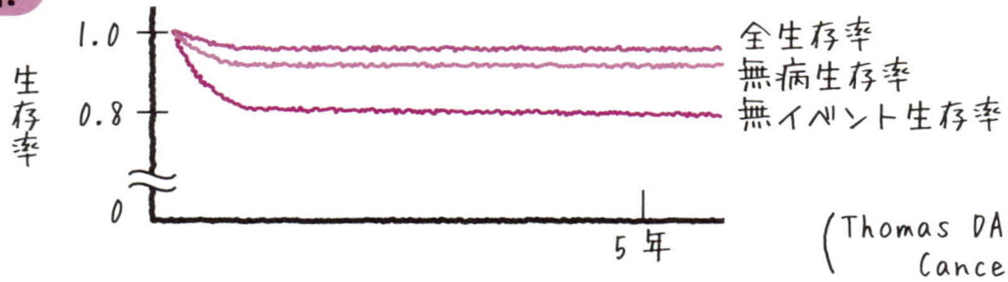

(Thomas DA, et al. Cancer. 2006.)

高悪性度リンパ腫（highly aggressive lymphoma）は白血病並みの増殖速度をもち，週単位で進行し1カ月で生命予後に関わる極めて進行の早いリンパ腫です．

覚えておく必要があるのは**Burkittリンパ腫**ですが，リンパ芽球性リンパ腫（LBL）やhigh-grade B-cell lymphomas, with and without MYC and BCL-2 and/or BCL-6（HGBL）というものもあります．前者は急性リンパ性白血病の細胞が主にリンパ節や胸腺などで増えているもので，リンパ節で増殖している以外はALLと基本的に同じになります（血液内科志望なら，T-LBLは50%に巨大縦隔腫瘤も覚えるとよい）．後者はダブルヒットリンパ腫とかトリプルヒットリンパ腫と呼ばれていたもので，診断以外に治療方針などは模索中のため試験には出せません．

医師国家試験としてはBurkittリンパ腫だけで十分です．これは**t(8;14)(q24;q32）転座（IgH-c-MYC）により増殖が異常に亢進した疾患**で，病理学的には**starry sky像**（増殖する腫瘍細胞の中に，アポトーシスした腫瘍を貪食するマクロファージが星のように見える），Ki-67がほぼ100%です．回盲部腫瘤や中枢神経浸潤も初発症状として比較的多いです．国家試験ではIgH-MYCの転座について，starry sky像などはよく聞かれるので覚えておいてください．

治療はR-CHOPでは弱いのですが，**R-HyperCVAD/MTX-AraC交代療法やR-CODOX-M/IVAC療法などで80〜90%の長期生存が得られる**病気です．きちんと診断して，きちんと治療をすれば完治可能な疾患と覚えておきましょう．

JCOPY 498-22510

116 T細胞リンパ腫

❶T細胞リンパ腫

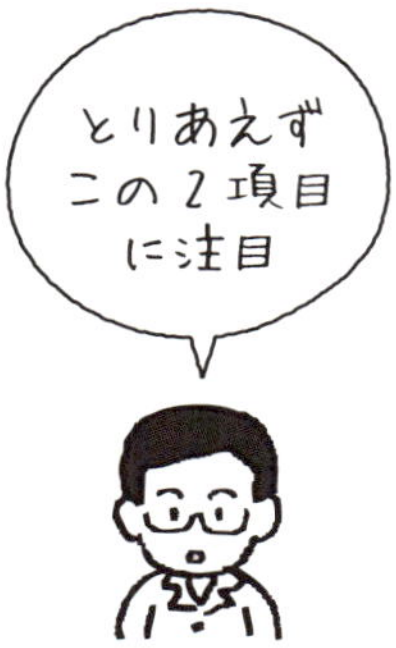

- PTCLs
  - NHLの10%
  - StageⅢ以上が7割
  - ALK陽性ALCL以外はCHOPで5年生存率3～5割
- ATLL
  - HTLV-1により発生する
  - HTLV-1の主な分布が九州・沖縄のため，西日本に多い
  - 予後不良で急性型・リンパ腫型は中央生存期間1年前後

❷PTCLsの特徴

PTCLs
- PTCL-NOS：5年OS　32%と予後不良，新規薬剤が多数
- AITL：発熱などのB症状，高ガンマグロブリン血症を伴うことが多い
- ALK陽性ALCL：5年OS　70%と予後良好，若年に多い
- ALK陰性ALCL：5年OS　49%，ブレンツキシマブ ベドチン（後述）

T細胞リンパ腫はT細胞を起源として発生した腫瘍で，一般的にB細胞リンパ腫より予後不良です．**末梢性T細胞リンパ腫（PTCL）**はPTCL-NOS，血管免疫芽球性T細胞リンパ腫（AITL），未分化大細胞リンパ腫（ALCL）があり，ALCLには予後のよいALK陽性とALK陰性があります（ALKで肺癌を思い出した人はgood）．

あまり学生向け教科書では細かい記載がありませんが，今後は質問が増える可能性があります．理由は**どんどん新しい薬が開発されてきている**からです．僕が国試対策をしていた頃は，新しい薬が開発されて5年くらいすると問題の中に出てくる傾向がありました．今もそうならば数年後に出てくるかもしれません．

他に節外性NK/T細胞リンパ腫や**成人T細胞白血病リンパ腫（ATLL）**があります．このうちATLLは世界的にも日本に多く，特徴的な病気です．ATLLの細かい話は後述しますが，HTLV-1ウイルスがCD4リンパ球に感染して引き起こす腫瘍です．母乳を介した**母子感染**のため，妊婦さんが検診を受けるようになっています．**九州や沖縄地方に多く，地域差**があります．国家試験には出ませんがHTLV-1抗体はよい検査ですが，有病率が地域により異なるため，九州地方では真の陽性率が80%を超えるのに対して，関東では25%とされています．そのため妊婦健診で陽性になった場合は追加検査（ウェスタンブロット→判定保留ならPCR法）を必ず行います．

117 PTCLについて

❶予後指標　PIT Score

無理に覚えなくてよい

年齢≧61歳
PS≧2
LDH＞施設基準
骨髄浸潤あり
} 予後因子

PIT Score	予後因子	5年全生存率
Group 1	0	62.3%
Group 2	1	52.9%
Group 3	2	32.9%
Group 4	3，4	18.3%

❷治療アルゴリズム

PTCL
- ALK陽性 ALCL → CHOP
- 他のPTCL → CHOP or 臨床試験

・治療法は定まってないので，国試では出せません
・ただ，新薬は出るようになると思います

PTCLは非ホジキンリンパ腫の10%ほどを占める疾患で，前述したように4タイプに分かれます．CHOP療法が基本的な治療になりますが，生存率がそれほどよくなく，予後指標として用いられる**PIT score**（覚えなくてよいです）では，予後良好群（予後因子1個以下）で5年生存率50%台，予後不良群では20%台となっています．

そのためCHOPでは弱いと思いながらも，なかなかそれを超える治療もなく（CHOEP：エトポシドを加えた試みでよいデータもありますが標準治療とまではいきません），標準治療といえるものがありませんでした．

そんなPTCLに様々な治療薬が登場してきました．

まず**抗CD30抗体に微小管重合阻害薬を結合したブレンツキシマブ ベドチン**です．これはホジキンリンパ腫にも使いますが，CD30が陽性のPTCLに対して治療効果を発揮します．ATLLでよく使用されますが，**抗CCR4抗体であるモガムリズマブ**もCCR4陽性のPTCLで適応があります（約40%のPTCLにCCR4は発現）．

次に**ヒストン脱アセチル化酵素（HDAC）阻害薬であるロミデプシン**です．HDAC阻害薬はヒストンのアセチル化が増えることでクロマチン構造変化を促し，癌細胞の細胞周期の停止やアポトーシスの誘導などで抗腫瘍効果を発揮します．皮膚T細胞リンパ腫には**ボリノスタット**も適応を得ています．

プリン ヌクレオシド ホスホリラーゼ（PNP）阻害薬のフォロデシンも認可されました．代謝拮抗薬の1つになりますが，PNPがT細胞増殖に関与しているとされ，これを阻害することで抗腫瘍効果を発揮します．**プララトレキサートも承認**されました．メトトレキサート（MTX）と似た名前ですが，MTXの活性類自体で葉酸代謝拮抗薬です．

このように様々な治療薬が開発されています．一般問題で国家試験にも出題される時がくると思います．

❸新薬

〈1〉ブレンツキシマブ ベドチン　抗CD30抗体（抗悪性腫瘍薬結合）

・CD30陽性のホジキンリンパ腫，未分化大細胞リンパ腫

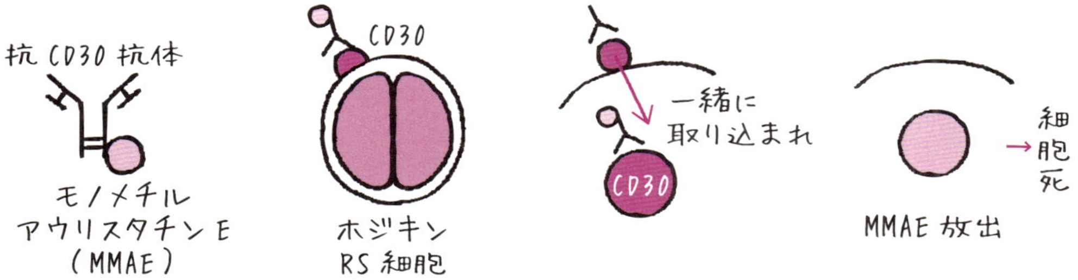

〈2〉モガムリズマブ　抗CCR4抗体

・CCR4陽性のATLL，PTCL

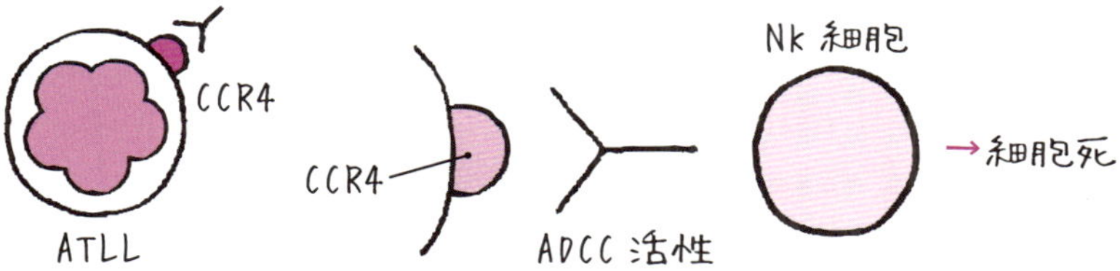

注）TEN，スティーブン・ジョンソン症候群など皮膚障害が多い

〈3〉ロミデプシン　HDAC阻害薬；再発・難治PTCL

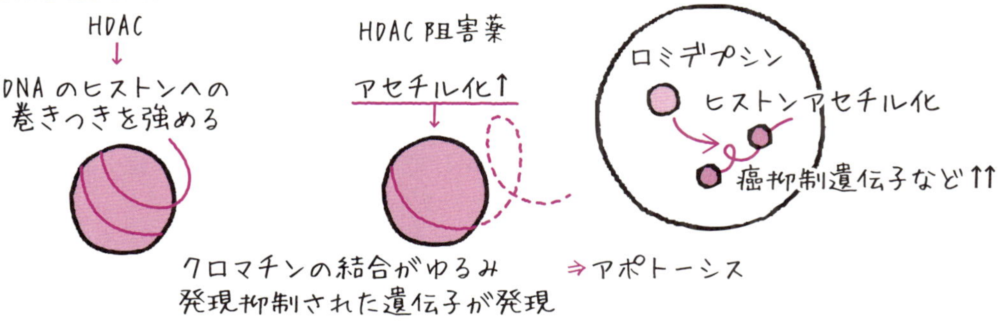

〈4〉フォロデシン　PNP阻害薬→再発・難治PTCL

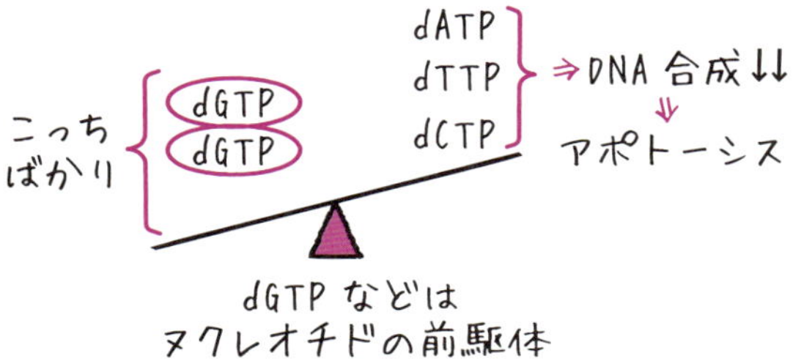

〈5〉プララトレキサート

MTXの類似薬
↓
細胞内で
ポリグルタミン酸化を受け
長く作用し続ける

118 ATLLの特徴

❶疫学・機序

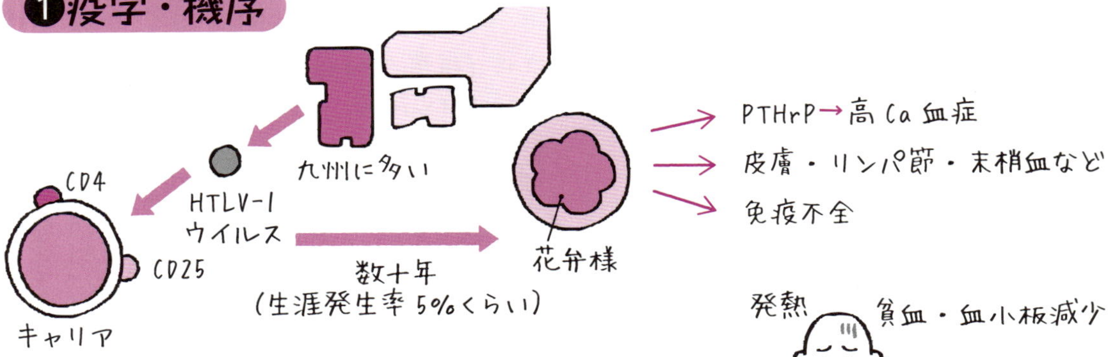

❷診断・症状

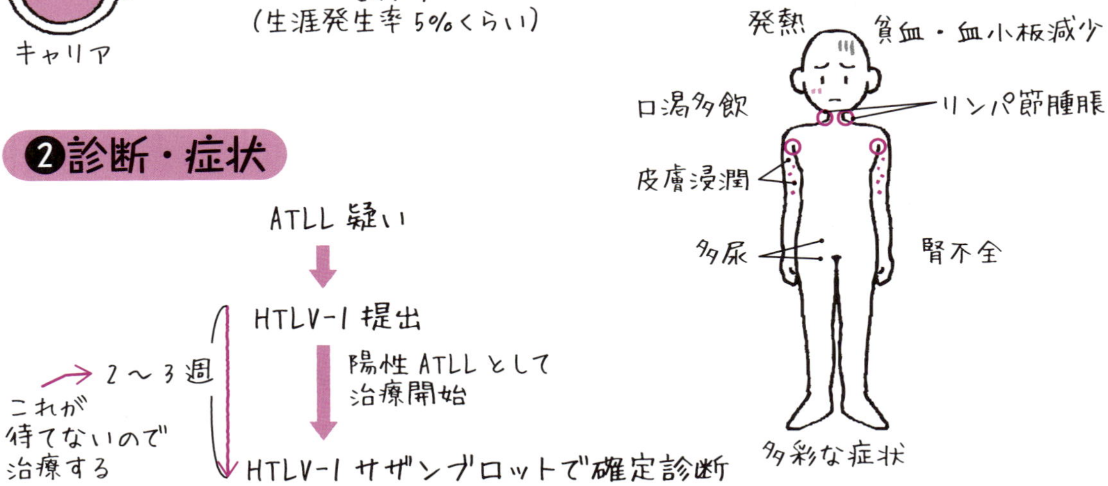

ATLLは**CD4陽性CD25陽性T細胞にHTLV-1が感染**することによって稀に発生するT細胞腫瘍です．HTLV-1の分布が九州や沖縄に多いため，南西日本の発症頻度が多い腫瘍になります．CD25陽性T細胞は制御性T細胞の特徴を有するためか，**免疫不全による感染（発熱）で発症**する患者もいる（細胞性免疫の低下）し，**副甲状腺ホルモン関連蛋白（PTHrP）**により**高Ca血症**が引き起こされ，それによる口渇・多飲・多尿・腎不全などが起きることもあります．**皮膚浸潤**や皮下結節，紅皮症などを起こす患者もいるし，リンパ節が腫れる患者もいます．

通常，上記の症状に加えて，出身地方が西南日本であることなどの情報からATLLを鑑別に含め，**血液像（flower cell）**，高LDH血症，高sIL-2R血症（IL-2Rのα鎖がCD25のためATLLではsIL-2Rは異常高値になりやすい）を認め，抗HTLV-1抗体が陽性になります．抗HTLV-1抗体はすでに書きましたが，感度も特異度も非常に高い検査ですが，有病率が低ければ偽陽性が多くなります（西南地方の真の陽性率80～90%に対して，関東は25%）．ATLLを疑っている状態での抗HTLV-1抗体陽性は非常に意味がありますが，ルーチン作業で調べると意味がわからなくなります．最終的に腫瘍細胞の中に**HTLV-1プロウイルスのモノクローナルな取り込みがあることをサザンブロット法で確認**しますが，検査結果が出るまで2～3週間かかるので，検査を出したら治療を開始することが多いと思います．

タイプは**急性型，リンパ腫型，慢性型，くすぶり型の4種類**があります．急性型とリンパ腫型は治療を行っても中央生存期間が1年前後と予後不良な疾患のため，多剤併用化学療法を行います．

おまけ 19 c-Myc に関して

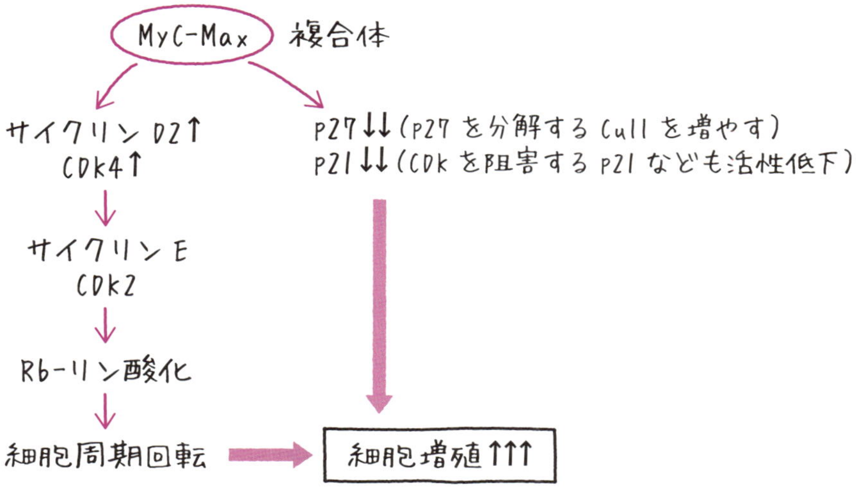

c-Myc は転写因子の 1 つで，**c-Myc-Max 複合体は細胞増殖に関与するサイクリン D を含む多数の遺伝子を転写**させるといわれています．一方で Max 非存在下ではアポトーシスを誘導するともいわれており，1000 以上の遺伝子の発現を制御している．IgH-c-Myc は **Burkitt リンパ腫**で陽性（たまに軽鎖との転座もある）になる異常ですが，基本的には**増殖活性が亢進し Ki-67（増殖の指標）はほぼ 100%**になるといわれています（だからこそ，抗癌剤がよく効く）．

ちなみに c-Myc のアポトーシス誘導は BCL-2 が関与していて，BCL-2 を遺伝子導入すると抑制されるという古い論文（Nature. 1992;359:552-4）がありますが，ダブルヒットリンパ腫（WHO2016 改訂では High Grade Lymphoma with rearrangement MYC and BCL-2）の予後が悪いのはそういうことかもしれませんね（私見）．

119 ATLL の分類と治療

❶分類

	全身症状	リンパ球数	異型リンパ球(%)	中央生存期間
急性型	あり	――― 条件なし ―――		8.3 カ月
リンパ腫型	あり	<4000/μL	≦1%	10.6 カ月
慢性型	なし	≧4000/μL	≧5% (or) <5%なら他病変	30.2 カ月
くすぶり型	なし	<4000/μL	≧5% (or) 皮膚病変	36.7 カ月

❷ATLL の治療指針

全身症状があって血液中に1%以上 ATL 細胞がいたら急性型，いなければリンパ腫型で医大生は十分です

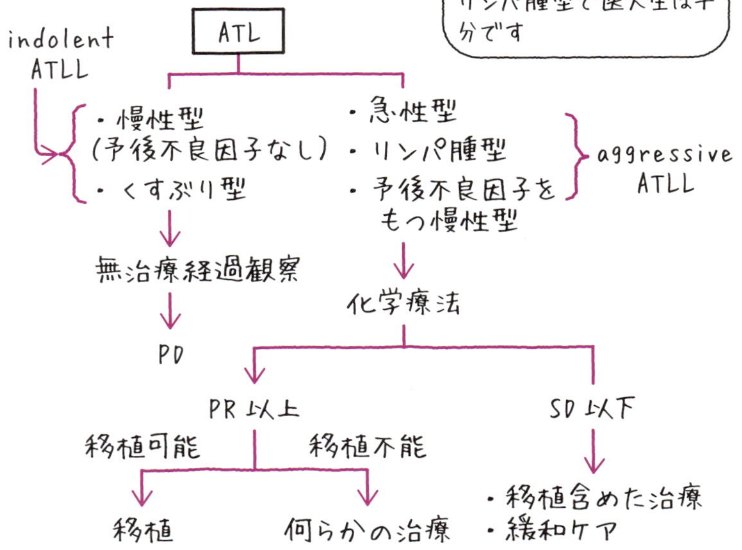

❸治療法

〈1〉VCAP-AMP-VECP 療法
ATLL が耐性獲得しやすいため，様々な抗癌剤を組み合わせた，標準治療

〈2〉モガムリズマブ
(既出)

〈3〉移植
完治の可能性あり

〈4〉レナリドミド
再発，難治 ATLL に 42%の奏効を示し，2016 年に認可された

ATLL は 4 つの病型に分かれることはすでに書きました．病院実習で患者さんがいた場合はしっかりと診断基準を確認してもらいたいのですが，症状のあるかなりの患者さんは「急性型」になります．

まず，**慢性型・くすぶり型は比較的予後がよい**（慢性型が中央生存期間 30.2 カ月，くすぶり型が 36.7 カ月）のですが，高カルシウム血症がないこと，重要臓器への ATLL の浸潤がないことなどがあります．リンパ節腫脹が中心で，末梢血に異常 T リンパ球が 1%以下であれば**リンパ腫型（中央生存期間 10.6 カ月）**になります．一般にはリンパ球が 4000/μL 以上で，LDH が施設基準の 2 倍，Ca 11.0 mg/dL 以上のどちらか，もしくは両方を満たし，異常 T リンパ球が 5%以上あれば急性型になります．ただ，重要臓器に浸潤していたり，リンパ節が腫れているが末梢血にも 1%より多い異常 T 細胞がいたりすると急性型になります．よって症状のある ATLL のほとんどが急性型になります．

急性型やリンパ腫型は予後が悪いので，**mLSG15（VCAP-AMP-VECP 療法）という多剤併用化学療法やモガムリズマブ**を用いて治療を行い，**同種移植**が可能であれば同種移植を行います．

ATLL に対して最近**レナリドミド**の有効性もいわれており，最近保険適応となりました．

JCOPY 498-22510

120 HTLV-1 キャリア対策

❶感染経路

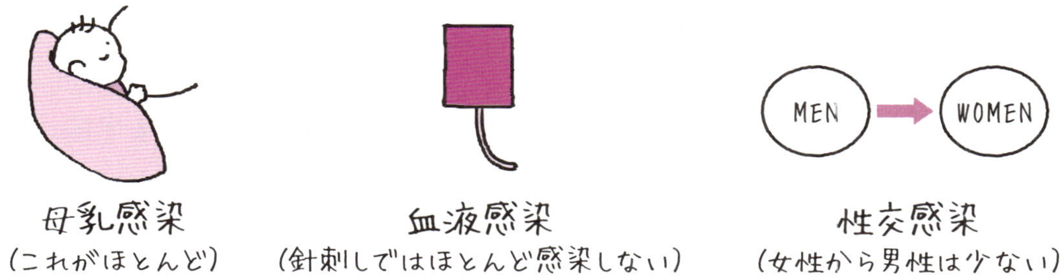
MEN
WOMEN
母乳感染
(これがほとんど)
血液感染
(針刺しではほとんど感染しない)
性交感染
(女性から男性は少ない)

❷スクリーニング手順

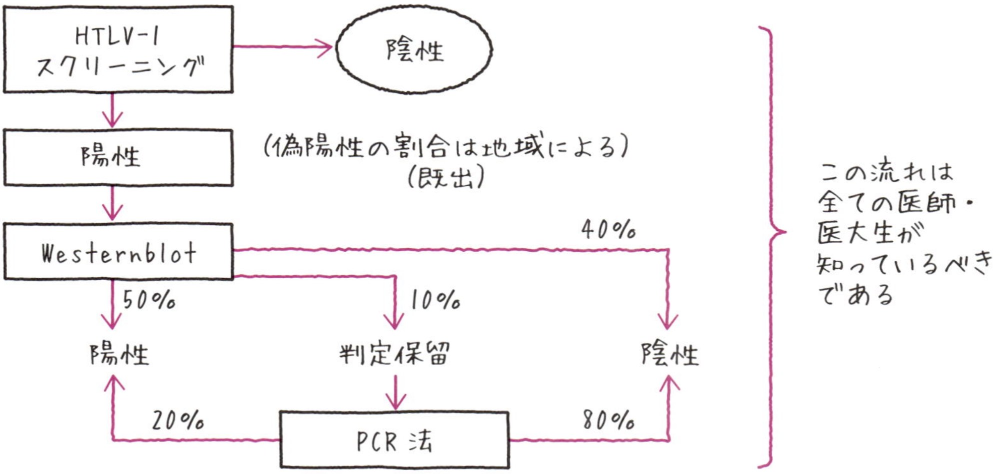

HTLV-1 ウイルスは母乳感染を中心に，性行為による感染や血液を介して感染をすることが知られています．性行為については男性から女性への感染が多く，逆は稀とされています．血液を介しての感染は HTLV-1 が献血時に調べられるようになったこと，針刺しでの感染は非常に稀なことから，母乳感染を防ぐことを中心に対策が練られています．

そのため，**妊婦さんは妊娠 30 週までに抗 HTLV-1 抗体検査**を受けるようになっています．そのため検査で陽性になることがあるのですが，何回も書きますが HTLV-1 抗体検査がどれほどよい検査でも，**有病率が低ければ「偽陽性」**が増えます．そのため確認検査を行う必要があります．確認検査なしに話を進めてはいけません．偽陽性の可能性を含めて検査の説明を行ってください．

確認検査として**ウェスタンブロット法**を行いますが，陽性が 50%，陰性が 40%，判定保留が 10%といわれています．**判定保留の方を対象に PCR** を行うと，20%が陽性で出ます．当然，ウェスタンブロットの結果も地域で差があるはずですので，そういうことも考えて対応できるようになってください．これは倫理的な話ですので，重要です．血液内科領域ではなく，倫理系の必修として出るかもしれません．

121 ホジキンリンパ腫とは

Hodgkin/Reed-Sternberg 細胞を中心に反応性 T 細胞が集まる腫瘍

❶特徴

〈1〉20 代と 60 代の 2 峰性

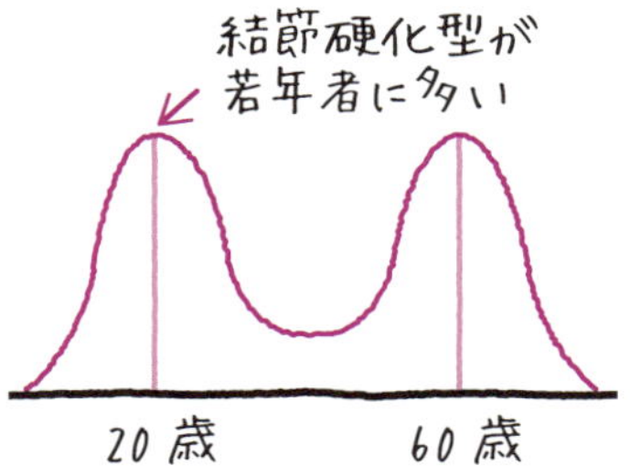

〈2〉限局期 7 割，進行期 3 割

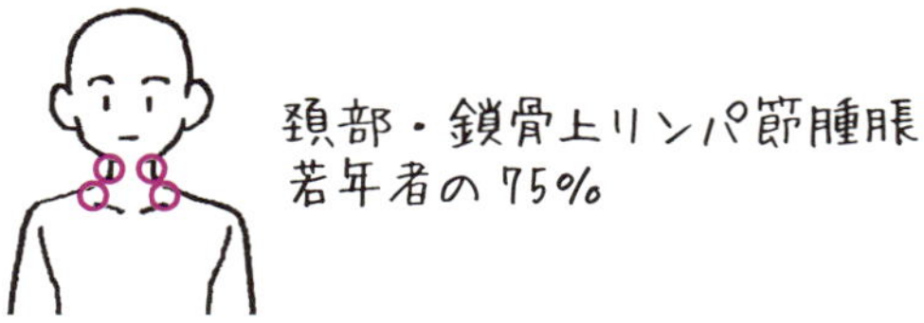

〈3〉B 症状 30%前後

発熱　38℃以上

盗汗　下着を交換するほどの寝汗

体重減少　6 カ月で 10%以上

〈4〉病理学的特徴

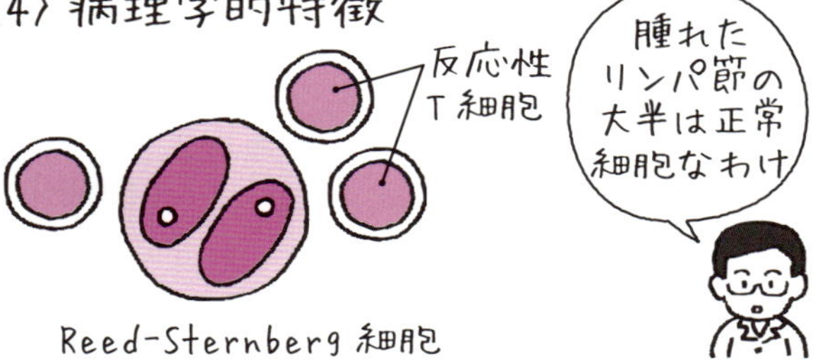

ホジキンリンパ腫は**ホジキン（Hodgkin）細胞，Reed-Sternberg 細胞**など特徴的な細胞が出現するリンパ腫です．国家試験でよく見せられるのが Reed-Sternberg 細胞（**CD30 が陽性**）ですので，覚えておきましょう．結節性リンパ球優位型ホジキンリンパ腫（ポップコーン細胞：CD20 陽性）と古典的ホジキンリンパ腫（4 つに分類）に分けられます．

20 代と 60 代の 2 峰性の分布を示し，特に若年者の HL では **75%が頸部・鎖骨上リンパ節腫脹**で始まり，限局期が多いとされています．**B 症状**（発熱，盗汗，体重減少）は比較的多く，30%の患者で認めます．予後は比較的よく，限局期で 5 年生存率 90%，進行期で 80%とされています．しかし，**国際予後スコア（IPS）**が提唱されており，血清アルブミン＜4 g/dL，ヘモグロビン＜10.5 g/dL，男性，年齢＞45 歳，臨床病期Ⅳ期，白血球＞15000/μL，リンパ球数＜600/μL and/or 8%の 7 つの因子のいくつが当てはまるかで予後が分かれます．2012 年の新しいデータでは 2 点までは 5 年全生存率 90%以上，3〜4 点も 5 年生存率は 80%以上ありますが，5 個以上の場合は 70%未満まで低下します．

治療ですが，一般的には **ABVD 療法**を行います．限局期であれば放射線治療を併用します．再発時は救援化学療法の後に自家末梢血幹細胞移植を行います．それでも再発する患者さんのグループには腫瘍細胞が CD30 陽性であることを利用して，抗 CD30 抗体に抗癌剤を結合した**ブレンツキシマブベドチン**を使用したり，免疫チェックポイント阻害薬である**ニボルマブ（抗 PD-1 抗体）**を使用したりします．

JCOPY 498-22510

❷予後スコア（IPS）

予後不良因子（本文参照）

（Moccia AA, et al. J Clin Oncol. 2012.）

IPS点数	5年全生存率	IPS点数	5年全生存率
0	98±2%	3	88±4%
1	97±1%	4	85±4%
2	91±2%	5以上	67±7%

❸治療アルゴリズム

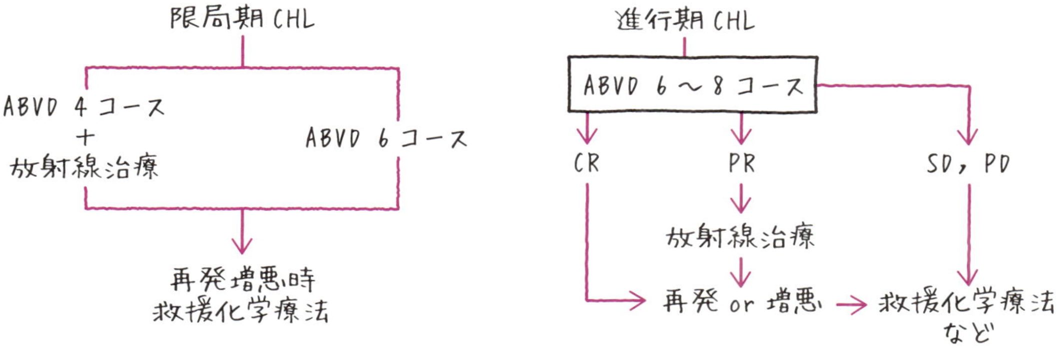

❹ABVD療法

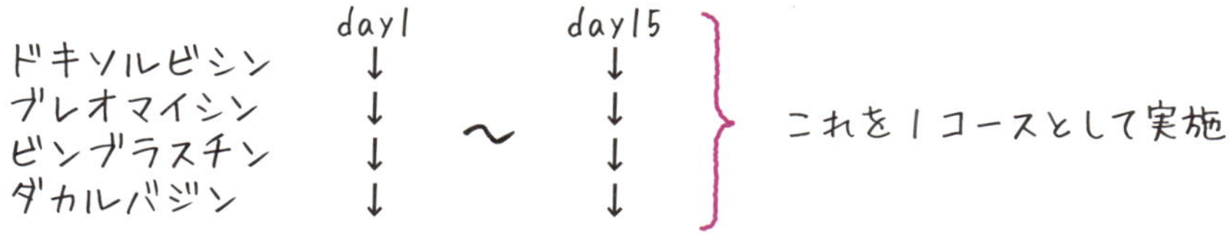

day1
day15
ドキソルビシン
ブレオマイシン
ビンブラスチン
ダカルバジン
～
これを1コースとして実施

❺新薬

①ブレンツキシマブ ベドチン；既出
②ニボルマブ

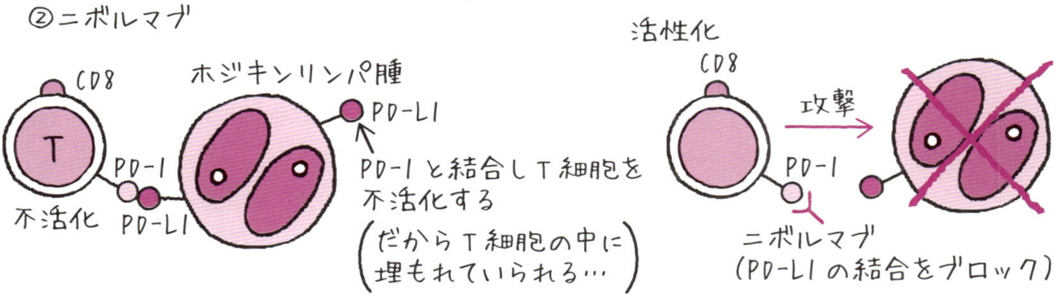

122 多発性骨髄腫とは

骨髄を中心に増殖する形質細胞腫瘍で単クローン性免疫グロブリン血症（M蛋白）が特徴

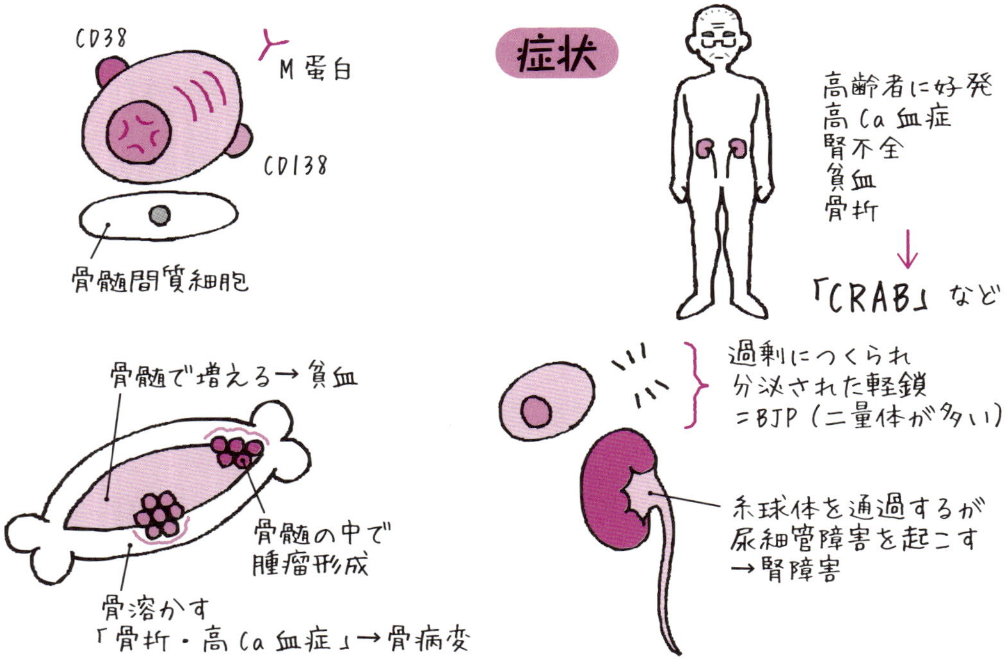

多発性骨髄腫は**骨髄を中心に増殖する形質細胞の腫瘍性疾患**で，単クローン性免疫グロブリン血症（**M蛋白血症**）を呈することが特徴です．Bリンパ球はリンパ節で抗原提示を受けた後，形質細胞になって骨髄にホーミングしてきます．その段階で腫瘍化した疾患です．

多発性骨髄腫は高齢者に好発する疾患で，腫瘍の増殖はゆっくりで**抗癌剤だけでは「現時点」では完治させることは難しい疾患**です．ただ，非常にめざましく治療法が開発されており，近い将来は治せる病気になるかもしれません．

さて，CLLやFL，LPL/WMなどでも記載しましたが，**完治が難しい疾患は「治療」をいつから開始するかが問題**になります．症状がない患者さんに抗癌剤治療を行うメリットがあるか…という話です．そのため，多発性骨髄腫は症状の理解が重要です．

多発性骨髄腫は**CRAB**と呼ばれる症状が有名です．高カルシウム血症（初発時5.5%），腎障害（15%），貧血（Hb 10 g/dL未満54%，Hb 8.5 g/dL未満31%），骨病変（77%）の4つの症状です．CRABの順に頻度は少なくなります．他にも様々な症状を起こしますが，まず国家試験対策にこの4つは覚えましょう．

国家試験対策として**赤血球の連銭形成，過粘稠症候群，アミロイドーシス**も覚えておきましょう．骨髄腫の骨病変としてpunched out lesionも国家試験ではよく出ます（今は低線量全身CTが推奨）．液性免疫不全は知っておくとベターです．

検査としては症状や上記検査結果から骨髄腫を疑い，腫瘍細胞が産生するM蛋白（IgG型，IgA型，IgD型，Bence Jones蛋白：BJP型など）を血液や尿から検出します．その後，骨髄検査を行い，腫瘍細胞を確認します．

検査

免疫グロブリン
- IgG
- IgA
- IgD
- BJP
- IgE

どれかが高いけど他は抑制 ➡ 骨髄腫を強く疑う

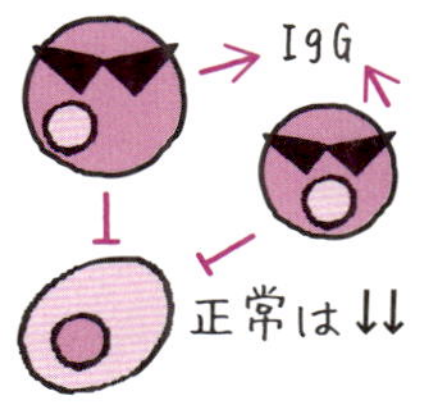

↓

M蛋白あるか？

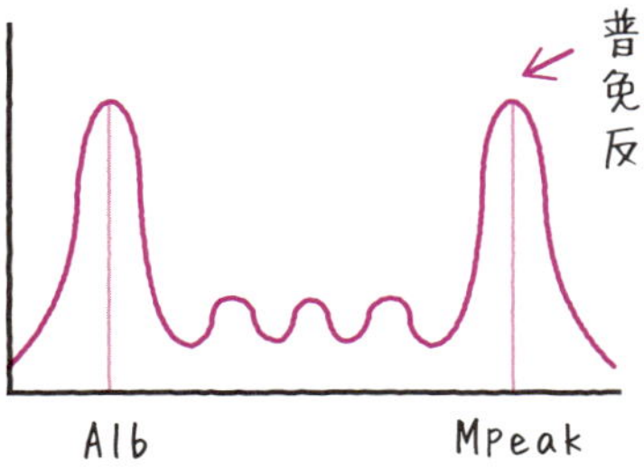

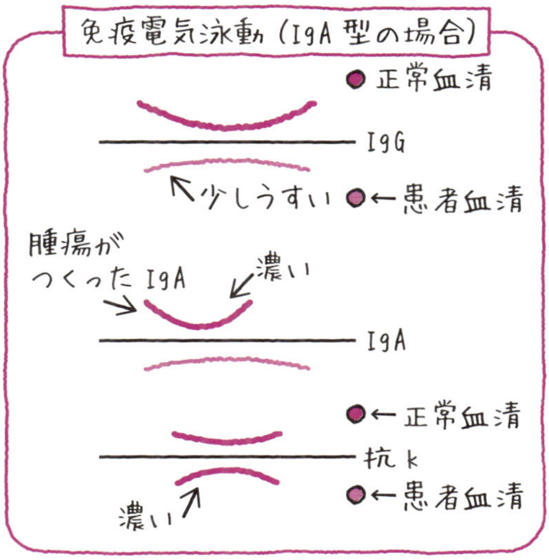

免疫固定法
→免疫電気泳動より感度高い

遊離軽鎖

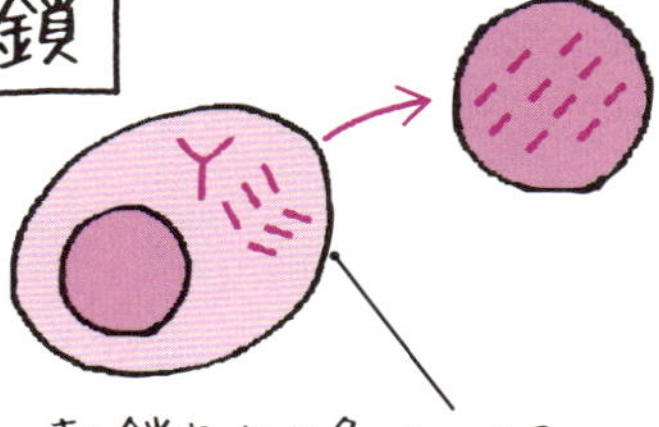

➡

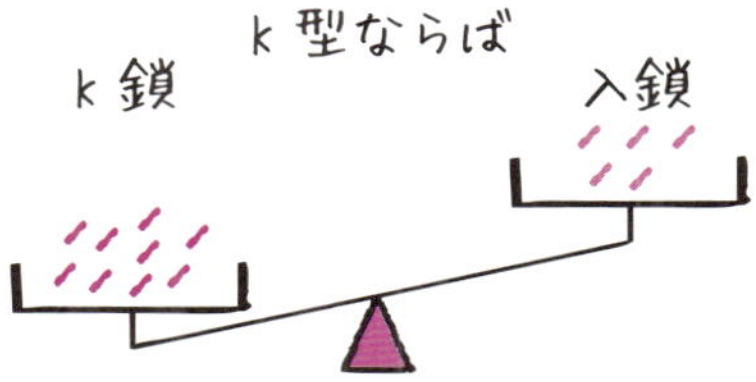

⬇

骨髄穿刺　骨髄腫細胞の確認

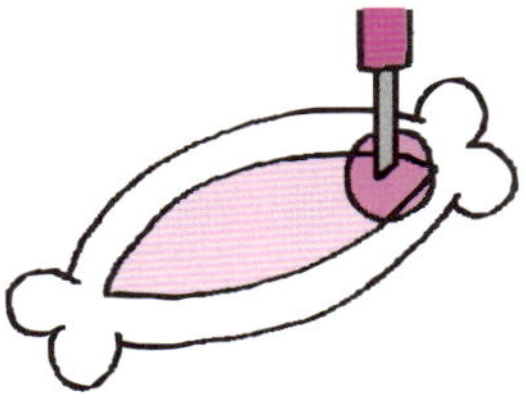

時々腫瘤に当たると99%ということもある

治療については後述しますが，**プロテアソーム阻害薬（ボルテゾミブ）とIMiDs（レナリドミド）が治療の両輪**になると思います．

123 骨髄腫の多段階発癌と染色体異常

❶発癌形式

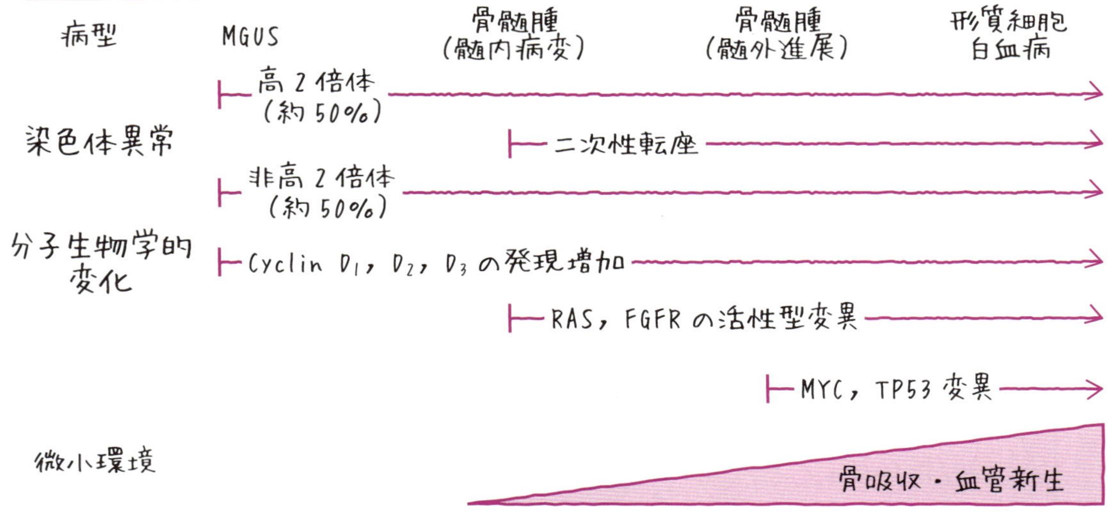

❷染色体異常

- Cyclin D_1　t(11;14) → 初期からある，予後良好型
- IgH-FGFR　t(4;14)
- IgH-MAF　t(14;16)
- del(17p);(TP53)

（上記3つ）予後不良変異（R-ISSで必要）

多発性骨髄腫（MM）も大腸癌などと同じように多段階発癌をするといわれています．MGUSと呼ばれる症状もなく，M蛋白も少なく，形質細胞の割合も少ない状態から，**くすぶり型MM，骨髄のみに病変をもつMM，骨髄外浸潤をするMM，形質細胞白血病**です．形質細胞は骨髄微小環境に依存して存在しているので，骨髄の外には行けないわけですが，様々な遺伝子異常が加わると悪性度が上がり，髄外浸潤をしたりします．

遺伝子異常として多いのはcyclinD1，D2，D3の異常です．特に**cyclinD1，t(11;14)(q13:q32)**はMGUS/SMMの10～30%，MMの10～30%に認められ，初期から変化が生じている異常といわれています．初期の異常なので予後はそれほど悪くありません（全生存率7～10年）．

予後不良な異常として有名なものが3つ，**IgH-FGFR，t(4;14)(p16;q32)，IgH-MAF，t(14;16)(q32;q23)，p53異常，del(17p)**です．この3つは骨髄腫の予後分類（R-ISSの高リスク染色体異常）で知っておく必要があります．他にもいろいろな異常がありますが，この4つの染色体異常があったこと，R-ISSで予後不良染色体異常を3つ聞かれたら答えられるようにしておけば十分だと思います．

JCOPY 498-22510

おまけ 20 免疫チェックポイント阻害薬

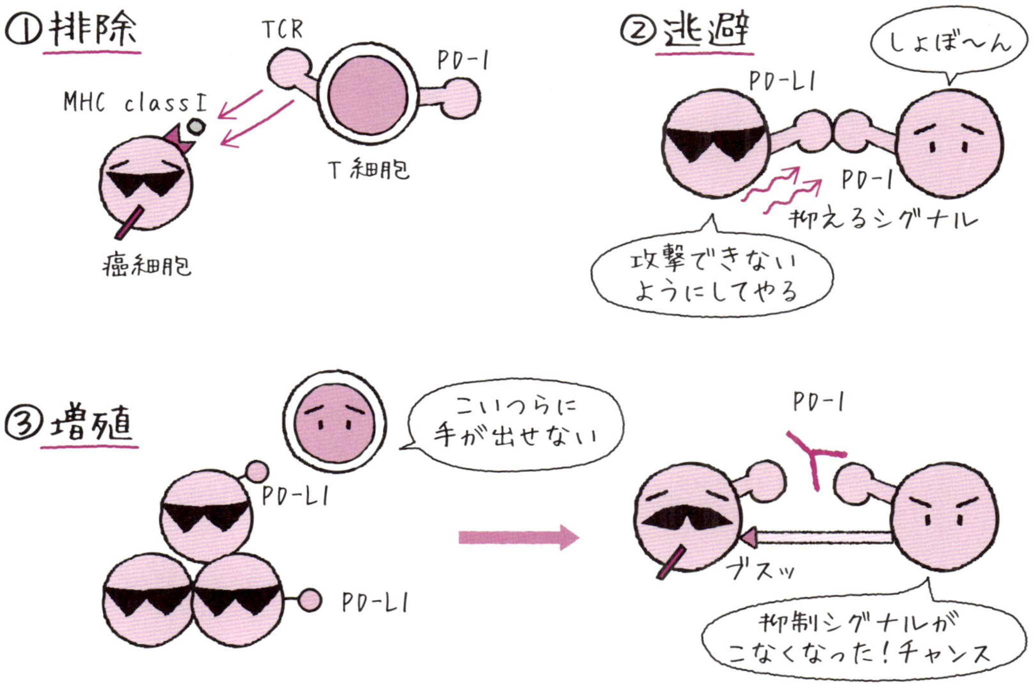

最近，様々なところで出てくる「**免疫チェックポイント阻害薬**」，血液疾患では**ホジキンリンパ腫に使用するニボルマブ**があります．

腫瘍が発生しても通常は免疫細胞がそれを排除します．一般的にこの時期を排除層といいます．しかし，時間が経つと免疫から逃げることができるようになります．これを逃避層といいますが，腫瘍が免疫から逃げる仕組み（前述）の1つに **PD-L1** があります．本来，PD-L1は免疫が暴走しないように抗原提示細胞や血管内皮細胞などで発現しています．一方，PD-1は活性化したT細胞やB細胞など「攻撃体制」に入った免疫細胞が出しています．T細胞などを抑えるリガンド **(PD-L1) を腫瘍細胞がもつ**と，T細胞を押さえ込んでしまいますので，腫瘍は攻撃を受けなくなり，増えてしまいます（増殖層）．免疫チェックポイント阻害薬はPD-L1がT細胞を抑えるシグナルを出せなくするために，**先に PD-1 に結合**します．このメカニズムは腫瘍細胞の近くにT細胞がいることで効果が出ますから，攻撃可能になったら免疫細胞は攻撃するはずです．近くまで来ていますからね．ただ，このメカニズム以外で免疫から逃げていたら効きません．当たり前ですが…．万能薬はなかなか出ないものですね．

124 骨髄腫の病期分類と予後

❶ Durie and Salmon 分類と ISS 分類

病期	Durie & Salmon分類		ISS分類	ISS生存期間
I	以下を全て満たす 1. Hb>10g/dL 2. 血清Ca正常 3. 骨X線正常 or 孤立性形質細胞腫 4. M蛋白低値 IgG<5g/dL, IgA<3g/dL 尿中BJP<4g/日	亜型 A. 腎機能 Cr<2mg/dL B. Cr≧2mg/dL	血清β_2MG <3.5mg/L 血清Alb ≧3.5mg/dL	62カ月
II	I期でもIII期でもない		IでもIIIでもない	44カ月
III	以下のどれか1つでも満たす 1. Hb値<8.5g/dL 2. 血清Ca>12mg/dL 3. 進行した骨破壊 4. M蛋白高値 IgG>7g/dL, IgA>5g/dL 尿中BJP>12g/日		血清β_2MG >5.5mg/L	29カ月

ISSは新規薬剤出現前の分類法なので生存期間は参考程度

すでに書きましたが，骨髄腫は今は完治しない疾患です．そのためいつから治療を開始するかは重要になります．その判断の一助になるのが **Durie & Salmon 分類**です．これは CRAB の症状と M 蛋白の量で Stage I～IIIに分けます．MGUS や非症候性骨髄腫（Stage I）は経過観察，症候性骨髄腫から治療を開始するというものです．

一方，ボルテゾミブやレナリドミド登場以前にβ_2ミクログロブリンとアルブミンの 2 つの因子で予後分類を行った **International Staging System（ISS）分類**があります．これのよさは簡単であることです．

ボルテゾミブやレナリドミドが登場し，骨髄腫の延命ができるようになりました．長期生存が可能になってからの予後を評価するために，**revised ISS（R-ISS）**がつくられました．これは **ISS と予後不良染色体異常，血清 LDH** を用いて予後を評価します．FISH 法による検査が月に 1 つずつしか，保険では提出できないため，ISS でまず判断して，その後 R-ISS にする施設もあると思います．ちなみに骨髄腫は腫瘍の増殖がゆっくりのため，染色体分析（G-Banding）では評価できないことが多いです．

R-ISS は Stage IIが多くなる（約 60%）ため，このグループの予後不良因子を見つけ出すことは意義があるかもしれません．

❷R-ISS 分類

	項目	頻度	5年生存率
Stage I	ISS　I期 かつ 高リスク染色体異常なし かつ LDH正常	28%	82%
Stage II	Stage Iでも Stage IIIでもない	62%	62%
Stage III	ISS　Stage III かつ 高リスク染色体異常 or LDH上昇	10%	40%

高リスク染色体異常; del(17p), t(4;14), t(14;16)

125 多発性骨髄腫の治療（ボルテゾミブとレナリドミド）

❶治療アルゴリズム

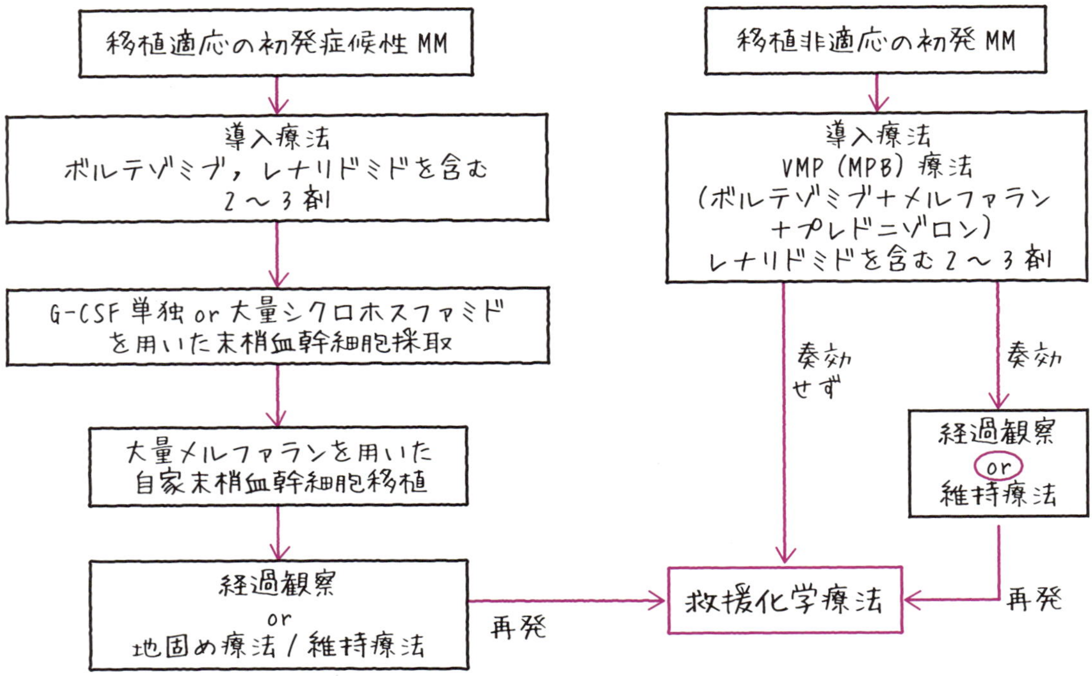

多発性骨髄腫の治療ですが，昔は MP 療法と自家移植が中心でした．自家移植ができない高齢者は MP 療法で症状は改善するが延命できない．自家移植ができる年齢の患者は VAD 療法から大量メルファラン療法を前処置に自家移植を行うことができ，自家移植ができる患者さんだけが延命可能という疾患でした．

それが**ボルテゾミブやサリドマイド，レナリドミド**が登場し，状況が一変しました．これらの薬で骨髄腫の延命が可能になり，特に高齢者の治療選択肢が増えたわけです．

日本血液学会が出している診療指針では初発の多発性骨髄腫に**ボルテゾミブとレナリドミド**が使えるようになっています．まさにこの 2 つが現時点での骨髄腫治療の中心になっています．

ボルテゾミブはプロテアソーム阻害薬という薬で，M 蛋白を大量に作る骨髄腫細胞の**小胞体ストレスを高めたり，NF-κB を抑制**したりして骨髄腫細胞を抑えます．

レナリドミドなどは IMiDs と呼ばれますが，**セレブロン**という物質を抑えることで抗腫瘍効果を発揮します．

ボルテゾミブには末梢神経障害が必発で，巨核球の血小板産生も抑えるので血小板が減少します．レナリドミドは血球減少や催奇形性（サリドマイド誘導体なので）などが問題になります．

ボルテゾミブは皮下注射（静脈注射もできますが，副作用が皮下注射の方が少ない）で，レナリドミドは内服薬という特徴があります．ボルテゾミブもレナリドミドもデキサメサゾン（ステロイド）と併用が基本ですが，3 剤併用などもあります．

JCOPY 498-22510

❷ボルテゾミブ　プロテアソーム阻害薬

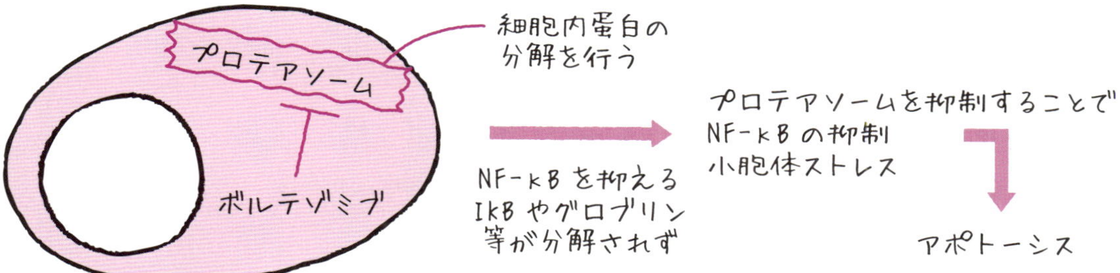

<副作用>神経障害・血小板減少・間質性肺炎など

❸レナリドミド　免疫調整薬

サリドマイドの誘導体で，免疫調整作用，血管新生抑制作用，抗腫瘍作用（直接傷害）をもつ

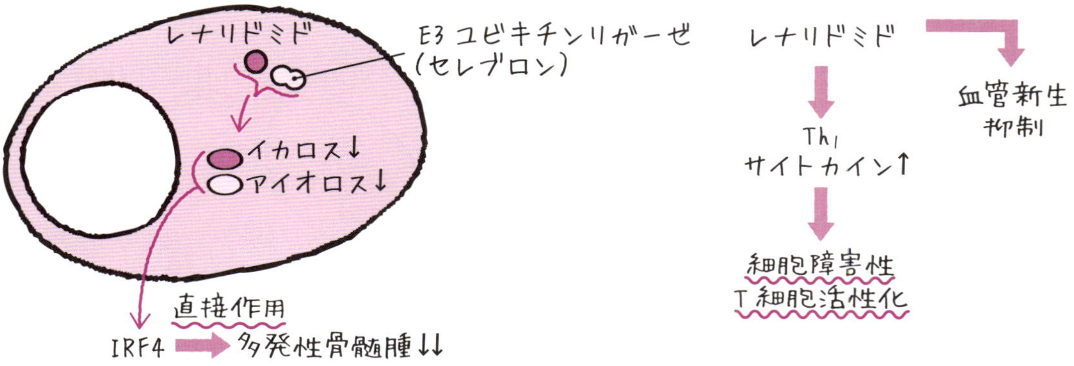

<副作用>血球減少，催奇性血栓症など

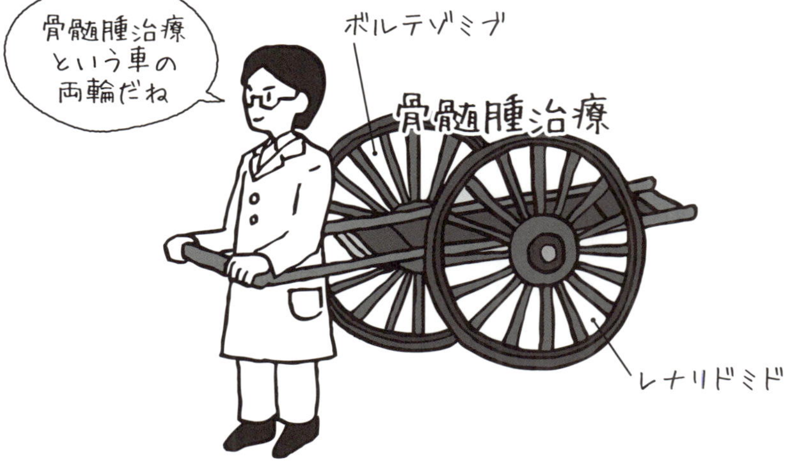

骨髄腫治療
という車の
両輪だね
ボルテゾミブ
骨髄腫治療
レナリドミド

総論
症候学・診断学
治療
赤血球系
白血球系
止血血栓

126 多発性骨髄腫の新薬

新規薬剤

プロテアソーム阻害薬	カルフィルゾミブ
経口プロテアソーム阻害薬	イキサゾミブ
HDAC 阻害薬	パノビノスタット
IMiDs	ポマリドミド
抗 SLAMF7 抗体	エロツズマブ
抗 CD38 抗体	ダラツムマブ

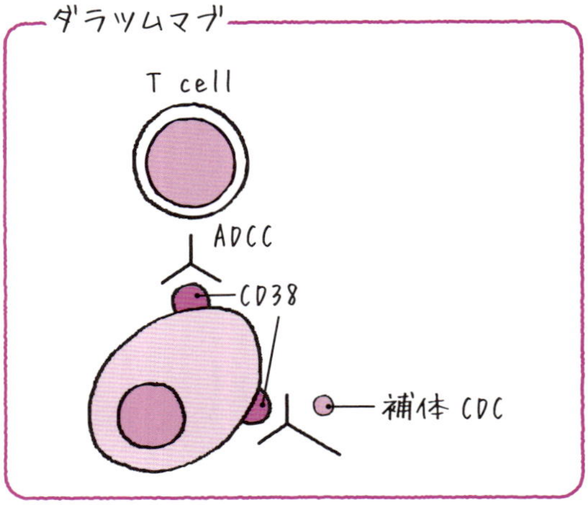

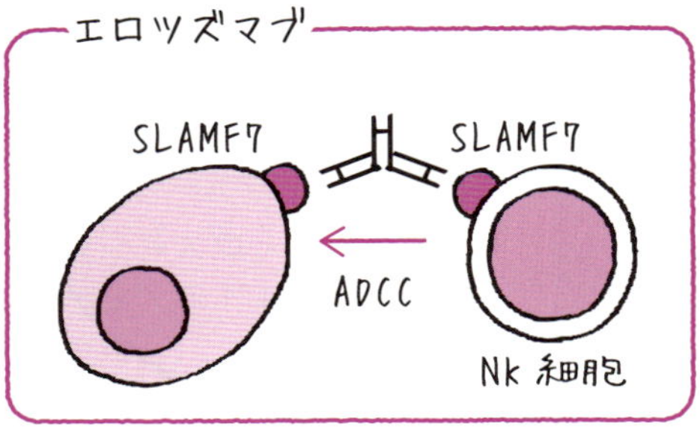

多発性骨髄腫の治療は今まさに急速に進歩しています．

プロテアソーム阻害薬であるボルテゾミブの効果を高めた**カルフィルゾミブ**，内服薬の**イキサゾミブ**などが 2016 年から 2017 年にかけて日本でも使用可能になりました．

IMiDs（サリドマイド，レナリドミド）の仲間では**ポマリドミド**が使用可能になりました．新しいメカニズムとして HDAC 阻害薬（PTCL でボリノスタットが既出です）の**パノビノスタット**が出てきました．抗体医薬としては抗 SLAMF7 抗体である**エロツズマブ**，抗 CD38 抗体である**ダラツムマブ**などがあります．

治療薬の組み合わせはレナリドミドやボルテゾミブと組み合わせて使うものがほとんどです．治療スケジュールのイメージ図は記載しましたが，この内容が試験に出ることはないと思います．

他にも欧米で開発されている薬剤はいくつもあり，今後期待がもてる分野です．

国家試験にはまだ出ないと思いますが，2020 年を過ぎた頃にはここに記載した薬の種類（抗 CD38 抗体＝ダラツムマブなど）などは国家試験で出るかもしれません．

JCOPY 498-22510

カルフィルゾミブ〈例〉kRd

k カルフィルゾミブ
R レナリドミド
d デキサメサゾン

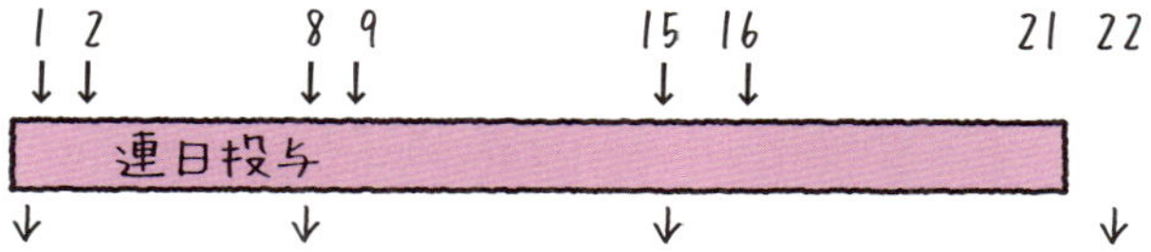

エロツズマブ〈例〉ERd

E エロツズマブ
R レナリドミド
d デキサメサゾン

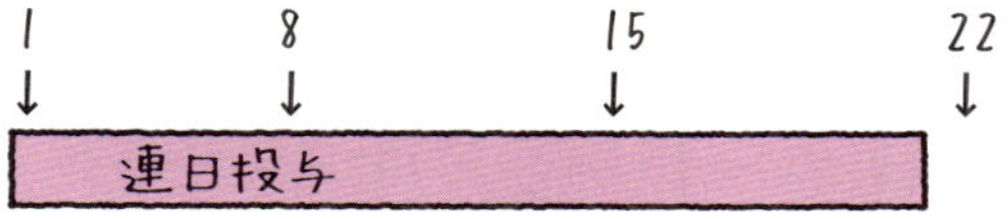

ポマリドミド〈例〉Pd

P ポマリドミド
d デキサメサゾン

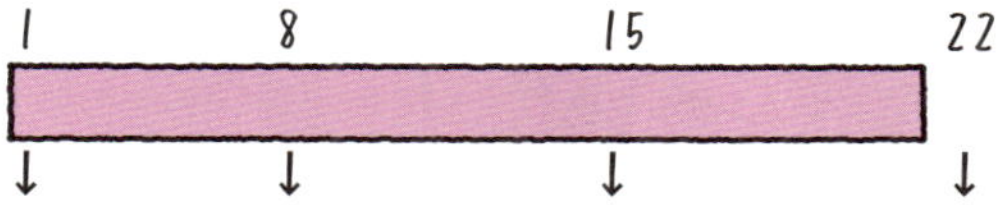

パノビノスタット〈例〉PVD

P パノビノスタット
V デキサメサゾン
D ボルテゾミブ

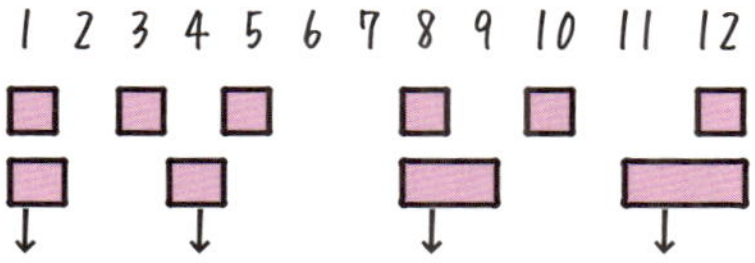

イキサゾミブ〈例〉IRd

I イキサゾミブ
R レナリドミド
d デキサメサゾン

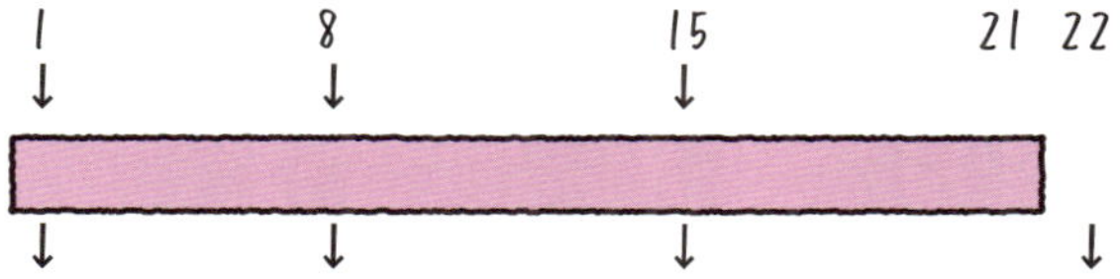

ダラツムマブ〈例1〉DLd

D ダラツムマブ
L レナリドミド
d デキサメサゾン
(20mg)
(1〜2サイクル目)

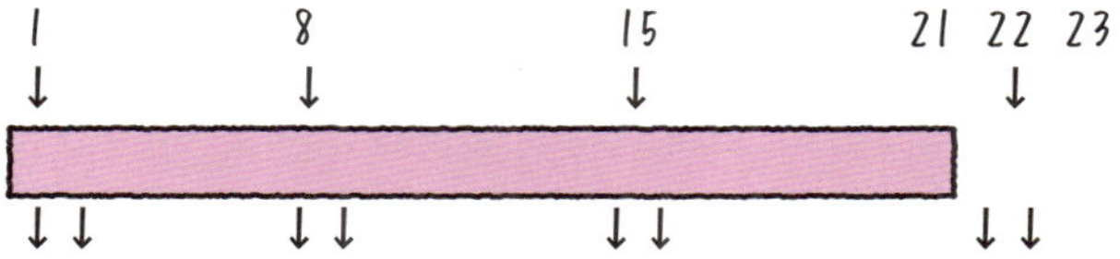

〈例2〉DBd
D ダラツムマブ
B ボルテゾミブ
d デキサメサゾン
(1回 20mg)
(1〜3サイクル)

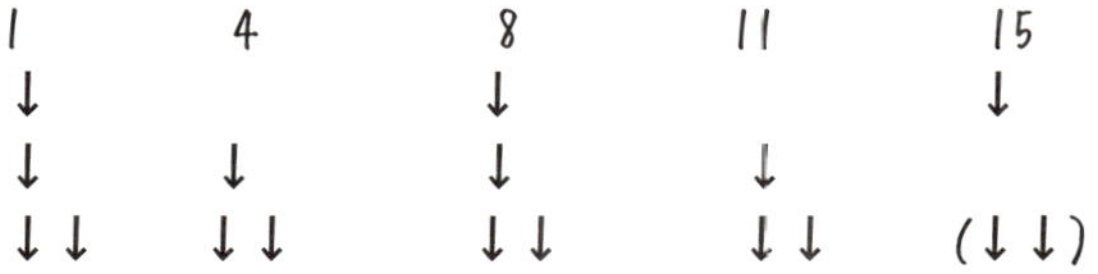

127 形質細胞が関与する疾患（POEMS 症候群と原発性アミロイドーシス）

❶POEMS 症候群

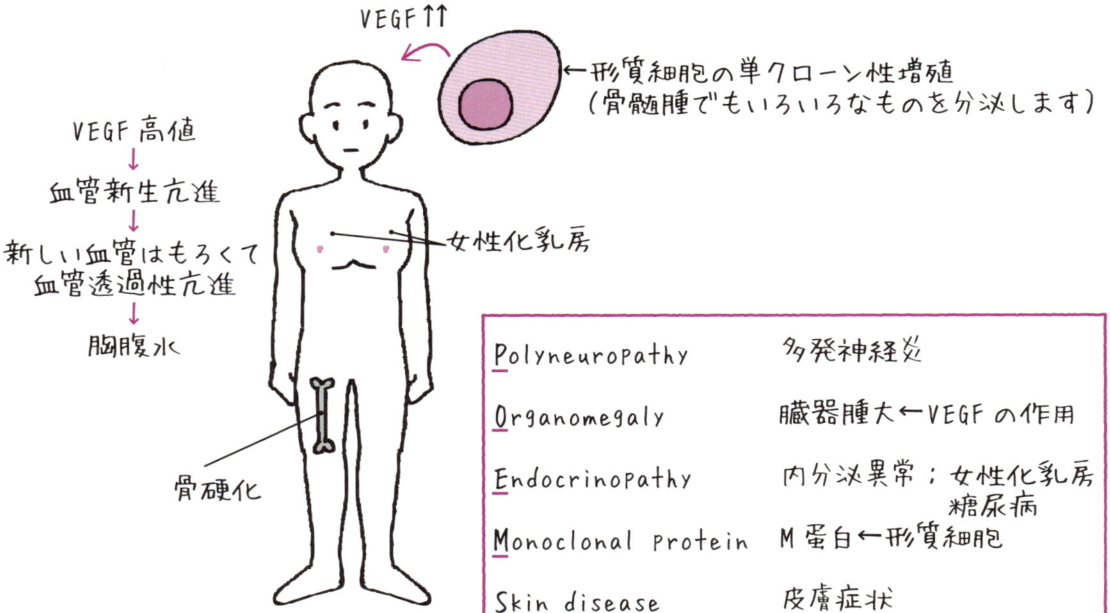

Polyneuropathy	多発神経炎
Organomegaly	臓器腫大←VEGF の作用
Endocrinopathy	内分泌異常；女性化乳房 糖尿病
Monoclonal protein	M 蛋白←形質細胞
Skin disease	皮膚症状 血皮血管腫←VEGF 皮膚色素沈着

骨髄腫に近い疾患として**POEMS 症候群と原発性アミロイドーシス**があります．

POEMS 症候群は**多発神経炎と皮膚症状，M 蛋白血症**などをきたす疾患です．実臨床ではこのような所見を見たら，**VEGF** を検査に出すことが多いです．国家試験的には POEMS の頭文字である，polyneuropathy，organomegaly，endocrinopathy，monoclonal protein，skin disease を覚えましょう．この病気は形質細胞から分泌される VEGF が症状を起こしているといわれています．全例で**神経障害**が認められますが，初発症状が神経障害の患者は半分といわれています．残りは胸水や腹水など**VEGF による血管透過性亢進が原因**の症状や皮膚症状や女性化乳房で発症するといわれます．テストのひっかけ問題として，骨髄腫と異なり「骨硬化病変」をきたします．

原発性アミロイドーシスは様々なアミロイド蛋白が臓器に沈着して症状を起こします．AA アミロイドーシス，TTR アミロイドーシスなどがあります．ここでは AL アミロイドーシスに着目します．

AL アミロイドーシスでは形質細胞から産生される「免疫グロブリン軽鎖」が臓器に沈着し，臓器障害を起こします．**神経障害や心機能障害，腎障害**などを引き起こし，心不全で死亡することが多いです．骨髄腫でもアミロイドーシスは合併します．多発性骨髄腫の診断がついていれば合併症（二次性）になりますし，明らかな基礎疾患の診断がついていない場合は原発性アミロイドーシスといわれます．

治療は POEMS 症候群も原発性 AL アミロイドーシスもボルテゾミブやメルファラン大量療法を用いた自家移植などが行われます．

JCOPY 498-22510

❷（原発性）アミロイドーシス （骨髄腫に伴うアミロイドーシス含む）

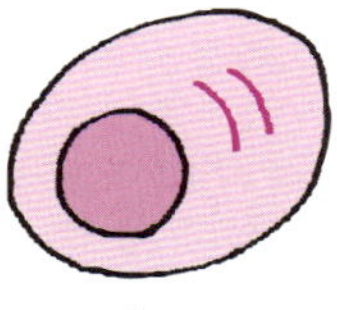

形質細胞

（骨髄腫の規準
満たす→続発性
満たさない→原発性）

→ 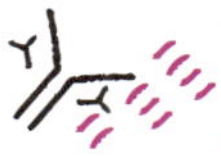 } 軽鎖中心

ALアミロイドーシス
軽鎖

臓器に沈着

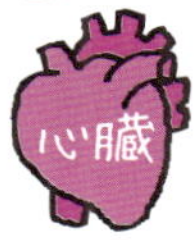

心不全
不整脈
心肥大 → 予後因子
治療にも影響

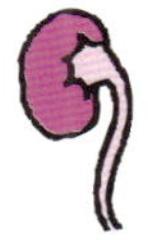

腎臓
　腎不全
　ネフローゼ症候群

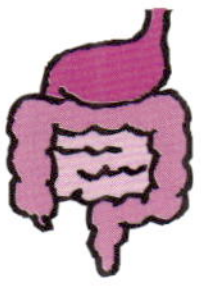

消化管
　便秘
　下痢 } →イレウス

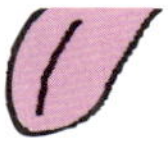

舌
巨舌

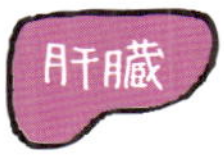

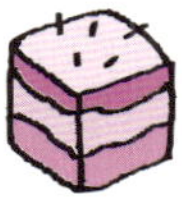

皮膚

検査

〈1〉M蛋白の検出
- 免疫電気泳動　66%
- 免疫固定法　74%
- 遊離軽鎖　88%
  - ↓
  - 3つ合わせて　94%

〈2〉臓器の生検（困難な時は皮下脂肪）
　アミロイド沈着→国試的にCongo red染色陽性

❸治療

どちらも異常な形質細胞を抑える
→ボルテゾミブを含む化学療法，メルファラン+デキサメサゾン
　大量メルファランを用いた自家移植

成人型は国試には出ない

おまけ　国試に出ない最近のトピックス

ゴーシェ病Ⅰ型(成人型)；グルコセレブロシダーゼ変異でグルコシルセラミドが臓器に沈着
肝脾腫，血小板減少，貧血，骨折（骨痛含む）
→骨髄腫含めた血液疾患のように見えることもある

128 血球貪食症候群（HPS）とは

高サイトカイン血症をベースに発熱・血球減少，肝脾腫などを呈する疾患

❶病態

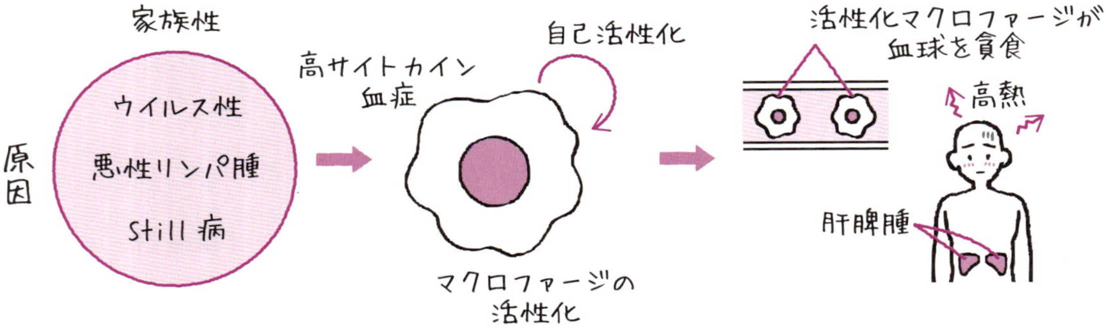

❷治療

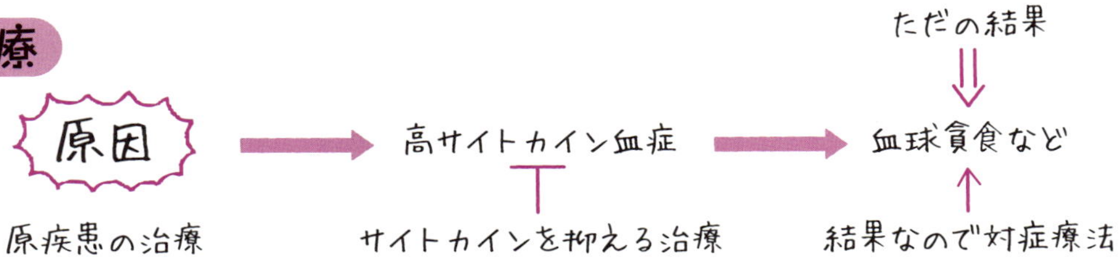

血球貪食症候群は高サイトカイン血症をベースに発熱，血球減少，肝脾腫などを生じる疾患です．発熱が96％の患者に生じ，肝脾腫が約70％，貧血，血小板減少，白血球減少もそれぞれ約70％の頻度で起きます．

特徴的な検査所見として炎症や血球貪食を反映して**フェリチンが上昇**し，LDHやsIL-2Rも上昇します．**骨髄やリンパ節ではマクロファージが血球を貪食する像**が確認できます．

この高サイトカイン血症を起こした原因をどうにかできるかがポイントになります．原因疾患として有名なものが2つあります．リンパ腫とウイルス感染です．リンパ腫の場合はLymphoma associated Hemophagocytic Syndromeで**LAHS**といい，ウイルスの場合は**VAHS**といいます．VAHSの原因ウイルスとしてEBウイルスやサイトメガロウイルス（CMV）が多いです．しかし，家族性もあれば細菌感染に関連したもの，薬剤性など原因はいろいろあります．

基本的に原因をどうにかしないといけないのでリンパ腫の場合は，リンパ腫に対する抗癌剤治療を行います．ウイルス感染で，抗ウイルス薬があればそれを使うこともありますし，対症療法を行いながら様子を見ることもあります．しかし，状況によっては抗癌剤治療や移植なども検討されます．

血球貪食症候群に関しては「原因は何か」「原因に対する治療はできるのか」「対症療法で何ができるか」というようなことを考えて治療を行います．

❸HPSの診断

1. 家族性血球貪食症候群に合致した遺伝子診断

2. 1でない場合，以下の4項目のうち3つを認める
   - ① 発熱
   - ② 脾腫
   - ③ 2系統以上の血球減少
   - ④ 肝炎

高サイトカイン血症とそれに伴うマクロファージ活性化を示す

優先1（重点項目）

3. 以下の4項目のうち1つを認める
   - ① 血球貪食像
   - ② フェリチン高値
   - ③ sIL-2R高値
   - ④ Nk活性低下，欠損

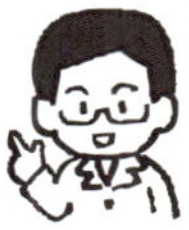

上で起きていることの機序が正しいと推測できる

優先2

4. 血球貪食症候群を示唆する検査
   - ① 高トリグリセリド血症
   - ② 低フィブリノゲン血症
   - ③ 低ナトリウム血症

129 リンパ節腫脹をきたす良性疾患（キャッスルマン病など）

臨床像が少し似てる

①キャッスルマン病；IL-6の過剰産生が特徴で慢性炎症による症状，所見
トリシズマブ（抗IL-6受容体抗体）

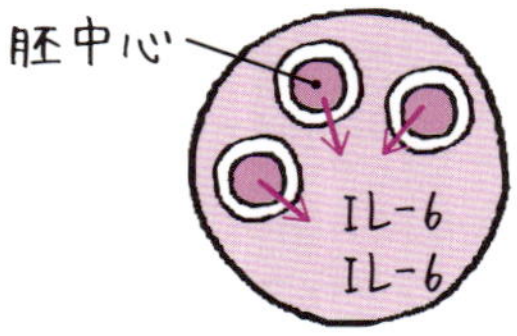

②IgG4関連疾患；血清IgG4高値，IgG4陽性形質細胞浸潤が特徴，
臓器腫大，リンパ節腫脹などを示します

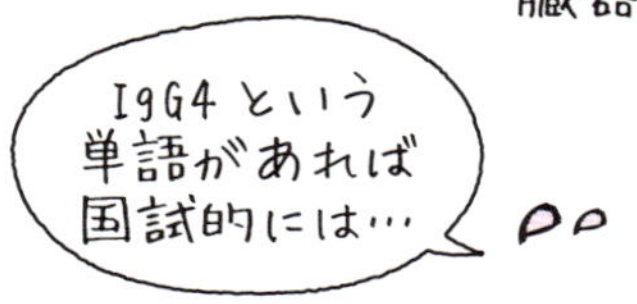

③サルコイドーシス；国試的には両側肺門リンパ節腫脹（BHL）
アンジオテンシン変換酵素（ACE）上昇など
臨床ではどこにできているかが重要

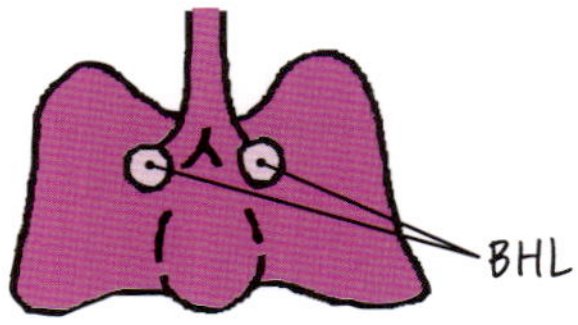

④壊死性リンパ節炎；若年女性，頚部リンパ節腫脹（弾性硬だが，有痛性），
発熱が国試的．確定診断には生検
ただし，2～3カ月で自然軽快するので待つことが多い

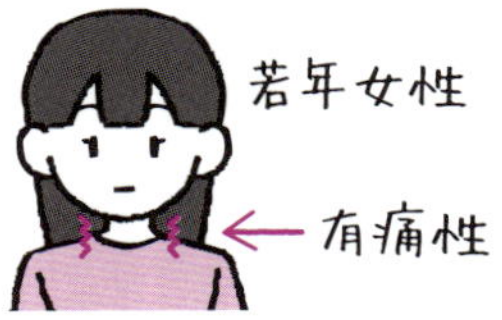

キャッスルマン病はリンパ節腫脹を特徴とする原因不明の良性リンパ増殖性疾患で，リンパ濾胞の過形成と血管増生，形質細胞の増生を認めます．リンパ節の胚中心にいるB細胞が**IL-6を過剰に産生**することで，倦怠感，発熱，体重減少などの症状やCRP上昇，低アルブミン血症，高ガンマグロブリン血症を起こします．

同じようにリンパ節腫脹と高ガンマグロブリン血症をきたす疾患として**IgG4関連疾患**があります．自己免疫膵炎の発見から始まったIgG4関連疾患ですが，**全身臓器の腫大と血清IgG4高値（>135 mg/dL），IgG4陽性形質細胞浸潤や線維化が特徴**です．

リンパ腫の鑑別に上がる良性疾患として**サルコイドーシス**もあります．壊死を伴わない類上皮細胞肉芽種ができる病気ですが，両側肺門部以外にもどの臓器に起きてもよいので，肺野縦隔リンパ節以外のリンパ節が大きくなることもあります．国家試験では両側肺門部だけでよいと思います．

壊死性リンパ節炎（菊池病）は若年女性に多く，頚部に限局した有痛性リンパ節腫脹が特徴です．年齢中央値は30歳，女性が75%で，頚部リンパ節腫脹が90%，発熱も生じる患者が70%で，2～3カ月の経過で自然軽快します．

このような病気を覚えておくとよいと思いますが，一般問題以外ではあまり出ないと思います．

JCOPY 498-22510

おまけ 21 ユビキチンとプロテアソーム

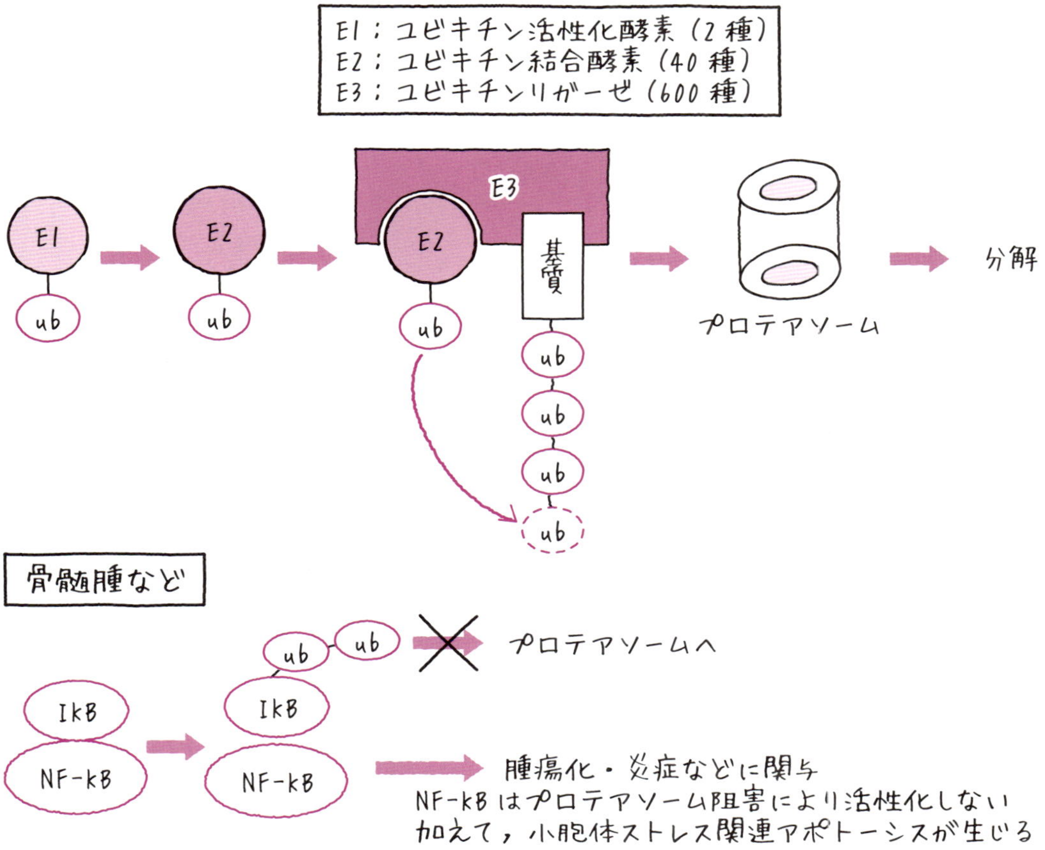

骨髄腫に対する新規薬剤の 1 つ，プロテアソーム阻害薬を理解するためには**ユビキチン，プロテアソーム系**を知っておく必要があります．**ユビキチンはいらない蛋白の目印**で，ユビキチンがついている蛋白は**プロテアソームで分解**されます．端的に言えばそれだけです．ユビキチンを細胞内蛋白につける過程は 3 工程で，E1（ユビキチン活性化酵素）→ E2（ユビキチン結合酵素）→ E3（ユビキチンリガーゼ）です．ユビキチンリガーゼは 600 種類ほどあり，様々な基質をユビキチン化します．

骨髄腫ではプロテアソーム阻害薬を使用することで **IkB**（既出ですが，inhibitor of NF-kB）**の分解**が起きなくなり，骨髄腫で恒常的に活性化されている **NF-kB を抑えて**，増殖を阻害し死にやすくします．また，蛋白産生が多い分，不要な蛋白も増えるためにプロテアソームでそれを分解しています．それができなくなると細胞内に不要蛋白が増えて，**小胞体ストレス**がかかり骨髄腫細胞をアポトーシスさせます．不要な蛋白が増えることでアポトーシスを誘導するメカニズムがあります（**小胞体ストレス関連アポトーシス**）．アルツハイマーの原因，τ（タウ）蛋白も小胞体ストレスをかけて脳細胞をアポトーシスさせます．アルツハイマー病などと一緒に覚えてしまってください．

130 伝染性単核球症(IM)の診断と抗原・抗体の推移

❶病態

EB ウイルスの初感染で起こる．小児期は不顕性感染だが思春期過ぎると症状が出る．kissing disease ともいわれる．

❷症状

だいたい 3 週続く

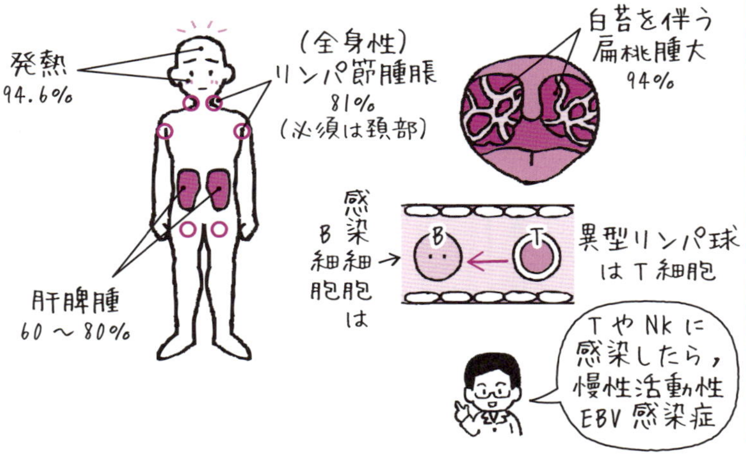

❸診断基準

(一部簡略化)

1. 臨床所見 (3 つ以上)
①発熱 ②扁桃・咽頭炎
③頚部リンパ節腫脹
④肝脾腫

2. 検査
①末梢血リンパ球
≧50% or ≧5000/μL
②異型リンパ球
≧10% or ≧1000/μL
③略

3. 血清学的所見
ペア血清の表を参照

❹EB 抗体と感染パターン

特にこの 2 つに注目 (VCA-IgM, EBNA)

	VCA-IgG	VCA-IgM	EA-IgG	EBNA
未感染	−	−	−	−
初感染 (IM)	＋	＋	−/＋	−
既感染	＋	−	−/＋	＋
再活性化	＋＋	−/＋	＋＋	−/＋/＋＋

IM は国家試験にもよく出る特徴的な病気です．**EBV の初感染**で生じ，末梢血のリンパ球が 50%以上，もしくは 5000/μL 以上に増え，**異型リンパ球がそのうち 10%以上**，もしくは 1000/μL 以上ある．次に抗体価の話になります．実臨床で異型リンパ球ばかりが先行して，数の基準などを知らない学生や研修医が，ただのウイルス感染を IM と勘違いすることはよくあります．ウイルス感染したら，多少は異型リンパ球が出ます．

IM を疑うきっかけになる症状は「発熱（95%，3 週間まで)」「頚部リンパ節腫脹（81%，3 週間)」「咽頭，扁桃炎（94%，10 日前後)」「肝脾腫（70%前後)」で，**kissing disease** といわれるように思春期に多く，血液検査でリンパ球増加や異型リンパ球出現を見たら「IM かな？」と思います．たまに白血球数が「数万」の単位になっていることもあります．急性白血病にも見えることがありますので，否定できなかったら血液内科に紹介してください．

国家試験で出るのは臨床経過と，抗体の動きです．実際は EB 抗体と感染パターンがわかっていればよいと思いますので，表にしました．ポイントは **EBNA が既感染，VCA-IgM が初感染**ということです．**VCA-IgG は初感染，既感染の両方**で上昇しますが，EBNA と組み合わせれば初感染かどうか判定できます．

治療は基本的に対症療法で，**ペニシリン系を使用すると皮疹**が出るのが国家試験でよく聞かれます．

おまけ 22 IMiDs のメカニズム

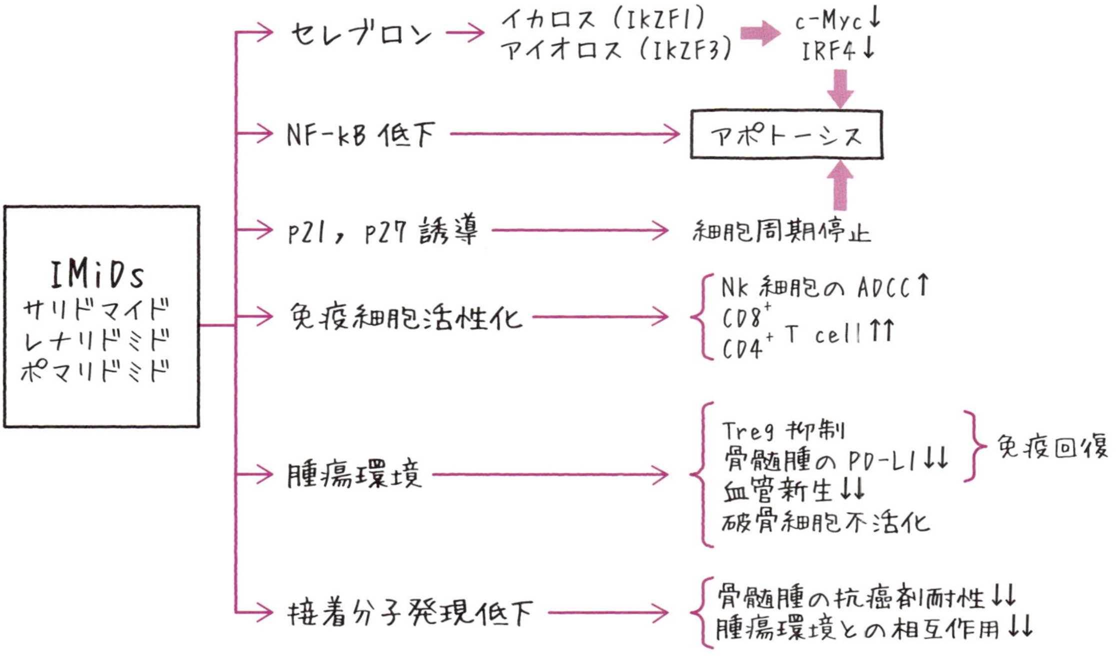

骨髄腫治療の両輪としてレナリドミドなど「IMiDs」があります．これは MDS 5q-症候群はもちろん，ATLL に対しても使用できるようになり，B 細胞リンパ腫でも効果が期待されています．

作用メカニズムは様々なものがありますが，セレブロンを介したものや NF-kB 低下，細胞周期停止などで**アポトーシスを誘導**する直接作用が 1 つ．他に**免疫細胞の活性化**や腫瘍環境，特に**免疫抑制状態からの回復**や血管新生抑制などの作用があります．接着分子の発現低下により**腫瘍周囲の環境との相互作用ができなくなる**など，様々なメカニズムがいわれています．

レナリドミドが適応拡大してきていますので，将来試験に出される時にどのメカニズムに期待した治療かというのを考えると楽しいかもしれません．

131 特発性（免疫性）血小板減少性紫斑病（ITP）の病態と治療の原則

血小板（巨核球の一部）に対する自己抗体により，
血小板の破壊の亢進と巨核球の成熟障害が起きる疾患

❶症状・疫学

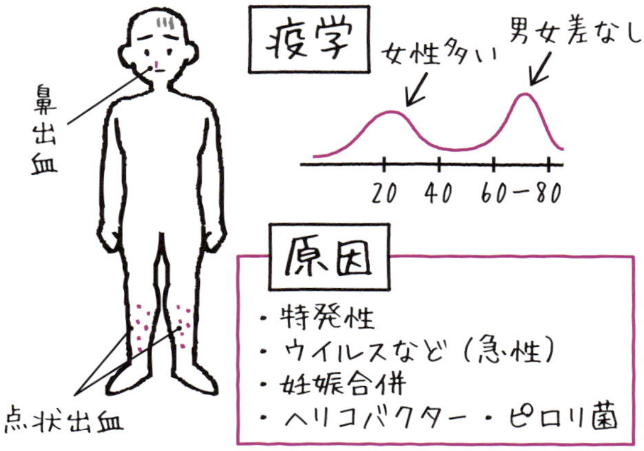

❷診断　原則として除外診断

✿血小板減少を起こす他の疾患を除外すること

1. 血小板減少はあるが白血球，赤血球，凝固系は正常
2. 骨髄検査で他疾患ではなく，巨核球は正常〜増加

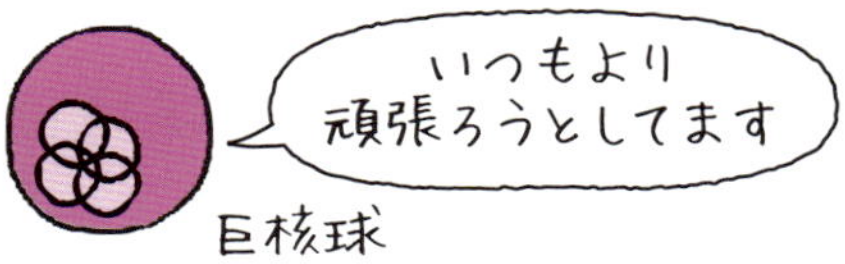

ITP は 10 万人あたり約 2 人と稀な疾患で，**自己抗体による免疫学的な機序で血小板の脾臓での破壊が亢進**することに加えて**巨核球の成熟障害**も生じ，血小板数が低下する疾患です．自己抗体産生の原因が明らか（先行感染や薬剤）で急激に減少するが，6 カ月以内に自然治癒するものを急性型といい 2〜5 歳の小児に多いとされています．その他を慢性型 ITP としますが成人に多く，20〜40 歳と 60〜80 歳の 2 峰性の分布で，**若年層は女性が多い（妊娠合併 ITP など）**.

症状は鼻出血や歯肉出血，四肢の点状出血などで発症することが多いが，健診などを契機に無症状で引っかかる患者さんも多い．ITP の診断は基本的に除外診断で，血小板産生が低下する疾患（白血病や MDS など），他の破壊が亢進する疾患（DIC，膠原病など）を否定して最終診断になります．そのため血液検査では**血小板数以外は，白血球も赤血球も凝固系も正常**です．**PAIgG** が上昇することが特徴的のように記載されていますが，**感度は 90％以上ありますが，特異度は 27％しかない**ことは臨床現場に出た時に知っておく方がよいと思います．そのような検査結果から ITP を鑑別診断に入れ，骨髄検査では芽球の増加や異形成がないこと，巨核球は正常から増加していることを確認します．

日本やイタリアではピロリ菌の感染が ITP に関与していると報告されており，ITP と診断され，ピロリ菌が陽性であった患者さんを対象に**ピロリ菌の除菌**を行うと除菌に成功した **40％の患者で血小板数が回復**します．

薬物治療では「抗体」が関与しているため，**ステロイドが第一選択**になりますが，ステロイドは副作用が多い薬です．血小板数 2 万〜3 万/μL までは大出血（生命に関わる出血）のリスクが健常者と変わらないことが，様々な臨床試験で示されているため，それを下回るまでは経過観察が原則になります．

JCOPY 498-22510

❸PAIgG（血小板結合性免疫グロブリン）の上昇

↑どのくらいひっついているか

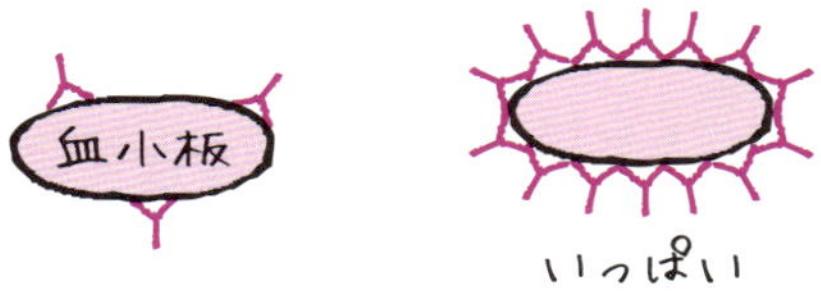

特異性は低く，IgG が高くなれば高くなるし，血小板数が減れば相対的に IgG が増えるので上昇する

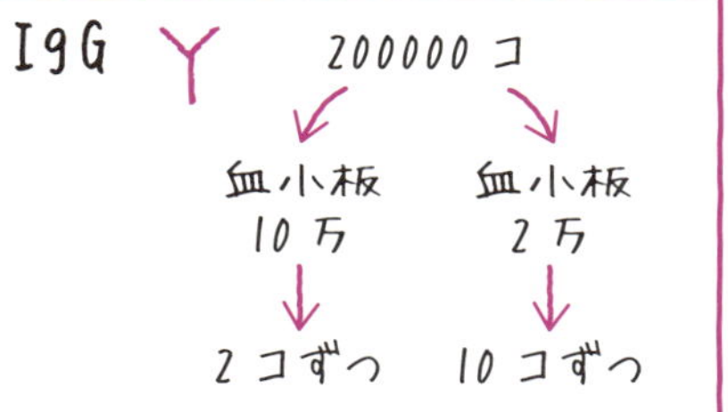

PAIgG：感度　90%
　　　　特異度　27%

PAIgG が上がってない ITP は少ないが上がっていても ITP かはわからない

❹ある臨床試験

・血小板減少のある患者（2～3万/mL）
・血小板正常の群

経過観察 →

・脳出血や致命的な消化管出血の頻度に差がない

結論 = 血小板 2万～3万/mL は経過観察可能

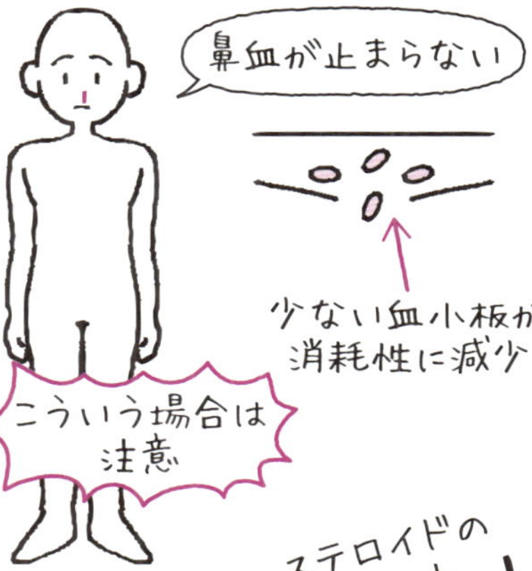

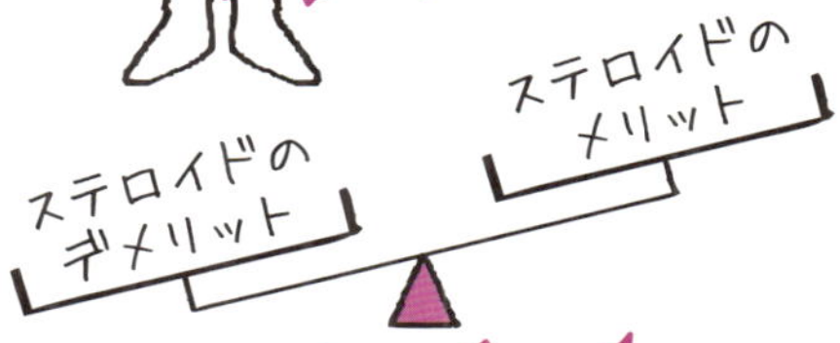

日常生活を送る上でステロイドのデメリットが大きい

❺ピロリ菌の影響

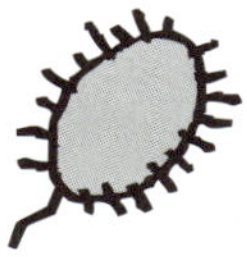

→ MALT リンパ腫

→ ITP の一部

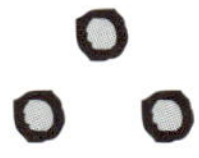

ITP の患者で H.pylori 陽性
→除菌が成功すると 40%の患者で血小板上昇

132 ITP 治療の流れと治療薬のメカニズム

❶メカニズム

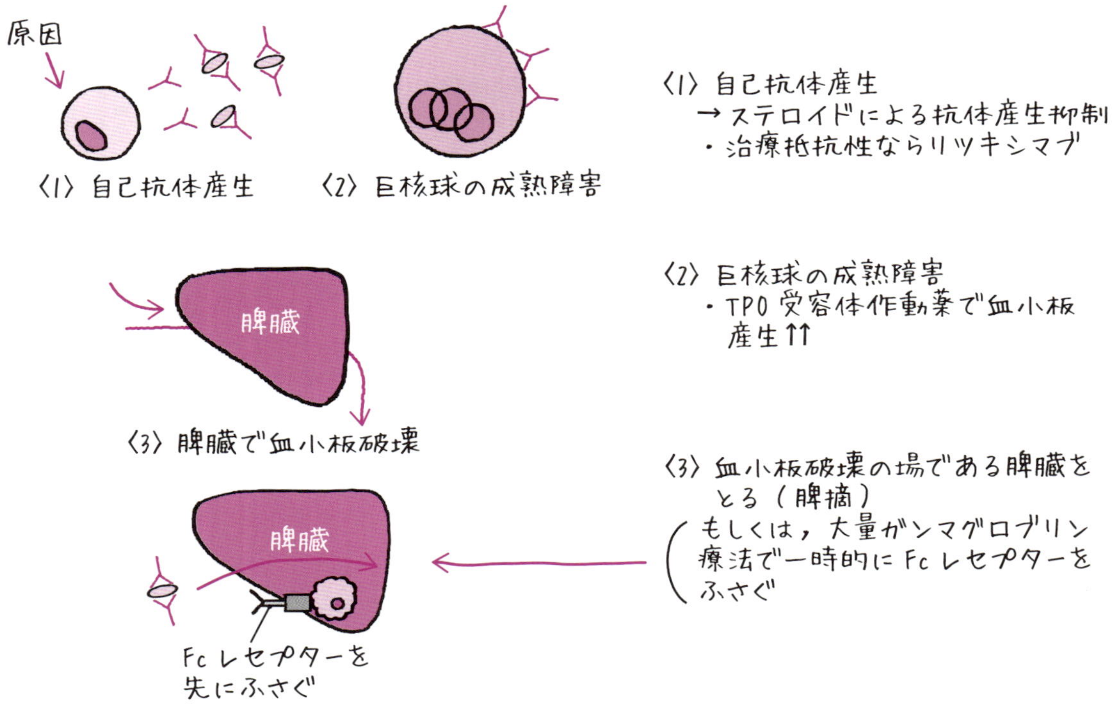

ITP 治療は前ページでも記載しましたが，血小板数が 2 万～3 万/μL まではピロリ菌除菌以外の治療選択肢はありません．治療によるデメリットが多く，メリットが少ないからです．

出血リスクが上昇してきた場合は**副腎皮質ステロイド**を用いて，自己抗体の産生を抑えることを目標に行います．70％の患者さんで治療に反応し，血小板数は上昇しますが，ステロイドを減らすと再発，再燃することがあります．

ステロイドが無効であった場合や副作用が強かった，再発・再燃した場合などで次の治療として**脾摘**があります．血小板破壊の場を取れば基本的に血小板は上昇します．一時的な血小板増加を狙って，**大量ガンマグロブリン療法**を行うこともあります．

手術ができない，もしくは希望しない患者さんでは **TPO 受容体作動薬**（ロミプロスチム，エルトロンボパグ）を用います．TPO 作動薬は巨核球の成熟障害に働きかけ，巨核球の分化・増殖を促進させ，血小板産生を高めます．壊される以上に産生を高めようという考えですね．

2017 年に入り，ITP に対する**リツキシマブの使用**が保険で認められました．これは後述する血栓性血小板減少性紫斑病（TTP）でも使用されます（一般的に使用されるが，保険適応外）が，抗体産生を抑えるために B 細胞を抑えます．

自己抗体の産生を抑えるステロイドとリツキシマブ，血小板破壊を抑える脾摘，巨核球の成熟障害を改善する TPO 受容体作動薬．メカニズムごとにまとめれば簡単ですね．

❷治療の流れ

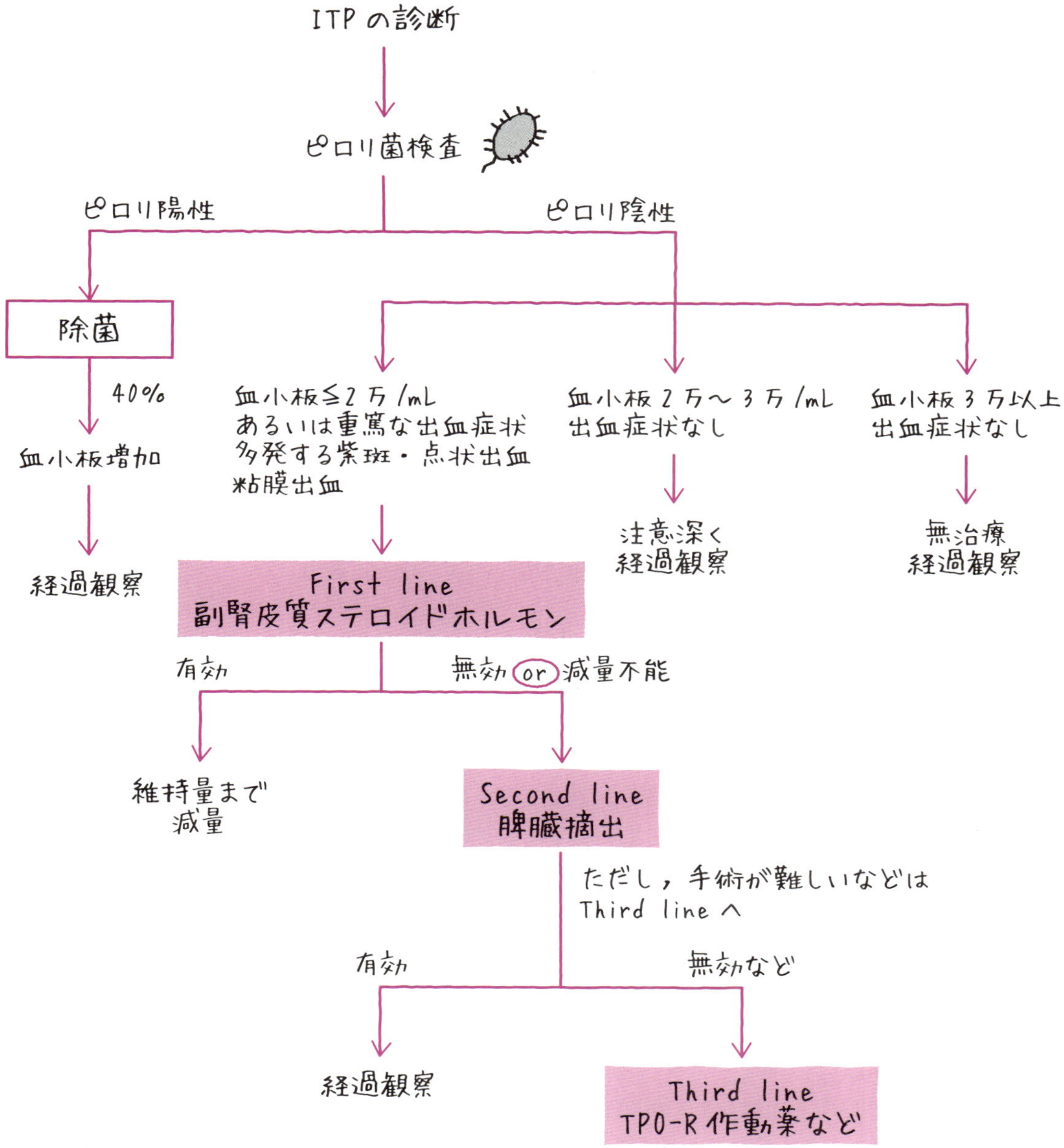
ITPの診断
ピロリ菌検査
ピロリ陽性
ピロリ陰性
除菌
40%
血小板増加
経過観察
血小板≦2万/mL
あるいは重篤な出血症状
多発する紫斑・点状出血
粘膜出血
血小板2万～3万/mL
出血症状なし
血小板3万以上
出血症状なし
注意深く
経過観察
無治療
経過観察
First line
副腎皮質ステロイドホルモン
有効
無効 or 減量不能
維持量まで
減量
Second line
脾臓摘出
ただし，手術が難しいなどは
Third line へ
有効
無効など
経過観察
Third line
TPO-R作動薬など

133 播種性血管内凝固(DIC)とそのメカニズム

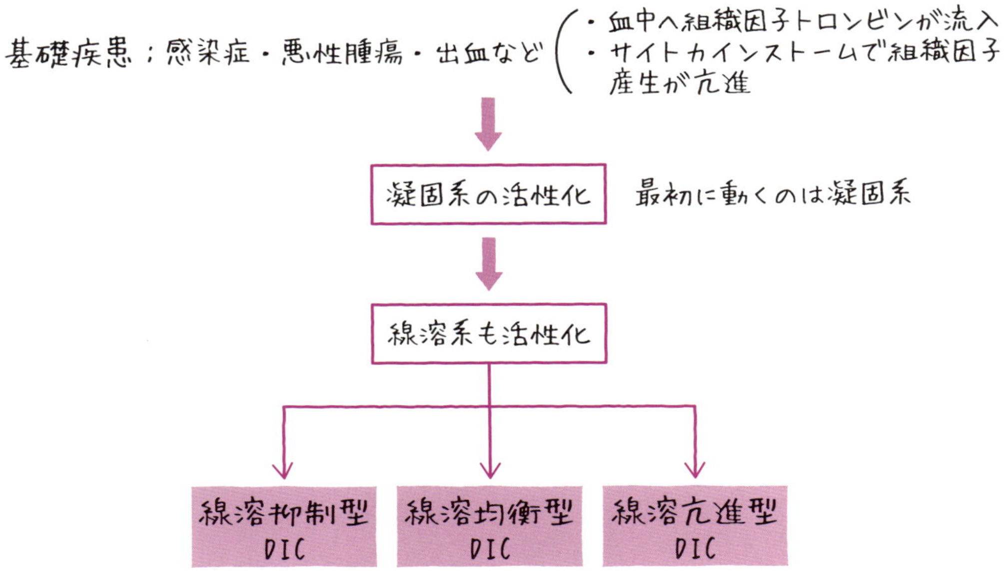

	線溶抑制型DIC	線溶均衡型DIC	線溶亢進型DIC
[代表疾患]	感染症	悪性腫瘍	APL
[症状]	微小血栓と多臓器不全	目立たない	出血症状
[d-ダイマー/FDP]	軽度上昇	上昇	著明に上昇（d-ダイマーは少なめ）
[TAT/PIC/PAI]	++/+/+++	++/++/++	++/+++/+ ← 全てTATは活性化＝凝固は動いている！

DICは**基礎疾患**を背景に，**凝固系の著しい亢進**をきたし，**血管内に微小血栓をきたして多臓器不全**になったり，**線溶亢進による出血**をきたしたりするなど重篤な疾患です．

敗血症などの感染症はLPSや炎症性サイトカインにより血管内皮や単球などから多量の**組織因子が放出**されます．その結果，凝固活性が著明に上昇し，**トロンビン-アンチトロンビン複合体**（TAT：凝固活性化マーカー）やプラスミノーゲンアクチベーターインヒビター（PAI：線溶系を抑える）が上昇します．体の気持ちとしては菌をこれ以上広めたくないでしょうから，血栓傾向になるのは理解できます．**PAIが上昇すると血栓傾向**に傾きますので，多臓器不全になっていきます．敗血症で多臓器不全になる理由はこれです．

一方，APLではTATも上昇しますが，PAIは微増しかせず血栓傾向にはなりません．**プラスミン-α_2プラスミンインヒビター（PIC）が著増**します．PICは線溶系のエフェクターであるプラスミンを抑制する因子であるα_2プラスミンインヒビターが結合したものですが，これが著増しているということはプラスミンが多いことを示します．すなわち線溶系が活性化しています．

で，このプラスミンが凝固の最終形態であるフィブリンを分解したものがフィブリン/フィブリノゲン分解産物（FDP）です．FDPが一定以上になるとDICの基準を満たしますが，線溶系が亢進している**APLではFDPが著増している（3桁など）**もよくあります．

そんな病態がDICです．

FDP/d-ダイマー

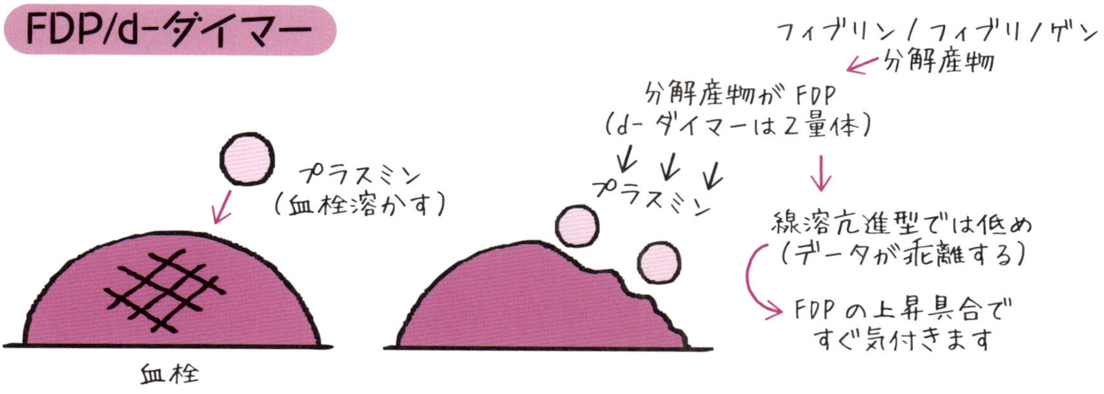

TAT

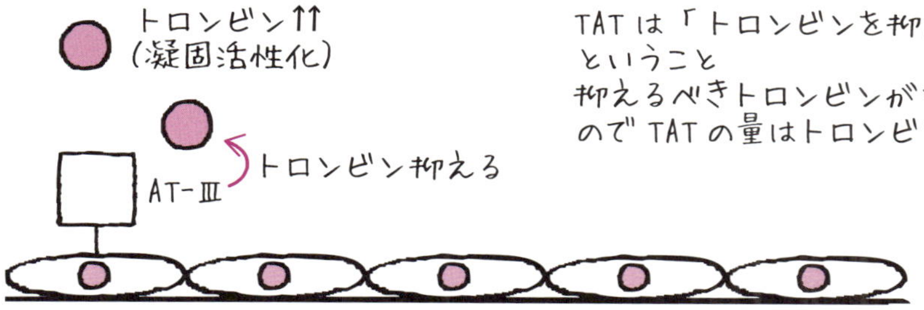

TATは「トロンビンを抑えようと頑張ってます」
ということ
抑えるべきトロンビンがなければ TAT ができない
ので TAT の量はトロンビンに依存

PIC

プラスミン-α_2プラスミンインヒビター
→TATと同じ理屈→プラスミンの量に依存

PAI

プラスミノーゲンアクチベーターインヒビター
→線溶の抑制度合を反映　PICと逆の動き

134 DICの診断と治療

診断

診断基準が複数
- 項目
  - 基礎疾患　血小板数　FDP
  - フィブリノゲン　PT-INR
- 止血学会
  - AT-Ⅲ，TATなど肝不全の有無

治療

☆大事
原則：原疾患の治療 ← もとを絶たないと凝固因子の流れが止まらない

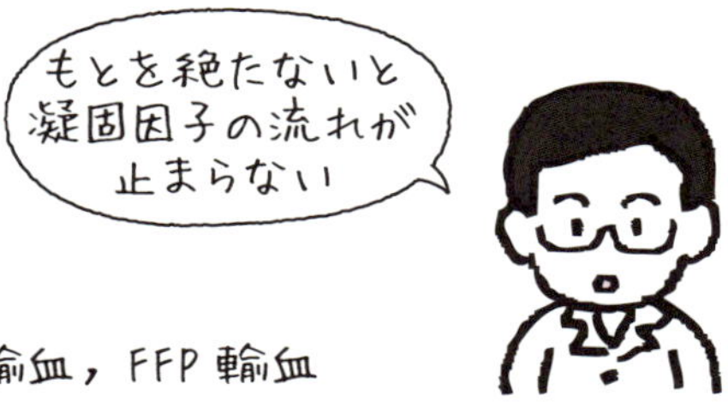

原疾患をやっている間に対症療法

①足りないものを補充→血小板輸血，FFP輸血

②ヘパリン類
ダナパロイド
→トロンビン（Ⅱa）やAT-Ⅲとともに Factor Xaを抑制する

③合成プロテアーゼ阻害薬→凝固系がセリンプロテアーゼの連続反応系
これを全般的に抑える
出血の副作用がない

④遺伝子組み換えトロンボモジュリン製剤（rTM）→血管内皮上のTMと同じ作用
抗凝固作用と抗炎症作用あり

さて，DICの診断はどうなっているかというと，**厚生労働省DIC診断基準や急性期DIC診断基準，血栓止血学会DIC基準**などがあるため，一概ではいいにくいです．特異度が高いのは厚生労働省基準，感度が高いのは急性期基準，一番新しいのは止血学会の基準になりますが，ここでは診断基準は書きません．

しかし，診断基準に含まれている項目は覚えておいてください．**基礎疾患や症状，血小板数，FDPの値，フィブリノゲン値，PT INR**などです．などというのは止血学会の基準ではアンチトロンビンやTATも出てきます．こういう検査をしないといけないのだなということがわかっていればいいです．医師になってから診断基準は覚えていてください（DICを疑うことができれば，検査を出す前に確認すればよいのですが）．

DICの治療は一番の原則があります．**基礎疾患の治療**です．基礎疾患が改善したら，DICも改善します．しかし，基礎疾患が改善するまで凝固や線溶の活性化を放置していたら，多臓器不全や出血で死んでしまいます．**凝固系をコントロール**する対症療法が必要です．

凝固系に対する治療として抗凝固療法（遺伝子組み換えトロンボモジュリン製剤，ヘパリン類，合成プロテアーゼインヒビターなど）や補充療法（濃厚血小板や新鮮凍結血漿の輸血）を行います．

JCOPY 498-22510

おまけ 23　p53シグナル

p53：細胞のダメージで活性化し，細胞の増殖停止，遺伝子修復，細胞死を起こす

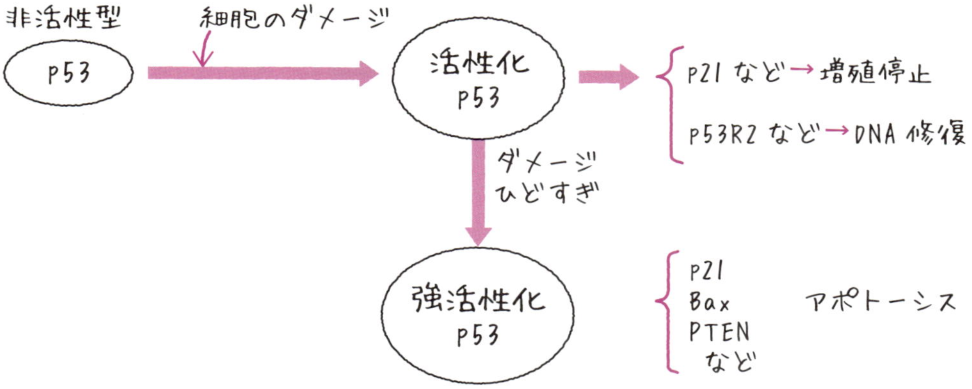

最も有名かもしれない「**癌抑制遺伝子**」であるp53の紹介です．p53異常は様々な癌で認められ，固形癌では食道癌，肺癌，頭頸部癌，大腸癌などでは30％以上の頻度にもなります．p53変異では抗p53抗体が早期に陽性になるとされ，食道癌，大腸癌などでは保険適応になっています．

血液腫瘍でも様々な腫瘍で異常をきたしますが，早期というよりは後半に異常を起こすことが多く，多くの血液腫瘍では「**悪性度が高い**」「**予後不良**」のマーカーです．

p53は細胞のダメージがあると活性化し，**細胞の増殖停止や遺伝子修復，細胞死を起こす**働きがあります．当初はp53が活性化したあと，p21などが活性化して細胞周期をストップし，増殖を停止させます．その後，DNAの修復をさせますが，ダメージが大きいとさらに活性化してアポトーシスを誘導します．そういう重要な遺伝子です．**del17(p)がp53の欠失**を示しており，多発性骨髄腫や慢性リンパ性白血病，骨髄異形成症候群などで重要な予後因子になります．

135 血栓性血小板減少性紫斑病（TTP）

vWF マルチマーを分解する ADAMTS13 の先天的・後天的異常で
微小血栓が多発する病気

❶症状

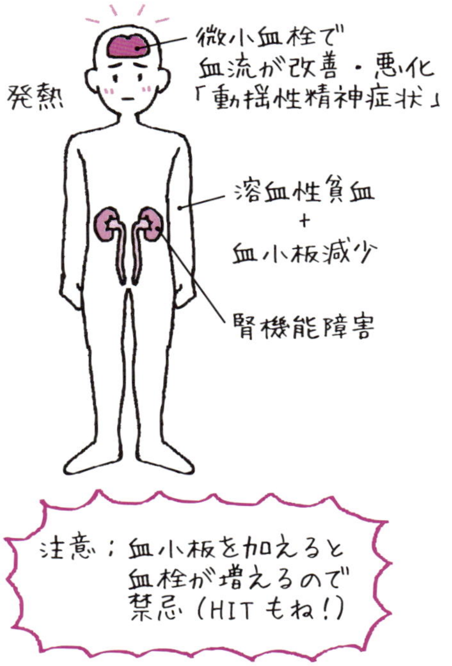

❷病態

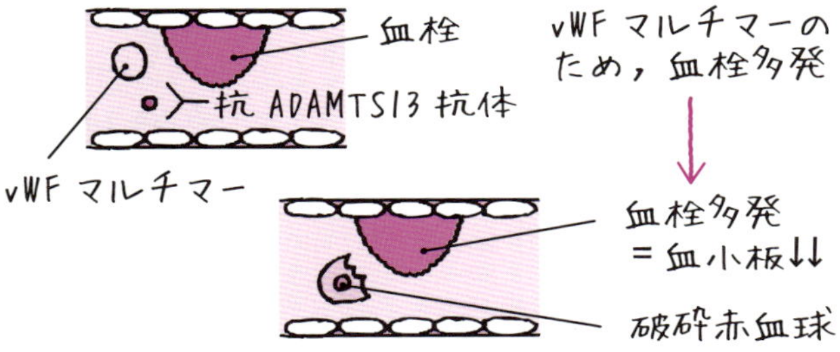

❸治療

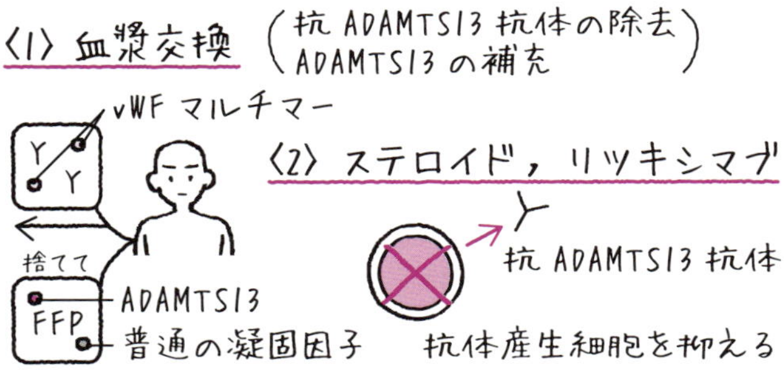

TTP は溶血性貧血と血小板減少を初期症状として，**発熱・腎機能障害・動揺性精神症状**などをきたす疾患です．上の 5 つの症状を古典的 5 兆候としていますが，腎機能障害や精神症状が出現し始めたらかなりの致死率になります．

病態は **ADAMTS13** という von Willebrand 因子（vWF）のマルチマー切断酵素の活性低下です．vWF マルチマーは止血因子でそのままでは血栓が多発してしまうので，ADAMTS13 が不活化しています．ADAMTS13 が先天的（**Upshaw-Schulman 症候群：USS**），後天的（一般的な TTP）に減少すると血栓傾向になっていきます．

治療は先天的なものは新鮮凍結血漿を補充して ADAMTS13 を補充するしかありませんが，**後天的 TTP は一般には ADAMTS13 のインヒビター（抗体）**によって生じます．それゆえ，血漿交換（血漿交換で抗 ADAMTS13 抗体を除去し，ADAMTS13 を補充する）を行います．血漿交換を行うことで，致死率 90％から 20％程度まで下がりました．他に**ステロイドも併用**して，ADAMTS13 抗体の産生を抑制します．保険適応はありませんが，**重篤な TTP にはリツキシマブ**を用いて対応します．

ちなみに TTP の禁忌選択肢は「血小板輸血」です．血小板を入れたら血栓が作られてしまい，症状が悪化します．

ちなみに他の TTP の原因として造血幹細胞移植後 TTP や悪性腫瘍合併 TTP などもあります．

JCOPY 498-22510

136 溶血性尿毒症症候群(HUS)と非典型HUS(aHUS)

❶HUS

原因

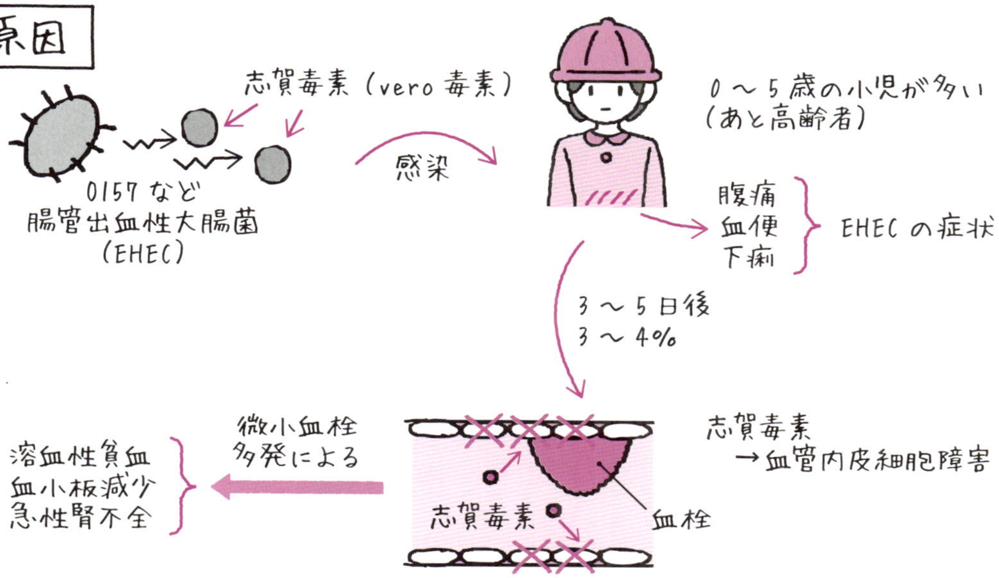

治療　支持療法（・急性腎不全に対して輸液管理．必要なら透析
・合併症管理（血圧等）

❷aHUS

- 補体制御遺伝子変異による疾患
- 致死率26%と高い
- 治療薬として補体C5抗体，エクリズマブを使う

HUSは**志賀毒素産生大腸菌（STEC，O-157が有名）感染**により血管内皮障害が生じ，その結果血栓傾向になり，血小板減少，溶血性貧血，急性腎不全を起こします．一般には小児に多く，感染して3～5日の潜伏期間を置いて発症します．通常は激しい腹痛と水様便が起きた後，血便になっていきます．そして感染者の3～4%程度がHUSを発症します．HUSに対しては基本的に**輸液や透析などの支持療法**が中心になります．適切に治療を行えば生命予後は良好とされています．

aHUSは補体制御因子の異常で起きます．補体活性化第2経路の異常とされていますが，**致死率は26%**とかなり高いです．治療は**エクリズマブ**を覚えておきましょう．補体活性化経路の異常ですから．診断基準や治療ガイドラインがありますが，学生で知っておく必要はないと思いますので割愛します．気になる人は読んでみてください．

137 血友病

- 血友病A：第Ⅷ因子欠乏，約5000人
  血友病B：第Ⅸ因子欠乏，約1000人
- 後天性血友病：第Ⅷ因子に対する自己抗体

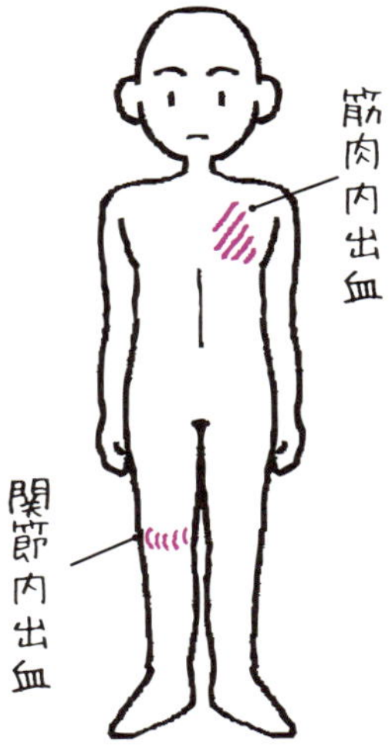

❶検査
- 血小板正常，PT正常，APTT延長
- 後天性血友病→クロスミキシングテスト陽性

❷治療
- 先天性血友病→補充療法
  (インヒビターできたらバイパス)
- 後天性血友病
  抗体産生抑制→ステロイド剤
  出血症状→バイパス療法

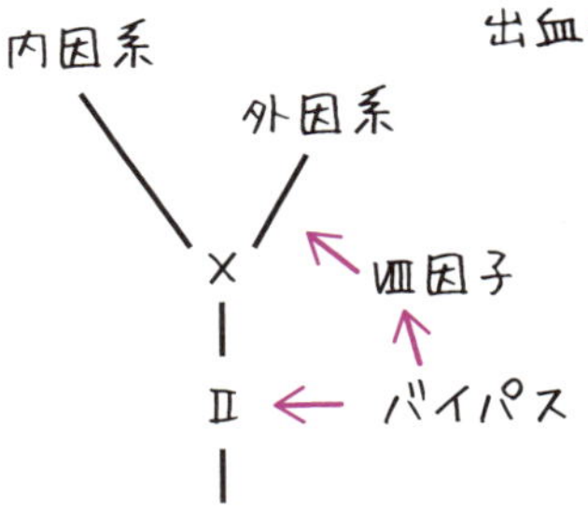

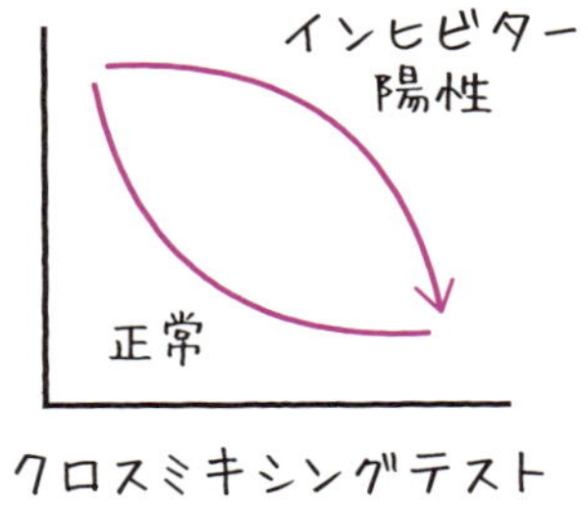

先天性血友病は**凝固第Ⅷ因子（Ⅷ），もしくは第Ⅸ因子の質的・量的異常**によって，出血傾向を示す疾患です．X染色体上に原因遺伝子があるため，**伴性遺伝**の形式をとり**男性**に多く認められます(100：1くらいで女子もいる)．血友病A（第Ⅷ因子欠乏）が約5000人，血友病B（第Ⅸ因子欠乏）が1000人くらいです．

血友病のような凝固系の障害では出血は**関節内や筋肉内など深部出血**をきたします．これは後述する後天性血友病でも同じです．口腔内出血や脳出血，消化管出血などを起こすこともあります．

検査所見としては**血小板数やPT INRは正常ですが，APTTが延長**します．この状況を見て，凝固因子の活性を確認して，確定診断をします．治療は補充療法になります．

後天性血友病もあり，これは主に**第Ⅷ因子に対する抗体**が産生されることで，血友病と同様の症状を起こします．**100万人あたり1.5人程度**とかなり稀な疾患で，深部出血で発症し，血小板数正常，PT INR正常，DICの所見なし，APTT延長などから疑います．通常，**クロスミキシングテスト**（正常な人の血清と混ぜ合わせて，APTTが改善するかを見る）を行います．併せて第Ⅷ因子活性やインヒビターの測定も行います．出血死が9.1%と多いのですが，出血が起きてもインヒビターの量によっては補充療法では対応できません．入れたそばから，全て消費されてしまいます．

そういう場合は**「バイパス療法」**といって，違う経路，もしくは飛び越えて凝固系を活性化させます．**第Ⅶ因子製剤や活性型プロトロンビン製剤**などを使用します．後天性血友病も抗体が原因ですので，ステロイドを中心とした免疫抑制療法を行います．

おまけ 24 学生向け医療統計

P：Patient　患者
E：Exposure　介入・曝露
C：Comparison　比較対照
O：Outcome　結果

論文は
こんなことを
必ず含んでいます

患者・比較対照はどんな集団か？

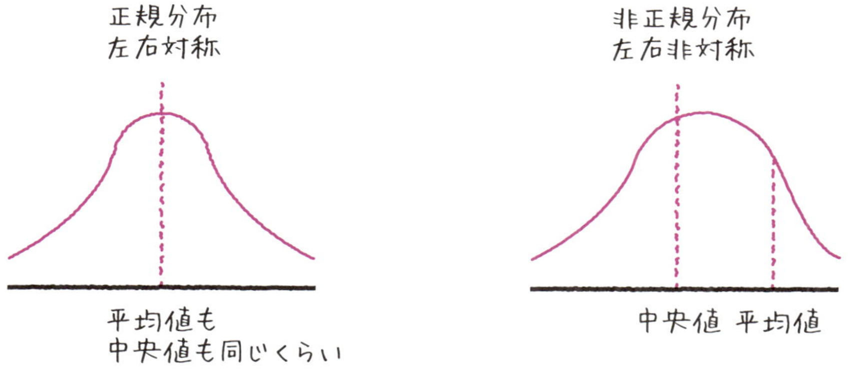

ここは国家試験に出ることはありません．後輩と話をしていて「学生が論文とかを読む時に，少し医療統計を知っていたら，論文の理解が高まって楽しいのではないかな」という話になりました．

まず論文を読むにあたって，「どの対象（患者）に何をしたら（介入）比較対象と比べてどうなった（PECO）」ということが書いてありますので，何を書いているかチェックします．血液内科では多くの論文が「生存期間」の延長を「結果（死亡率を減らすことができる）」にしているものが多いと思います．ただ，見たいことが「副作用の有無」かもしれませんし，最初に気にするのは「母集団」だと思います．今回の解析は「どのような集団」が対象か．それが正規分布に従っている「平均値」「中央値」が同じようなグループなのか，偏りがあって歪な分布（非正規分布）なのか．だいたい Table 1 に載っている情報ですので，対象と比較する群について確認をしましょう．

ちなみに医療統計を使って論文を書くのであれば，結果を出す項目がどのようなグループか…連続変数（数値），名義変数（名前などのカテゴリー），順序変数（予後スコアが 0 点，1 点，2 点など，飛び飛びの数値）なども意識します．それは統計ソフトに実施させる解析方法が異なったりするからです．

138 von Willebrand 病（vWD）

❶病態・症状

vWF の量的・質的異常で出血傾向
後天的に血小板増加（消耗性）や抗体で減ることも

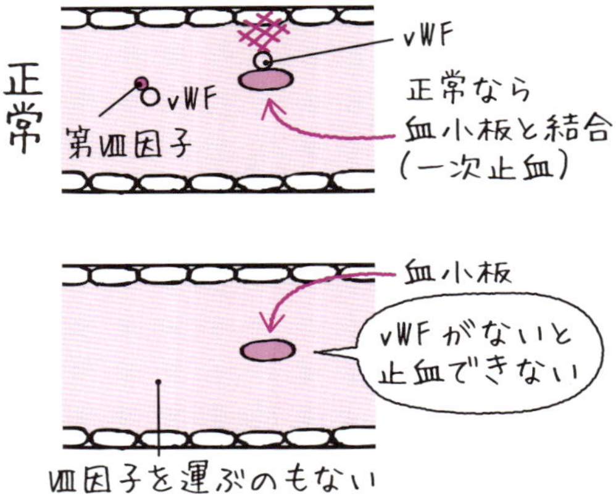

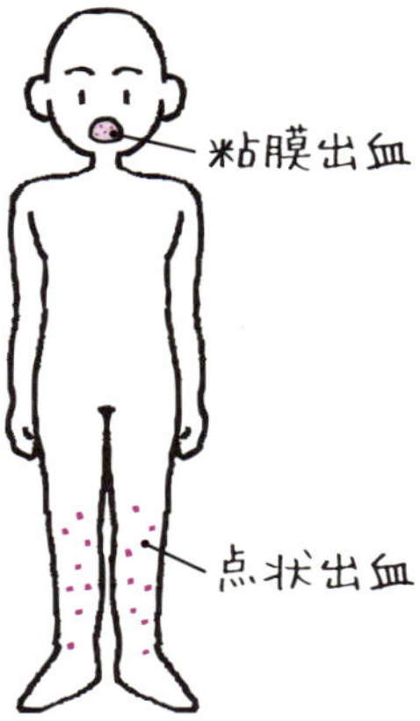

・出血時間延長
APTT 延長
↓ 血小板数正常
Factor Ⅷ減少
↓
vWF 抗原
vWF 活性 を check
↓
von Willebrand 病

❷分類

タイプⅠ　抗原量低下
タイプⅡ　質的異常（タイプⅡは4つに分かれる）
タイプⅢ　完全欠損

❸治療：DDAVP と補充療法

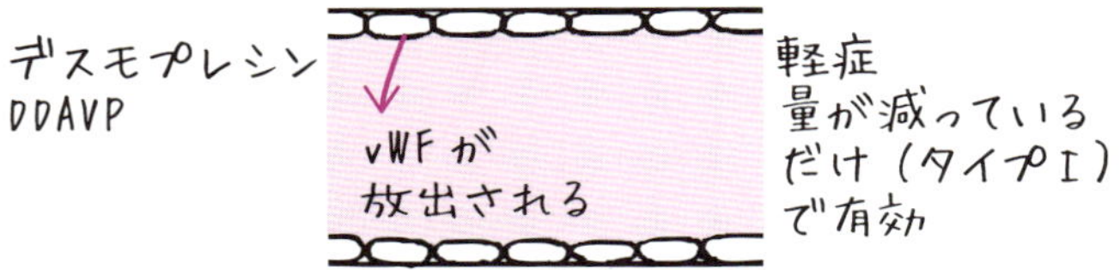

vWD は血小板に対する「のり」の役目をする**von Willebrand 因子（vWF）が欠乏，もしくは質的な異常で出血傾向を起こす**疾患です．vWD では繰り返す紫斑や皮膚，粘膜出血，鼻出血などや抜歯の際に止血困難などで見つかったりします．「のり」がないから血小板機能が低下しているような症状です．

血友病と少し違うのは一次止血も二次止血も異常をきたします．一次止血は血小板機能が低下しているのと同じだから，理解できますよね？

二次止血の異常が起きる原因は，vWF は血小板の「のり」の働きだけでなく，実は**第Ⅷ因子の運搬**もしています．そうすると**Ⅷ因子は当然減少**しますので，血友病のように凝固系もおかしくなります．ただ，検査結果では異常が出ますが，第Ⅷ因子の産生は正常なので，深部出血などは稀です．

検査では**出血時間の延長と APTT の延長から，vWF 抗原や活性を測定**します．

分類もあるのですが，それこそ診断ができたら分類できればよいと思いますので，覚えなくてよいです（見つけたら調べましょう）．

治療は軽症の vWF の量が減っているだけのタイプでは，**デスモプレシン（DDAVP）**を点滴静注します．点鼻薬（尿崩症のやつ）とは量が違います．他に補充療法として第Ⅷ因子/vWF 複合体製剤があります．

試験には出ませんが，後天性 vWD もあります．

JCOPY 498-22510

おまけ 25

P 値，信頼区間

［解析方法］

- 二値変数（A 群・B 群の分割表） → Fisher の正確検定 / カイ(χ)2 乗検定
- 連続変数（箱ひげ図や散布図） → t 検定 / Mann-whitney 検定
- 生存解析（kaplan-Meier 曲線） → logrank 検定

P 値；偶然この結果になった確率

→ ここをどの程度を「たまたま」とするかが有意水準（α）！

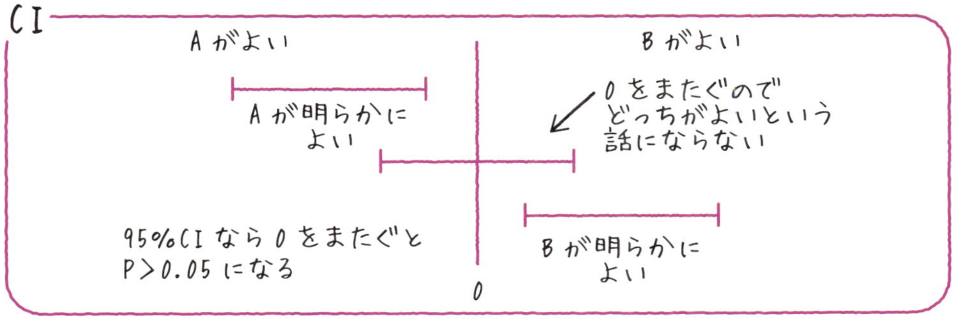

論文では「何か」を使用した場合（介入）が「ある場合」と「ない場合」では「結果がこのように異なる」といっているわけです．比較する際に様々な統計解析手法を用います．

僕は専門家ではないのですが，2 群間の比較であれば「Fisher の正確検定」「カイ 2 乗検定」「t 検定」「Mann-Whitney 検定」など，生存解析なら「logrank 検定（表現方法は Kaplan-Meier 曲線）」などです．

どの検定方法がどのような特徴をもつのかは専門書にお任せするとして，医療論文を読むなら P 値と信頼区間（confidence interval：CI）をまず理解してください．

P 値は「比較する母集団の間に観察された結果は偶然の結果」という帰無仮説を真とした場合に，どの程度の確率でそれが生じるかを示しています．わかりにくいので一言で書きますと「偶然，この結果が生じた確率」です．$P < 0.05$ であれば 100 回行っても異なる結果になるのは 5 回未満であるとしています．P 値は母集団が大きくなれば小さな差でも 0.05 未満になったりします．P 値 < 0.001 といえば 1000 回やっても異なる結果は 1 回未満，すごく低い確率ですが 0 にはなりません．確率の問題ですので．P 値をどの数値から有意（意味あり）とするかは「有意水準（α）」で決めますが，通常は 0.05 になっています．

CI は「結果がこの範囲の中に入る可能性がある区間」を示しています．95％ CI といえば 95％の確率でこの範囲の中に入るとしています．CI はこちらの方がよいというのも視覚的にわかります．有意差があるかどうかは「0」をまたいで CI が存在するかどうか．0 をまたいでいたら有意差はありません．メタアナリシスなどで複数の論文の結果と統合した結果を並べて図になって入ることがよくあります．

139 抗リン脂質抗体症候群(APS)

抗リン脂質抗体により血栓症を起こす疾患
習慣性流産などが問題

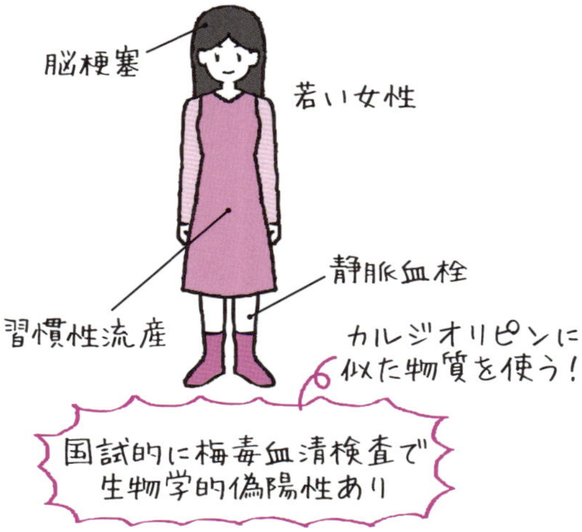

❶診断基準

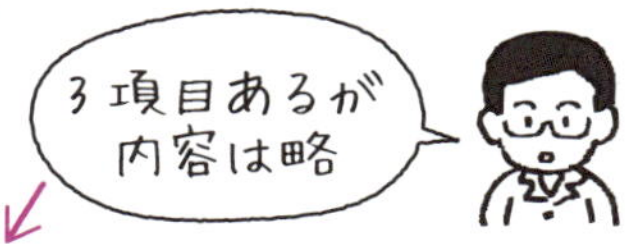

臨床所見
〈1〉血栓症
〈2〉妊娠合併症(習慣性流産)

検査所見(12週以上あけて,2回陽性)
〈1〉抗リン脂質抗体陽性
〈2〉抗カルジオリピン抗体陽性
〈3〉抗β_2グリコプロテイン抗体陽性

臨床所見と検査所見が各々1つ以上存在

❷凝固検査異常

APTT延長ながら血栓が問題
〈1〉ループスアンチコアグラント(LA)が
検査上異常値にする
〈2〉クロスミキシングテスト陽性

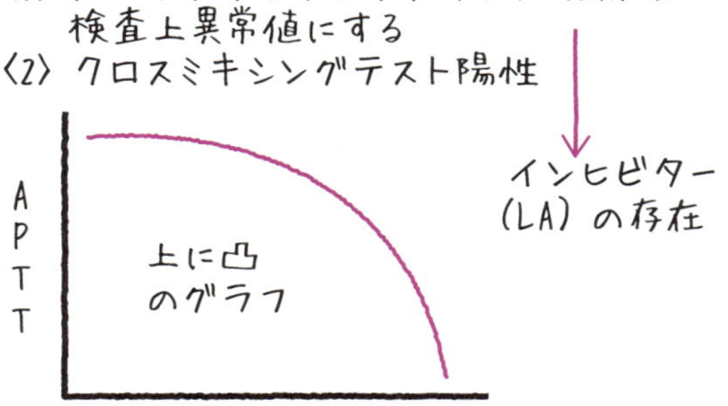

❸治療

〈1〉抗血小板療法(動脈血栓)
〈2〉抗凝固療法(静脈血栓・
ワルファリンは妊婦には禁忌)

APSはリン脂質に対する自己抗体により血栓症(動脈血栓,静脈血栓)が生じる疾患です.臨床症状として,若年にも関わらず血栓症の既往があったり,**不育症や習慣性流産**などがあったりした時に鑑別疾患に上がります.

検査所見としてAPTT延長が有名ですが,抗リン脂質抗体や**抗カルジオリピン抗体**が陽性になります.また,**ループスアンチコアグラントが陽性になり,クロスミキシングテストも陽性**になります.

APTT延長がありますが,治療は「血栓症の予防」のため,アスピリンなどによる治療が行われます.

JCOPY 498-22510

おまけ 26 相関，寄与率，多変量解析

相関

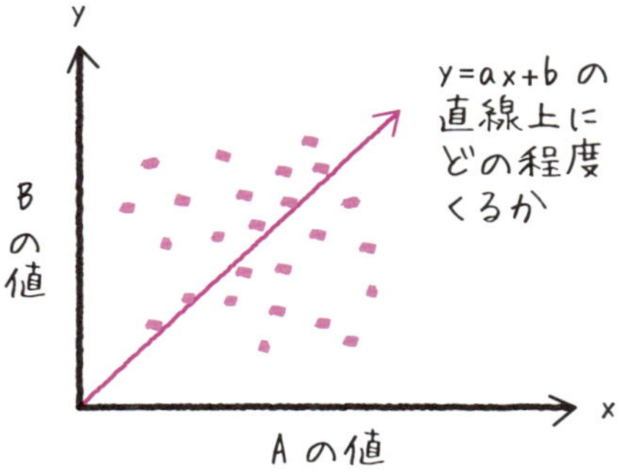

r=0 〜 0.2	低くて相関はない
r=0.2 〜 0.4	低い相関
r=0.4 〜 0.6	ほどほどの相関
r=0.6 〜 0.8	高い相関
r>0.8	非常に高く，何かのエラーがある

多変量解析

ある結果に関与する変数が複数

- 二値変数 → ロジスティック回帰
- 連続変数 → (重)回帰分析
- 生存解析 → Cox 比例ハザード

	単変量	多変量	
	P値	HR	P値
年齢(≧70)	0.06	2.2	0.03
性別	0.48	/	/
⋮	⋮	⋮	⋮
A(>1000)	0.01	1.6	0.02

70歳以上は死亡リスクが70歳未満より2.2倍高い

↑Aが1000以上は1.6倍高い

相関関係とか因果関係という単語があります．論文を読む上でも相関，寄与率という概念があります．

相関とは2つの変数が直線的な関係があることをいいます．どんな散布図でも通常直線にはできるのですが，直線上に乗るかどうかはわかりません．直線の周囲にどの程度存在するか，が相関の程度になります．どの程度「ばらつき」があるかですね．ばらつきレベルを「相関係数（r）」といって $-1 < r < 1$ になります．r が正ならば右肩上がりのグラフ，負なら右肩下がりのグラフになります．相関係数の意味は2つの関係性を示していますが，因果関係ではないです．因果関係は「Aを行うとBという結果が生じる」というものですが，相関は「AがあるとBもあることが多い」というだけでしかありません．

寄与率（R^2）は相関を2乗したもので，正負の概念がなくお互いの関係を見るデータになります．

続いて多変量解析について．単変量解析は2群間の比較を1つのものを対象に行います．（生存に関して「A」が1000以上と1000未満では差がある…など）．他の要素は見ていません．ただ，この時に「Aが1000以上の人は高齢者に多い」という相関があったとします．すると高齢者で強い治療ができない，合併症が多いなどで死亡率が高くなったという可能性が出てきます．このような相関関係があるものを加味して，複数の要素を検討するものが多変量解析です．二値変数ではロジスティック回帰分析，連続変数では（重）回帰分析，生存期間ではCox比例ハザード解析を行います．解析方法で評価対象は変わりますが，見るのはP値とハザード比（HR）です．HRは重み付け（それの違いは○倍くらい影響あり）です．

140 ヘパリン起因性血小板減少症（HIT）

❶病態

ヘパリン使用中に「ヘパリンと血小板第4因子の複合体」に対する抗体ができ，血栓症が多発し，血小板減少・臓器障害が起きる

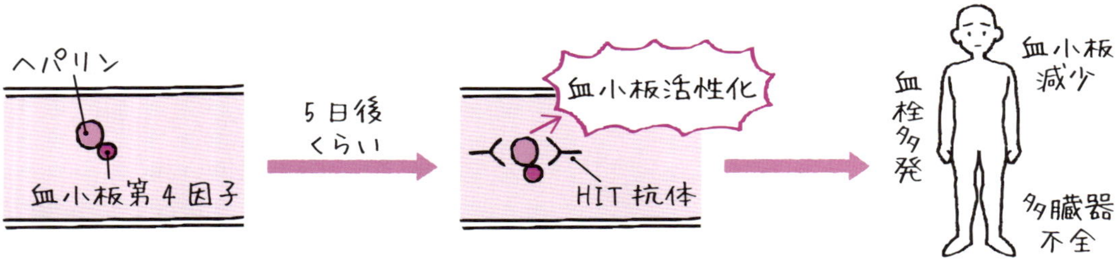

❷診断：4T'sによる臨床診断

	2点	1点	0点
血小板減少	50%以上の低下	30〜50%の低下	<30%の低下 最低値1万/mL未満
ヘパリン開始から血小板減少まで	5〜10日 ヘパリン使用歴があれば1日	10日以後 or 時期不明など	ヘパリン投与歴がなくヘパリン投与から4日以内の減少
血栓症	・血栓の新生 ・皮膚壊死 ・ヘパリン投与後の全身反応	血栓の進行が再発 紅斑様の皮膚症状 血栓の疑い強い	なし
血小板減少の原因	他になし	他の原因の可能性あり	他の原因あり

6〜8点は可能性高い→HIT抗体陽性→診断確定

☆血小板輸血は禁忌

❸治療

ヘパリン中止，抗トロンビン薬への変更

外科などを希望する人にはぜひ知っていてほしい疾患がHITです．ヘパリンの使用により血小板が減少しますが，**ヘパリン-血小板第4因子複合体**が形成され，それに対する抗体ができることで発症します．

この免疫複合体形成により血小板が活性化し，血小板が消費されて減少します．すなわちこの疾患も**「血栓」を作る病気**です．血小板減少に引きずられて，血小板輸血を行えば血栓がさらに増えますので，TTPと同じように死亡します．

一般にはヘパリン投与から5日間程度で抗体産生が始まります．**ヘパリン投与から5〜10日で血小板が減少**し，血栓傾向，多臓器不全，皮膚の壊死などが生じます．ヘパリンを再投与した場合は，抗体を作るメモリー細胞がいますので，1日で血小板が下がり出します．

治療は**ヘパリンの中止，抗トロンビン薬（アルガトロバン）**を使用します．

おまけ 27 生存曲線

Kaplan-Meier 曲線は母集団に起こったこと（イベント，生存曲線ならイベント＝死亡）を経時的に表現したものです．これの特徴は「打ち切り（censored)」があることで，イベントがすべての対象に生じなくても解析することができます．特にイベントや打ち切りが生じた後，母集団を整えて再計算します．すなわち母集団が減るほど，1 人の結果が大きく反映されます．

論文では生存曲線で全生存率（OS)，無再発生存率（PFS）などを示しています．通常は OS が重要ですが，進行がゆっくりで再発してもなかなか死亡しない，再治療の効果が高い場合などは PFS が評価項目になっていたりします．このような疾患は OS が 10 年経っても下がっていくことも多く，プラトーになりません．10 年後も OS がプラトーにならない疾患では完治は難しい疾患という判断になります．

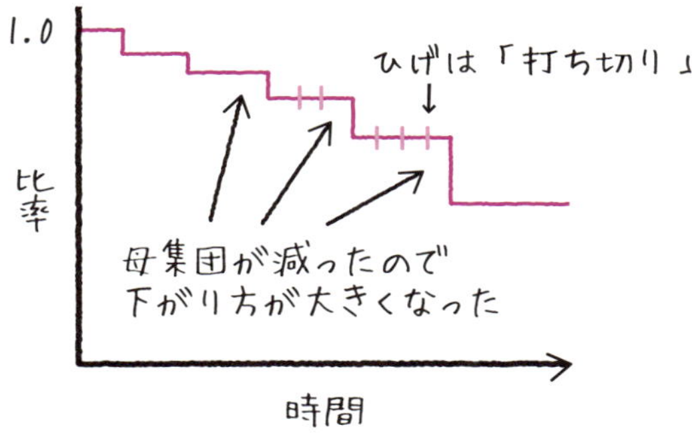

OS と PFS を同時に確認できる場合，PFS より OS がかなり上にくるのであれば，再発しても救援化学療法や造血幹細胞移植などが有効であることがわかります．逆にここにあまり差がないと，再発後の治療は効果が乏しく，再発させないような治療が重要ということがわかります．

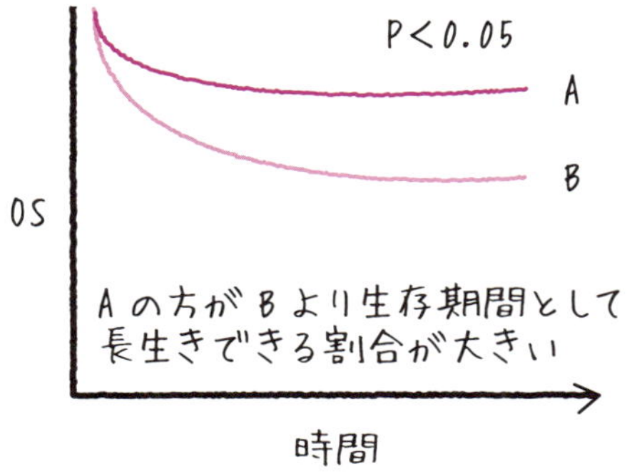

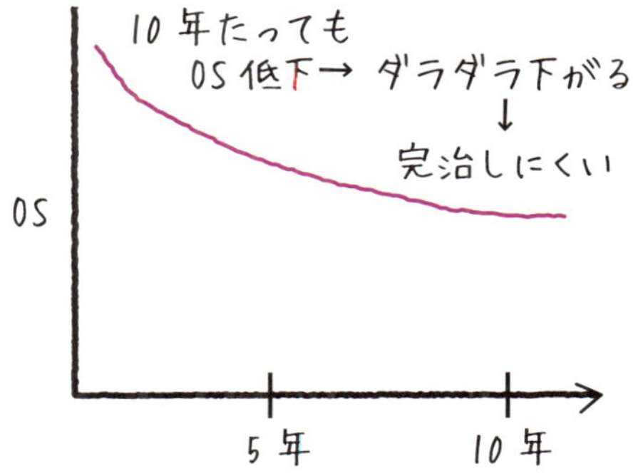

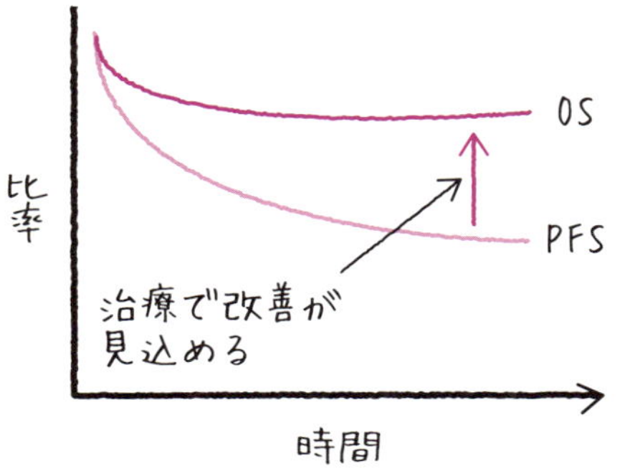

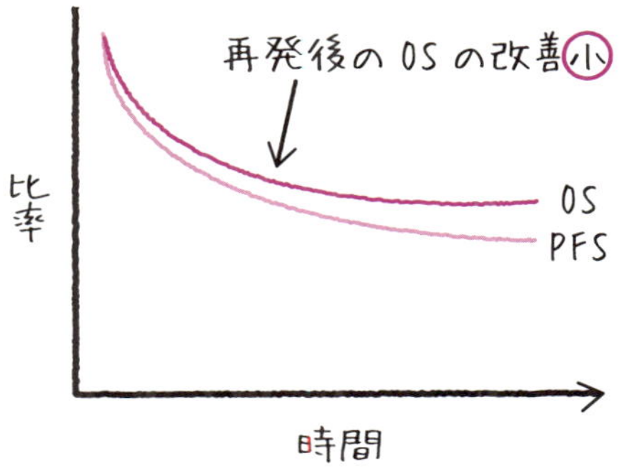

141 血栓症を起こす先天性疾患

❶凝固制御因子の働き

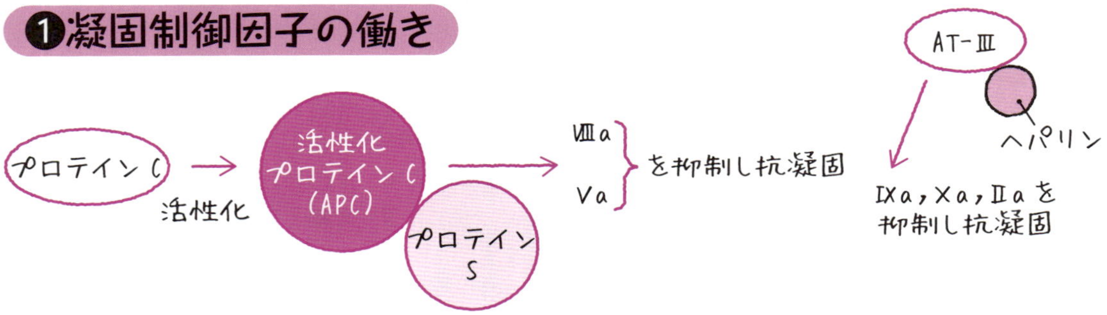

❷頻度

	日本人
先天性プロテインS欠損症	1.8%
先天性プロテインC欠損症	0.18%
先天性アンチトロンビン欠損症	0.16%

（難病情報センター）

❸症状

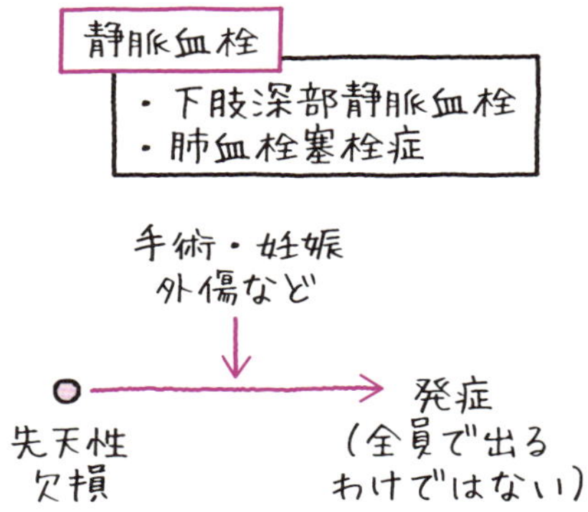

❹治療

抗凝固療法による血栓の予防

先天性**プロテインS欠損症（PS欠損症）**や先天性アンチトロンビン欠損症（AT欠損症），先天性プロテインC欠損症（PC欠損症）は**常染色体優性遺伝の形式**をとる疾患です．上記3つの因子は凝固因子を制御する因子のため，**血栓傾向**になります．

国家試験にはあまり出ませんが，少しだけ気にしておく理由があります．日本人に多いことです．軽症例（ヘテロが多い）も含めるとPS欠損症は日本人の1.8%（PS K196E，PS Tokushima），PC欠損症は日本人の0.18%，AT欠損症は0.16%と比較的多い．しかも，DVTを起こした患者に限って検査を行うと10～20%もの頻度で遺伝子異常が見つかるといわれています．

若年者で血栓症を起こした患者さんを見たら，こういった疾患を念頭に置くことも必要かもしれません．

診断確定にはこれらの**抗原検査と活性検査が必要**で，最終的には遺伝子検査になります．

基本的に全員に治療が必要なわけでもなく，血栓症を発症する人も一部です．しかし，血栓症を発症した場合は，長期間の抗凝固療法が必要になります．

参考文献

血液内科 ただいま診断中！

渡邉純一 著／2017 年／中外医学社

Principles and Practice 血液・造血器・リンパ系 ―医学生・レジデントのための必修エッセンス

千葉　滋，長谷川雄一 編／2015 年／文光堂

病気がみえる vol. 5：血液【2 版】

医療情報科学研究所 編／2017 年／メディックメディア

カラーテキスト 血液病学【2 版】

木崎昌弘 編／2013 年／中外医学社

血液専門医テキスト【2 版】

日本血液学会 編／2015 年／南江堂

ビジュアル臨床血液形態学【3 版】

平野正美 監修／2011 年／南江堂

血液細胞アトラス【6 版】

通山　薫，張替秀郎 編／2018 年／文光堂

たったこれだけ！　医療統計学【2 版】

奥田千恵子 訳／2015 年／金芳堂

適正使用ガイド

（ダラザレックス®，ニンラーロ®，ファリーダック®，ポマリスト®，エムプリシティ®，カイプロリス®）

あとがき

本書を執筆するにあたり，母校の医学生に聞きました.「血液内科の教科書としてどのようなものが欲しいか？」と.

学生からは次のような意見をいただきました.

①成書である疾患に対して第一選択の治療法は〇〇であると書かれているのに，実際の病院実習では異なる治療が行われているケースが多い．個々の治療法の特徴（長所，短所など）とそれを踏まえた上で治療選択肢がわかる本.

②検査や症状からどういった考えを基に治療方針，検査方針を決めていくのかがわかる本.

③血液内科の専門の医師が学生にどのような考えで病院実習をして欲しいのかがわかる本．国家試験で出したくなる手技や病気，研修医になるにあたって求められる心構えはどのようなものかがわかる本.

④国試に受かる，臨床現場で実際にどのように動けばよいのかがわかる本.

⑤治療の選択を理解することが難しいので，治療アルゴリズムなどが理解できる基礎となる考え方がわかる本.

この中で②検査や症状からどのような考えを基に検査方針，治療方針を決めているかについては，自分の本で恐縮ですが『血液内科 ただいま診断中！』が実際の臨床に即していてわかりやすいと思います．必要な情報（疫学データ，臨床データ）と診断に至るまでの上級医と指導医の会話でできていますので，実際の臨床現場の動きのイメージはできるのではないかと思います.

①と⑤については以下のことが重要になります.

1つ目は「抗癌剤治療の進歩」です．血液内科領域は次々と新しい薬が出てくるため治療法が変わりやすいのです．この2〜3年間でも数種類の新規薬剤が出てきております．標準治療が変わるかどうかはわかりませんが，再発・難治と呼ばれる状況では治療選択肢が増える可能性が高いです.

2つ目は「患者さんの状態」です．これは病気の状態ではなく，年齢や合併症などのことです．抗癌剤治療は「毒を持って毒を制する」ようなものです．副作用などがあり，使い方を間違えれば患者さんの命を縮めることになりかねません．それゆえ血液内科医は「患者さんの合併症」「患者さんの体力」などを総合的に判断して，治療強度などを考えます．また，注射薬でいくのか，内服薬だけでいくのかも，通院が楽にできる患者さんか，通院も一苦労か…というような視点で考えます.

3つ目に「病気の状態」があります．例えば広がり具合（病期）によって治療が変わるのは感覚的にわかると思います．しかし，標準治療が効かない（効きにくい）グループというのがわかっていたらどうでしょうか？　逆にこの治療法が効きやすいグループがわかっていたら…．治療法は変えざるを得ません.

４つ目に，「患者さんのメリット」があるかないかをみて，最大多数の患者さんにメリットがあるものを治療アルゴリズムとしています．最大多数の患者さんのメリットを判断するには「統計学的なデータ」が必要です．治療アルゴリズムは「このグループとこのグループを比較した結果，こっちの方がよい」という臨床研究が存在するのが一般的です．これはできるだけ記載したつもりですが，グループに入れることができない場合は「専門家の判断」で推奨される治療というものもあります．

治療については「個々」のメリット，デメリットを書くには治療法が多すぎるため（また発展するため），考え方のみで許して頂きたく存じます．

③血液内科の医師がどういう考え方で病棟実習をして欲しいか…ということに関しては，私見でしかありませんが「自分のビジョン」を持って実習をして欲しいと思っています．研修医も同じです．自分の持っているビジョンによって「同じ研修」「同じ実習」でも異なる学びがあると思います．医師国家試験に受かるだけであれば，大した病棟実習はいらないかもしれません．しかし，「こんな医師になりたい」というビジョン（診療科ではないですよ）があれば，そのような医師になるために何を学ぶべきか見えてくるのではないでしょうか？

国家試験に出る，出ないについては問題作成を行う先生やストック問題というものもありますが，「大きく揺るがない，最重要の考え方」があるものは問題が出しやすいです．例えばCMLはBCR-ABL融合遺伝子によって起きる疾患ですので，「原因遺伝子のこと，治療はこれを抑える（TKI）こと」などは揺るがないものですので出しやすいと思います．

逆に出しにくいのは「急性骨髄性白血病の患者さんに対して同種移植を行うか？」というような問題でしょうか．再発した場合は全員が同種移植になりますが，再発していない場合は医師と患者の判断になります．選択肢が患者さんによって異なる可能性が高いものは，医師国家試験の問題には出せないと思います．

研修医というよりは医師の心構えですが，「患者さんを診なさい」ということだと思います．「患者さん」からの問診，診察で鑑別診断が上がり，検査の結果を受けて診断が決まります．患者さんの状態・考え方などで治療法も変わります．全て患者さんが中心であり，医師は治療のサポート役です．治療経過も１人１人の患者さんでまったく同じことはありませんし，訴えも異なります．そこから学び取ること，気がつくこともいろいろあると思います．「この患者さんではどうするか」を中心に様々なことを考えると，学びも増えてよい医師になることができるのではないでしょうか．

国家試験に受かる知識はこの本でも十分だと思います．ただ，この本は「血液学を学ぶはじめの一歩」になればと思っています．当初の目的どおり，他の教科書を読むにあたっても，血液内科という領域を理解しやすくできたのではないかと思っています．

最後に医師としての勉強は「これで大丈夫」ということはありませんので，血液内科という領域だけでなく，自分の理想の医師像に向かって勉強を続けて頂ければと思います．

この本を手に取っていただき，ありがとうございました．

渡邉純一

索引

あ行

か行

ま行

や行

ら行

数字

A

著者紹介

渡邉 純一 わたなべ じゅんいち

2004年　防衛医科大学校卒業
陸上自衛隊幹部候補生学校卒業後，防衛医大研修医，部隊勤務，後期研修医，医学研究科，陸上自衛隊第5旅団医務官を経て，2018年から2020年7月まで埼玉医科大学総合医療センター血液内科，2020年8月より現職

資格：医師，医学博士

内科学会認定内科医，総合内科専門医，血液内科専門医，輸血細胞治療学会認定医，造血細胞移植認定医，JMECC インストラクター，ICLS インストラクター，ICLS ディレクター，Infection Control Doctor

イラストで理解する みんなの血液内科学 ©

発　行　2018年　8月10日　　1版1刷
　　　　2021年　4月　1日　　1版2刷
　　　　2023年　7月10日　　1版3刷

著　者　渡邉純一

発行者　株式会社　中外医学社
　　　　代表取締役　青木　滋

〒162-0805　東京都新宿区矢来町62
電　話　03-3268-2701(代)
振替口座　00190-1-98814番

印刷・製本/三報社印刷（株）　〈MM・HU〉
ISBN978-4-498-22510-7　Printed in Japan